主编简介

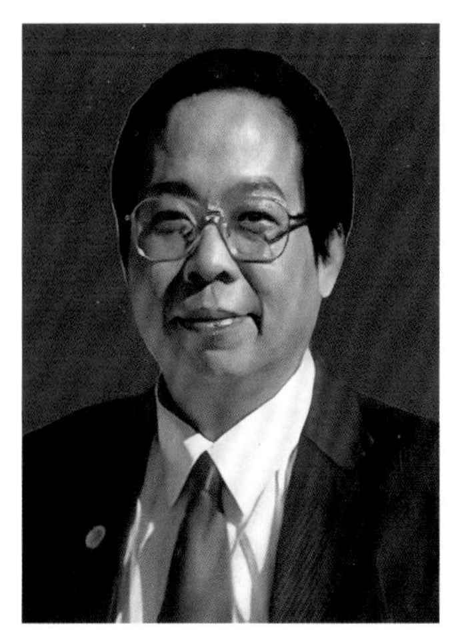

吴汉卿教授，主任医师，中医筋骨针法与水针刀疗法发明人，北京中医药大学临床岐黄导师、特聘专家，广东省中医院主任导师，河南中医药大学客座教授，张仲景国医学院教授，南阳中医十大名师，北京世针联中医微创针法研究院院长。

兼任：世界针灸学会联合会筋骨针法传承委员会主任委员、中华中医药学会国际针法经方专家委员会主任委员、中国中医药研究促进会中医微创专业委员会主任委员，新加坡、瑞典针灸学会名誉会长，印度尼西亚、泰国针灸中医药学会名誉会长，俄罗斯东方医学院客座教授，加拿大安大略中医学院客座教授。

吴汉卿教授主编了全国高等中医药院校中医微创针法“十三五”系列创新教材九部。编著医学专著三十余部，撰写论文三十余篇，获国家科技成果奖五项，国家专利十七项。其代表专著有：《大成水针刀疗法》《中医筋骨三针疗法》《伤寒六经针方知要》《灵枢针法精要》《十四经筋标准挂图》《中华水针刀微创治疗学挂图》《中医微创入路解剖彩色图谱》《脊柱相关病九大诊治区图》等；其中《中医微创入路解剖彩色图谱》荣获国家新闻出版总署“三个一百”原创出版工程奖，并荣获中华中医药学会学术著作一等奖。

创新发明的中医筋骨针法，被国家中医药管理局确立为“一带一路”中医药国际合作专项。多年来，应邀到七十多个国家和地区进行专家讲座与义诊活动，传播中医针法与中医文化，受到了广大专家及患者的赞誉，为助力中医药走向世界，推动中医针法发展，做出了杰出贡献。

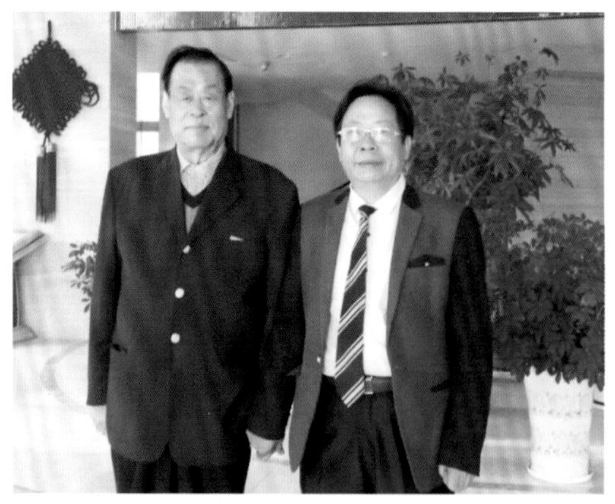

作者吴汉卿教授与恩师中国工程院院士、国医大师石学敏大师合影

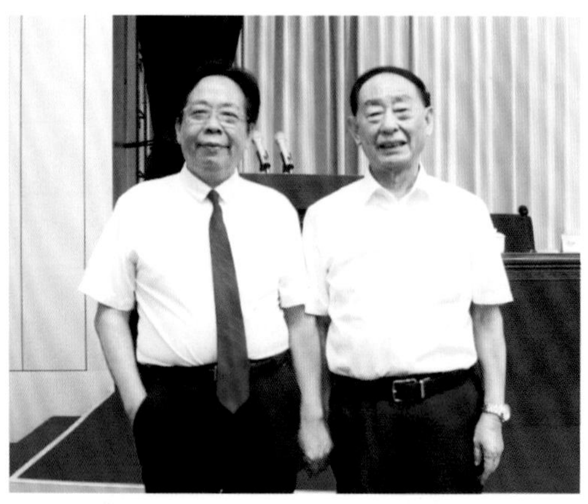

作者吴汉卿教授与恩师国医大师唐祖宣大师合影

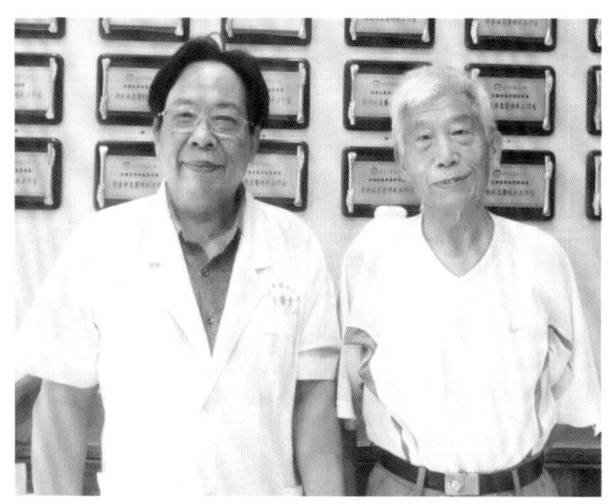

作者吴汉卿教授在北京中医药大学国医堂与著名经方大家郝万山教授合影

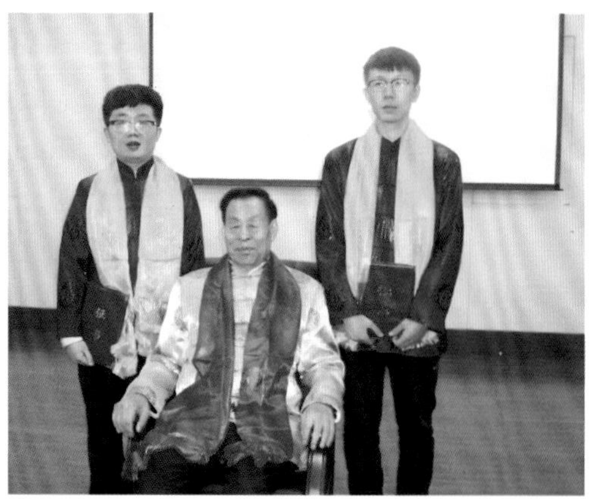

作者吴军瑞院长、吴军尚博士拜师中国工程院院士、国医大师石学敏大师

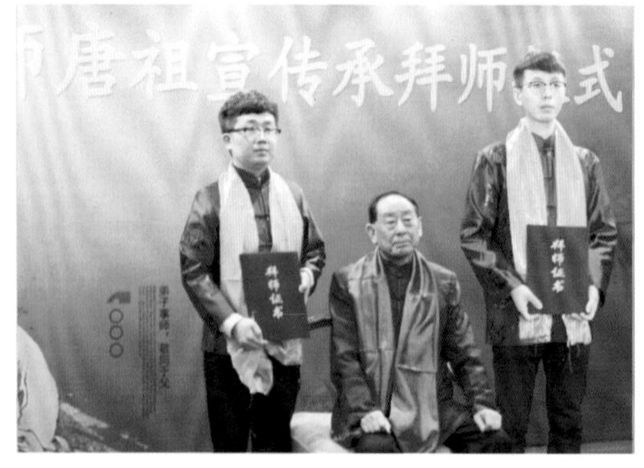

作者吴军瑞院长、吴军尚博士拜师国医大师唐祖宣大师

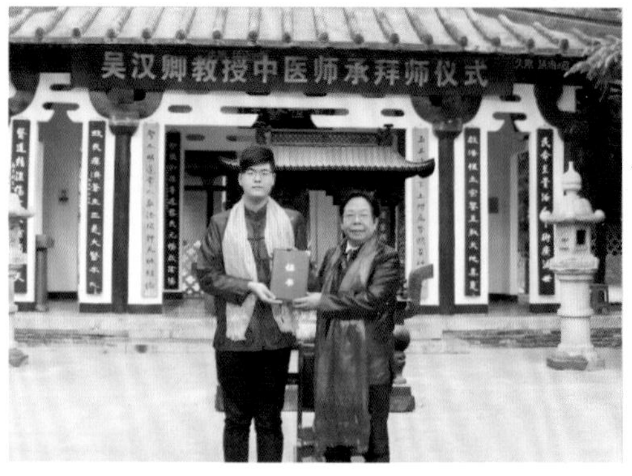

作者李雨声拜师吴汉卿教授

伤寒六经针方知要

吴永洲◎原著

吴汉卿　吴军尚　吴军瑞◎主编

中医古籍出版社
Publishing House of Ancient Chinese Medical Books

图书在版编目（CIP）数据

伤寒六经针方知要 / 吴永洲原著；吴汉卿，吴军尚，吴军瑞主编. —北京：中医古籍出版社，2022.8（2023.10重印）

ISBN 978-7-5152-2524-1

Ⅰ. ①伤… Ⅱ. ①吴… ②吴… ③吴… ④吴… Ⅲ.①六经辨证－针灸疗法②六经辨证－经方 Ⅳ. ①R241.5

中国版本图书馆CIP数据核字（2022）第122952号

伤寒六经针方知要

吴永洲　原著

吴汉卿　吴军尚　吴军瑞　主编

策划编辑　杜杰慧

责任编辑　杜杰慧　张雅娣

图片制作　王　伟

摄　　像　于忠强

封面设计　韩博玥

出版发行　中医古籍出版社

地　　址　北京市东城区东直门内南小街16号（100700）

电　　话　010-64089446（总编室）　010-64002949（发行部）

网　　址　www.zhongyiguji.com.cn

印　　刷　北京市泰锐印刷有限责任公司

开　　本　710mm × 1000mm　1/16

印　　张　23.5　　**彩插**　2面

字　　数　310千字

版　　次　2022年8月第1版　2023年10月第2次印刷

书　　号　ISBN 978-7-5152-2524-1

定　　价　98.00元

编委会

原　　著：吴永洲

主　　编：吴汉卿　吴军尚　吴军瑞

编　　委：李雨声　陈少禹　杨钦河　周春宇

卞　华　刘铁钢　黄建庄　张国辉

石景洋　王宣权　孙宪莹　高　云

吴汉斌　吴赵军　杨国智　李之涵

兰方宇　李耿鹏

审　　阅：郝万山

图片制作：王　伟

摄　　像：于忠强

内容简介

《伤寒六经针方知要》一书，是由吴汉卿教授在其父吴永洲先生纲目基础上，勤奋不息、笔耕不辍而成。本书主要介绍了仲景先师伤寒六经脉证归类、针法经方应用心法，详细阐述以“十四经筋三关定位法”为基础，以六经辨证为诊断依据的“病症、脉理、方、穴、术”系统诊疗体系。六经脉证针法，临证先明六经，确定阴阳三关，“通关针法松筋结，疏筋通络调内脏，针药并用治顽症”。上篇详细地论述了六经的概述，六经辨证大法，六经病传变，六经脉证要领，六经针法治疗要领，六经证治大法,六经用药要领等。中篇分别论述了三阳经三阴经病症纲领，六经脉证针法与经方应用，代表经方的病案举隅。下篇主要论述了临证常见病，高发病的六经辨证针法经方应用及典型病案。其中部分篇章摘选吴永洲老先生的临证医案。

该书结构严谨、条理分明、风格独特，读之令人耳目一新。书中论述的经方、脉证、针法，方旨彰显，遣药简洁，切合临床。是一部中医伤寒临证心法，是学习实战性脉法、针法、经方的佳作，具有较高临床实用价值。适用于从事中医、西学中、针灸、临床、教学及科研方面的人员学习参考。

赠：吴汉卿教授

吴氏中医传承创新

六经针法济世活人

唐祖宣题

军瑞院长指正

弘扬吴氏中医针法

传承创新福济黎民

二千零二十一年梅月 張磊 時年九十三歲

吴永洲先生生前自序

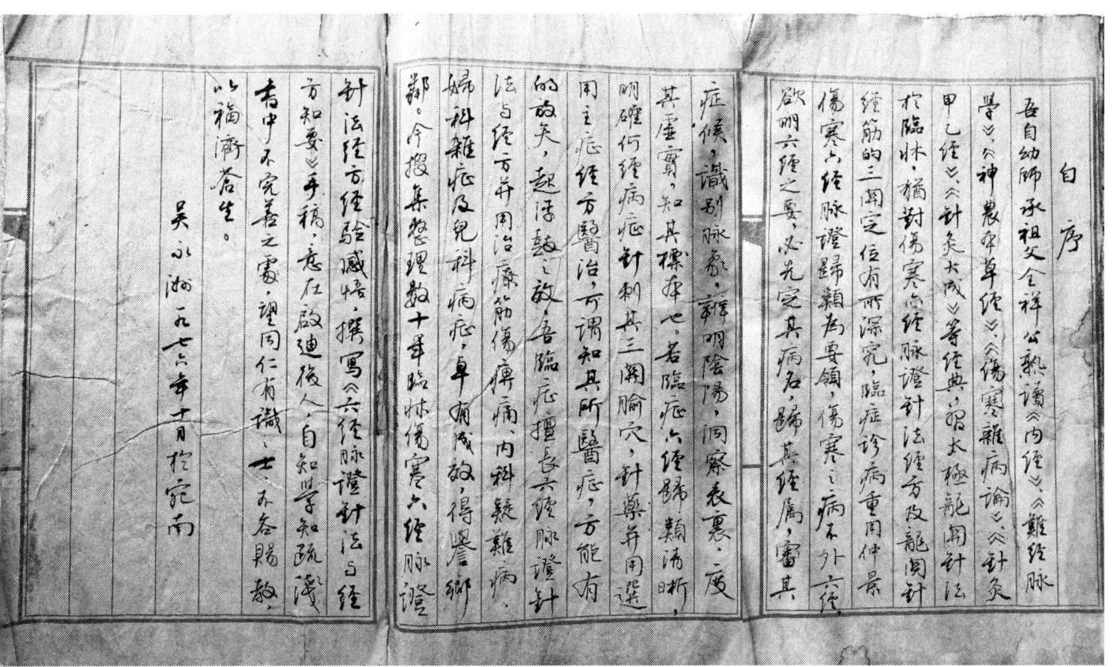

自序

吾自幼師承祖父金祥公熟讀《內經》、《難經脈學》、《神農本草經》、《傷寒雜病論》、《針灸甲乙經》、《針灸大成》等經典，習太極龍關針法於臨床，猶對傷寒六經脈證針法經方及龍關針經筋的三關定位有所深究。臨症診病重用仲景傷寒六經脈證歸類為要領，傷寒之病不外六經，欲明六經之要，必先定其病名，歸其經屬，審其症候，識別脈象，辨明陰陽，洞察表裏，度其虛實，知其標本也。若臨症六經歸類清晰，明確何經病症，針刺其三關腧穴，針藥并用選用主症經方醫治，可謂知其所醫症，方能有的放矢，起沉疴之效。吾臨症擅長六經脈證針法與經方并用治療筋傷痹痛、內科疑難病、婦科雜症及兒科病症，卓有成效，得譽鄉鄰。今搜集整理數十年臨床傷寒六經脈證針法經方經驗感悟，撰寫《六經脈證針法與經方知要》手稿，意在啟迪後人。自知學知疏淺，書中不完善之處，望同仁有識之士不吝賜教，以福濟蒼生。

吳永洲 一九七六年十月於宛南

为纪念吴永洲先生 100 周年诞辰而整理编著出版

行医宗旨

医者乃仁心仁术矣，行医以济世为宗，治病以救人为宗。

处世以谦和为宗，待患以真诚为宗，临证以精细为宗。

处方以严谨为宗，用药以纯正为宗，取利以微薄为宗。

急患者所急，忧患者之忧。

无仰仗富豪权贵，无卑视孤苦贫穷，此乃良医之宗旨。

吴永洲先生于 1954 年 9 月于宛南

路老序言

《伤寒杂病论》自东汉近两千年以来，历代无数名家以传承弘扬张仲景经方为主。伤寒治疗大法以六经辨证为旨要，以脉证归类，经方针灸并用为医病法宝。伤寒之书200余首方，67处经方针灸相用。《伤寒六经针法经方知要》一书，是由当代中医针法名家吴汉卿教授在其父吴永洲先生生前所编写的纲目及部分病症基础上薪火相传。吴汉卿教授为完成家父的夙愿，自20世纪90年代初，一直刻苦钻研伤寒六经脉证针法与经方精髓，经过数十年在临床不断总结伤寒六经脉证针法、经方医理与临证心法，整理编写完成这本书。该书详细总结了三阳经病证、三阴经病证代表方证针法经方的运用、临床医案心得，并将伤寒论六经脉证针法经方应用于临床治病。在治疗疑难病、筋骨伤病、风湿痹症、妇科杂症方面均卓有成效。该书编著出版，意在传承仲景先师六经学术思想，启迪后人，以提高临床疗效。

《伤寒六经针方知要》一书，内容翔实、文笔雅致；章节清晰、语言中肯；六经归类、方旨彰显；针法经方，切合临床，实为一部伤寒六经临证心法、脉法、针法、经方实战性佳作。付梓之前，吴汉卿教授诚邀我作序，欣然同意。相信该书出版后，在中医学习伤寒六经针法与经方的临床治疗、教学科研方面，可起到积极的推动作用。

国医大师：九九医翁 路志正

辛丑仲秋于怡养斋

唐老序言

《伤寒六经针方知要》一书纲目及部分篇章，是吴永洲先生生前所著。吴永洲先生为近代宛南地方名中医，自幼师承祖父全祥先生熟读《内经》《伤寒论》等经典，习太极龙关针法，青年时曾受承淡安学术影响，淡泊名利，安心为民。谨守“行医以济世为宗，处事以谦和为宗”的宗旨，临证勤奋不息。其博览群书、脉法清晰、针法娴熟、经方精练。善于将伤寒脉证、针法、经方并用临床治病，下针桴鼓之效，解除无数难症。平素生活简朴，常济乡邻，闻名遐迩百里，深受患者赞誉。

吴老先生临床中总结了《伤寒六经针方知要》纲目及部分篇章，由于他晚年身患病症而搁笔，自20世纪90年代初，吴汉卿教授传承仲景六经学术思想，刻苦钻研伤寒六经脉证针法与经方精髓，经过数十年在临床不断总结应用，在骨科、伤科、妇科及疑难病等方面，临床疗效卓越。吴汉卿教授率儿子、弟子总结伤寒六经脉证针法、经方医理与临证心法，整理编写完成《伤寒六经针方知要》一书，意在启迪后人，提高临床疗效。近两千年来历代名家数不胜数，以传承弘扬仲景经方为主。吴氏勤奋钻研，薪火相传，以独树一帜的伤寒六经脉证针法经方并用，常年临证医病、教学科研、勤于笔耕，作为仲景学术思想的传承创新典范，是一位勤奋不息的新型中医专家，在传统九针与家传太极龙关针法基础上发明了中医筋骨针法与水针刀技术。

《伤寒六经针方知要》一书，章节清晰、层次分明、语言中肯、内容翔实、六经归类、脉证合参、遣药合理、针药应证、切合临床。付梓之前，弟子吴汉卿教授邀我作序，吾欣然同意。观其书稿，特色鲜明，传承之中又具创新，为后进典范，其成果发扬国粹，造福社会，惠泽黎民。

国医大师：唐祖宣

二〇二一年六月十六日

石老序言

《伤寒六经针方知要》一书，是由吴汉卿教授在其父吴永洲先生的基础上，勤奋不息、笔耕不辍，数十年在临床不断总结而得。自20世纪90年代初，吴汉卿教授传承仲景学术思想，刻苦钻研伤寒六经脉证针法与经方精髓，应用伤寒六经脉证针法经方并用，在治疗内科、妇科、儿科杂症等疑难病，取得良好效果，尤其在筋骨伤病、风湿痹症方面，疗效卓越。现在吴汉卿教授率弟子最终整理编写完成了《伤寒六经针方知要》一书。

吴汉卿教授在针灸学术界率先提出“十四经筋三关定位法”的新概念，经过三十多年研究总结发明了中医脉证针法，补充任脉经筋和督脉经筋两个系统，传承创新了伤寒六经脉证针法。“十四经筋三关定位法”突破传统“十二经筋”藩篱，具有科学性、先进性、创新性、实用性。在微创针法经筋临床诊疗学方面，取得了突破性的成果，必将对中医针灸、中医微创学科及经筋理论创新和临床应用，起到积极的推动作用。

《伤寒六经针方知要》一书，文笔流畅、方证明确、三关定位、针法独特，实为一部中医伤寒六经临证宝典，应该大力普及推广。新书出版之际，邀我作序，欣然为之。愿该书出版后，可对中医学习应用伤寒六经针法与经方的临床治疗、教学科研方面，起到积极的推动作用。

中国工程院院士　国医大师：石学敏

2021年7月29日

郝老序言

张仲景先师的《伤寒杂病论》，开创了辨证论治之先河，传承了经方应用之大法，树立了针药并用、灸药并用之楷范，奠定了中医临床医学之基础，成为千百年来历代医家尊崇的中医学经典。

当代中医名家吴汉卿教授的《伤寒六经针方知要》一书，是在其父吴永洲先生所编写的《伤寒六经脉证针法经方知要》纲目及部分篇章的基础上，细心钻研编纂而成的。吴永州前辈，生前为宛南名中医，从事中医临床近六十载，精通仲景六经辨证，尤擅长针法经方并用，疗效卓著，名闻遐迩。晚年总结编写了《伤寒六经脉证针法经方知要》的纲目与部分篇章，临终时再三嘱咐吴汉卿教授继承重任，完成此书。汉卿教授为北京中医药大学特聘教授，定时在国医堂专家门诊出诊。作为学者，他勇于探赜索隐，精勤不辍；作为师者，他数十年来传道解惑，启迪后学；作为医者，他宅心仁厚，妙术神针，普救含灵。多年来他临证精研伤寒六经脉证针法与经方并用的精髓，与儿子、弟子不懈进取，在其父手稿的基础上，最终完成了《伤寒六经针方知要》一书。该书上循仲景辨证纲要，用方思路、针灸大法，下述当代临床应用经验与心得，在治疗疑难重症、筋骨伤痛、风湿痹症、妇儿科病症等诸多方面，均卓有成效。该书实为一部伤寒六经临证心法、脉法、针法、经方并用的实战性佳作，适用于中医、西学中、针灸的临床教学及从事科研方面的人员学习参考，是具有较高临床实用价值的书籍。

该书的出版，对传承仲景学术精华，守正创新，弘扬仲景六经辨证、经方针灸并用的学术思想，促进中医临床治疗学的发展，定会有所裨益，是以欣然为之序。

北京中医药大学教授：郝万山

2022年夏于北京

自　序

吾生于南阳医圣仲景故里中医世家，少承家学，家父吴永洲先生生前所著《伤寒六经脉证针法经方知要》纲目及部分篇章。他一生热爱中医收藏，曾收藏古版经典医书二千余套，古版《伤寒论》《金匮要略》五百余套，古诊疗器具针具一千余件……他临床中善于将脉诊与腹诊结合诊断病证，针法经方结合治疗病证，临证医病下针如有神。他还善于将引经药用于治疗六经病证的经方中，如麻黄汤加葱白茎，青龙汤加炒莱菔子、白萝卜，理中汤加炒小米，柴胡四逆散加丝瓜络，黄连阿胶汤加小麦、红萝卜，桂枝茯苓丸加黑豆引子等，针药并用、药到病除，有桴鼓之效。吾青年时立志成为良医，夙夜勤奋钻研灵枢针法经筋理论，承家学研习六经脉证针法与经方应用，传承发明筋骨针法、水针刀技术，创立“十四经筋三关定位诊疗体系”，传道授业于华夏大地，远播五洲四海，弘扬仲景先师六经针法经方学术思想。

所谓良医者，必具良相之德，需有良相之学，而后方谓良医。昔孙真人曰：“为医者知药而不知针，知针而不知药，不足以为良医。良医处世，必当严谨，举止端雅，志节淡泊，性情温煦，不计钱财，无谋私利，人不分贵贱，患不管亲疏，病无论大小，悉宜诚心临证，尽意而使药也。”

良医之临证，首当通晓天地之阴阳，上识天时，下明地理，洞知人事，鉴古明今，从容中道，广博医理；知扶元养生之道，通调变阴阳均衡之才，善防范外邪之法，临证施治有回生之术。通天地而和阴阳，谙百草而知五味，调血脉而分营卫，明四时之变，通五运六气；熟诸证而娴七情，善诊切而达八纲，感寒热而知标本，闻时令之迁，而知人之应证，察体外皮毛之色，而知内脏之疾病，天之所变，气之所随，人之所应，疾之所更，无可不闻，无可不知，无可不所据，然后方言医病。

良医用药如将用兵，兵不在多而在精，药不在多而应证。坐幄幔而晓疆场；临图形而帅百师，胸有成竹也。

良医医病应娴知先贤之立法，仲景先师伤寒之大论，重在六经辨证，精于脉证归类，开经方之先河，善针法经方并用，立法严谨，用药简朴，取穴精练。

伤寒之病不外六经，欲明六经之要，必先定其病名，归其经属，审其症候，识别脉象，辨明阴阳，洞察表里，度其虚实，知其标本也。故“六经症治，三阳之病多实热，太阳为开，阳明为阖，少阳为枢，治则宜解宜疏宜通”“三阴之病多虚寒，太阴为开，厥阴为阖，少阴为枢，以元阳为根，扶阳为本，治则宜温宜调宜清”。若六经归类清晰，明确何筋经病症，刺其三关要结，开三关要穴，针药共施，攻其主症，可谓知其病症，有的放矢，方能效若桴鼓。

伤寒六经脉证针法其核心：“以十四经筋三关定位法为基础，以六经辨证为诊断依据，形成了‘病症、脉理、方、穴、术’系统诊疗体系，以筋为纲，以经为领，以关为守，以结为要，以松为法，以调为治，以气为通，以神为主”“临症先明六经，确定阴阳三关，通关针法松筋结，疏筋通络调内脏，针药并用治顽症”。

在此要特别感谢郝万山教授，在百忙中不吝赐教，曾对该书提出了详细的修改意见，7月中旬正值炎夏酷暑，年近八十岁的郝老冒着炎炎夏日、风尘仆仆地来到国医堂专家诊室找我，商讨修改《伤寒六经针方知要》书名，精简为《伤寒六经针方知要》，同时再次对该书进行了指导性的修改意见，对郝老这种严谨的治学态度感到无比的敬佩与衷心的感谢。

吾临证亦擅长伤寒六经脉证针法经方并用，治疗外感病症、筋伤痹痛、临床疑难病症，卓有成效。繁忙之余率儿子军瑞、军尚，弟子雨声，整理伤寒六经脉证针法经方心悟，精修家父遗稿以了其心愿，十数春秋笔耕不辍，在家父吴永洲先生100周年诞辰之际，编著完成并付梓了《伤寒六经针方知要》一书，以表示对家父的深切纪念。并意在启迪后人，千里之行，始于足下，医者初始由此入道，广博求精，以济世人。然自愧学浅才疏，书中未臻完善之处，敬请诸位专家斧正，付梓于世，福济苍生。

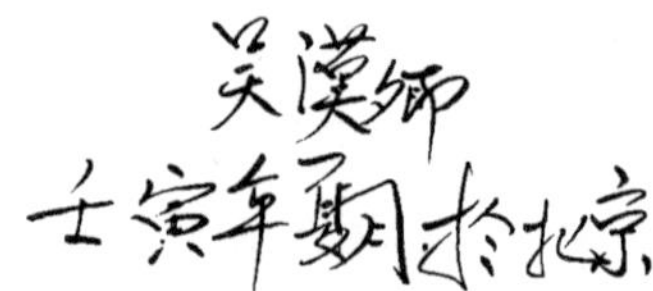

前　言

《伤寒论》为汉代著名医学家张仲景所著，被历代奉为中医经典著作。该书所运用的辨证论治原则和方法，确立了中医诊治疾病的规范；所记述的理法方药相结合的辨治经验，对中医临证医学的发展影响极其深远；所记载的大量复方，组方严谨，疗效显著，被后世称作“众方之祖”。

《伤寒杂病论》中伤寒治疗大法以六经辨证为旨要，以脉证归类、经方针灸结合为医病法宝。伤寒之书260首方，67处经方针灸相用。然自东汉近两千年以来，历代无数名家以传承弘扬张仲景经方为主。《伤寒六经针方知要》一书，是由吴汉卿教授在其父吴永洲先生纲目基础上，传承创新、勤奋不息、笔耕不辍而著成。书中论述的经方、脉证、针法，方旨彰显，遣药简洁，切合临床。本书主要运用仲景先师伤寒六经脉证归类诊断疾病、针法经方并用治疗疾病。为完成家父夙愿，自20世纪90年代初，吴汉卿教授刻苦钻研伤寒六经脉证针法与经方精髓，经过数十年在临床不断总结伤寒六经脉证针法、经方医理与临证心法，整理编写完成该书。书中详细总结了三阳经病证、三阴经病证代表方证针法经方的运用及临床医案心得，并将伤寒论六经脉证针法经方应用于临床治病。太阳经病证针法经方结合选用吴永洲先生生前部分病案如桂枝汤合牵正散结合面部三针法治疗面瘫，运用葛根汤加减结合颈阳关、手三关针法，松筋治疗颈痹症、肩痹症、胸背部肌筋膜炎等。

近年来作者运用麻杏石甘汤、小柴胡汤、大承气汤三方合用加减治疗三阳病证侵犯太阴肺经引起的发热、咳嗽、咯痰、胸闷气喘的病例，远程会诊取得确切疗效；同时也选用小柴胡汤加减结合胸肋三针、足阳关三针治疗乳痹症等均收效显著。临床应用伤寒六经脉证针法经方诊疗外感病症、筋伤痹痛、临床疑难病症，卓有成效，得誉遐迩。

时值吴永洲先生100周年诞辰之际，吴汉卿教授等编著完成了《伤寒六经针方知要》一书，以表示对吴永洲老先生的深切纪念，并意在启迪后人，千里之行，始于足下。医者初始由此入道，广博求精，以济世人。

目 录

上 篇

中　篇

下 篇

上　篇

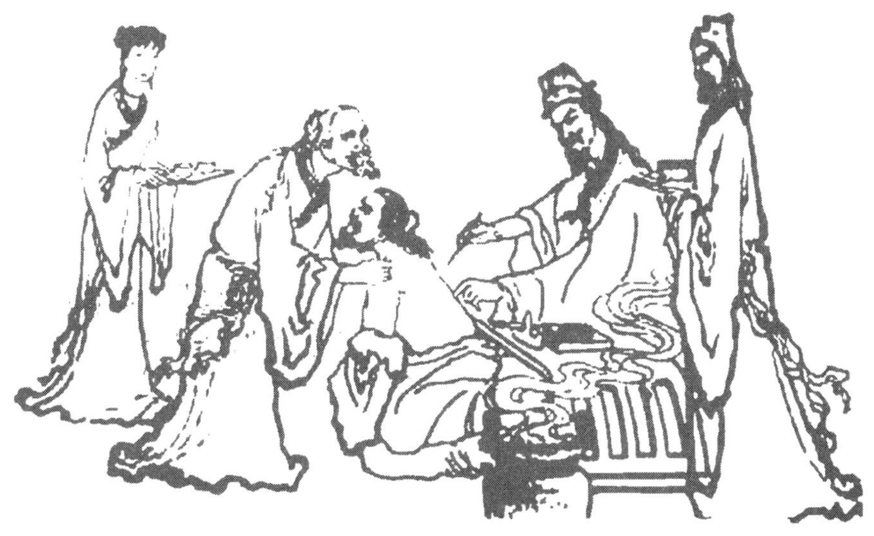

第一章　伤寒六经脉证针法学术思想

张仲景先师，生于公元150年左右，约汉桓帝和平元年至永兴二年间，其卒年不详。因东汉时期南都郡冶金术十分发达，尤其“生铁柔化技术”，促使铁制毫针形成，出现了“针灸热”，奠定了针灸发展基础。张仲景先师青年时，德才兼备被举为孝廉，具有“不为良相便为良医”之鸿志，入世治国，任长沙太守，主持地方治理，开创了坐堂行医为民治病之先河。由于东汉末年政治混乱，瘟疫四起，哀鸿遍野，据《伤寒论》自序记载：“建安纪年以来，犹未十稔，其死亡者，三分有二，伤寒十居其七。感往昔之沦丧，伤横夭之莫救……”仲景先师乃勤求古训，博采众方，在《内经》《汤液经》《本草经》基础上，编著了传世巨著《伤寒杂病论》，不仅开创了六经辨证之先河，成为经方鼻祖。在针灸方面继承了《灵枢经》的学术精髓，据伤寒巨著将针法要领归纳为“三阳宜针、三阴宜灸，精练取穴、以穴代经，针灸并用、针药并用”的针法学术思想，为针灸治疗起到指导作用，充分展示了仲景先师博大精深的大医风范。据文献记载，整部《伤寒杂病论》共计375首经方，涉及针灸条文共有69条。仲景先师善于应用针法经方医治疾病，不仅在治疗外感病证、临床疑难病时疗效确切，而且在历代防治瘟疫方面取得了重大贡献。昔孙真人曰：“为医者知药而不知针，知针而不知药，不足以为良医。”仲景先师在辨证论治与理法方药方面，做出杰出贡献。他上知天文下知地理，精通五运六气，成为汉代以来最伟大的医学大家，为后世树立了千秋丰碑，受到历代医学家的推崇，更推动了汉代以来针灸学术理论与临床应用的发展！

一、伤寒六经的概述

《伤寒论》六经辨证，以三阳经统摄六腑，三阴经统摄五脏，以反映脏腑经络的病理变化。反映人体抗邪能力的强弱，病势进退缓急，正与邪相互关系和治疗法则等，辨出病变部位、寒热趋向、邪正盛衰、阴病阳病，为诊疗提供依据。

太阳经病证，凡风寒初客于表，恶寒无汗或有汗，反映出来太阳经营卫失和的证候；阳明经病证，邪由表入里，胃肠功能失调，肠道传导失司，反映出胃家实的证候；少阳经病证，正邪纷争在胁下，反映出少阳枢机不利的证候；三阴经的证候，以邪气入脏，阴盛阳衰，抗病力弱，机能衰减为其特点。太阴病主证是脾胃虚寒证，脾胃功能失调可见腹满、腹痛、呕吐下利之症；少阴病脉微细，但欲寐，心肾不交则可见心肾阳虚或阴阳虚脱之证；厥阴病是阴盛阳衰、阴极阳复的寒热错杂证。

二、六经脏腑论述

《伤寒论》的六经辨证是由《素问·热论》传承发展而来。它不但辨热证和实证，而且也辨阴证、寒证与虚证。《素问·热论》的六经只辨伤寒，而《伤寒论》所指六经，既辨伤寒，辨温病又辨杂病，从而建立了辨证论治的理论体系。

《伤寒论》以六经辨证为核心，六经为病，归纳成六类，用以概括阴阳表里，寒热虚实等证情。六经归证：三阳经归证属太阳表证、阳明里热证实证、少阳半表半里证；三阴经归证属太阴虚寒证、少阴寒证、厥阴里虚证及寒热错杂证。

三阳经主六腑，手太阳小肠经、足太阳膀胱经、手少阳三焦经、足少阳胆经、手阳明大肠经、足阳明胃经；三阴经主五脏，手太阴肺经、足太阴脾经、手少阴心经、足少阴肾经、手厥阴心包经、足厥阴肝经。《伤寒论》论及其脏腑经络是客观存在的。如太阳病提纲，揭示头项强痛是风寒之邪侵犯太阳经与督脉经筋所致。这与《热论》“其脉连风府”相辅相成。证明从《内经》到《伤寒论》经络学说是一脉相传，书中67处按经取穴的针灸腧穴刺法，揭示了六经与脏腑经络是密切相关的。

三、六经辨证大法

《素问·方盛衰论》云：“知丑知善，知病知不病，知高知下，知坐知起，知行知止，用之有纪，诊道乃具，万世不殆。”指导医生临床诊治疾病的思想，具有辨证法的意义。

《类经》云：“经脉者，脏腑之枝叶，脏腑者，经络之根本。知十二经之道，则阴阳明、表里悉、气血分、虚实见……”“凡人之生，病之成，人之所以治，病之所以起，莫不由之。”张介宾精辟地论述了辨证论治离不开经脉之道，其思想也继承扩展仲景先师六经辨证大法。

六经辨证方法，应先辨明病发于阴或病发于阳，如此可统摄表里、寒热、虚实的具体病情。

阴与阳、表与里、寒与热、虚与实是互相对立的，由于脏腑与经脉的沟通，可使对立的阴阳寒热，构成相互的统一性。这种对立统一的辨证思想，反映六经的阴阳变化，其症候是中医辨证的依据。

《伤寒论》辨证精髓之所在，在于阴与阳的互相关系。足太阳膀胱和足少阴肾经脉，互为表里，阴阳可以转化。古人曰“实则太阳，虚则少阴”，虚与实就是阴阳变化的一个条件，阴阳病性一变，则表里、寒热也就随之而变。

仲景先师在《伤寒论》序言提到“经络府俞，阴阳会通，玄冥幽微，变化难极，自非才高识妙，岂能探其理致哉。”强调经络府俞的重要性。要了解阴阳会通之理，阴阳脏腑转变，可以用一分为二的观点来辨析证候的演变。六经的辨证，离不开脏腑经络的物质运动，物质第一性。

上述以六经辨证思想为主导，可知脏腑与经络紧密关联。古人云：经者径也，据经方知病之来龙去脉；经者界也，据六经则知归于何经病证。

辨证在于证候，证候根于六经；治病不明经络，开口动手便错。

四、六经病传变

六经为病不外正邪相争，然正气有强弱，邪气有盛衰，故而有传经与不传经之分。

凡邪气由表入里，由阳入阴，属于邪盛而病进；若正气抗邪有力，能拒邪外出，由里出表，或由阴转阳，属于邪祛而病退。决定是否传经，在于正气的盛衰和治疗、调理是否得当，尤以正气的抗邪能力为决定因素。

辨病邪传变，对临床治疗与预防疾病具有重要意义。“伤寒一日，太阳受之，脉若静者，为不传；颇欲吐，若躁烦，脉数急者，为传也。”又云：“伤寒二三日，阳明少阳证不见者，为不传也。”传经与不传经，从病人的脉证变化入手，不能按六经顺序，日传一经。

邪气传经，归纳有四种现象：

1.一般传经：太阳之邪传阳明，或传少阳；

2.表里传经：太阳之邪，内传少阴，或少阳之邪，内传厥阴；

3.越经传：太阳之邪，直传于太阴。

直中：若病邪不经太阳、阳明、少阳，开始发病见三阴证候，称为“直中”。见于病人阳气虚衰，抗邪无力，邪气长驱直入而中脏，所以，比传经之病更为严重。

传经以外，临床有合病与并病。据丹波元坚说：“合病并病者，表里俱病是也。方其感邪，表里同时受病者，谓之合病。表先受病，次传于里，而表犹在者，谓之并病。合病则剧，并病则易，此合、并之略也。”

综上所述，凡两经、三经同时发病，不分先后次第的叫合病，合病多为原发病证。

三阳合病常见，如太阳阳明合病；太阳少阳合病；少阳阳明合病；三阳合病，四种表现。另外，临床可见阴阳合病者，如太阳太阴合病等。

若一经之病未愈，继而另经发病者叫并病，并病多为续发。

通常并病常见太阳阳明并病；太阳少阳并病两种表现。

五、《伤寒论》治疗法则

《伤寒论》讲理法方药。理：是指六经辨证之理。法：是指治疗病证方法和原则。

《伤寒论》中叙述了仲景先师在扶正祛邪，调和阴阳治疗原则的基础上，已经确立了中医的治疗八法。《伤寒论》八大治法，“汗、吐、下、和、温、清、消、补”。凡太阳表证以汗法为主，麻桂汤主之；少阳半表半里证以和法为主，柴胡汤主之；少阳郁热以清法为主，芩连汤主之；阳明经里实证以下法为主，承气汤主之；少阴虚寒证以温法为主，四逆汤主之；病在上者瓜蒂散吐之。还有䗪蛭为丸的消法，参草的补法等等。

《伤寒论》中的治疗八法，为后世医家之圭臬。临床治疗，以八法为主导才能立于不败之地。

《伤寒论》治疗病症时，强调人体正气的重要性，扶正祛邪兼施，扶正为主，祛邪为辅；或祛邪为主，扶正为辅。

《伤寒论》中补法，以“扶阳气，存阴液，实胃气”为治疗大法。

1.扶阳气：《内经・生气通天论》曰：“阳气者，若天与日，失其所，则折寿而不彰。”

扶阳气为《伤寒论》最基本学术思想之一。后世温病学家吴鞠通指出：“伤寒一书，始终以救阳气为主。”典型代表为清代医家郑钦安，先生开创“火神派”以来，对于扶阳法的临床应用达到了一个较高的水平。

2.存津液：阴液包括精、血、津、液等。《伤寒论》中不仅重视扶阳气，更重视保阴液。书中不仅提出“亡津液”“亡血”“亡阴”的病理演变和致病原因，还创立了多个“存阴液”的治法经方，提出一系列治疗禁忌以避免津液损伤，为后世养阴学说奠定了理论基础。

仲景用药注意保存津液包括以下几个方面：①防止过汗伤津。如桂枝汤的发汗要求："温覆令一时许，遍身漐漐，微似有汗者益佳，不可令如水流漓，病必不除……"②防止过下伤津。如小承气汤的服法："初服当更衣，不尔者尽饮之，若更衣者勿服之。"③急下存阴。如少阴三急下证。④清热生津。例如白虎汤，除了用辛甘大寒的石膏清热泻火外，同时又配合苦甘寒清热滋肾的知母以增强清热泻火除烦，并滋阴生津，再益以甘草、粳米益气调中，保护生化之源，这样就可达到退热和防止津液丢失的目的。

3.实胃气：脾胃为后天之本，气血生化之源，胃气即人体正气、津液能量之源。东垣先生的脾胃论，提出的法则与仲景先师"保胃气"大法一脉相承。仲景用药最重视保护胃气，用药以顾护脾胃为中心，以不伤胃气为原则。如发汗重剂大青龙汤比麻黄汤中的麻黄用量加倍，其发汗力也更强，所以方中甘草的用量加大，并配生姜、大枣益气调中，顾护胃气，资助汗源，以防汗多伤阳。又如清热剂白虎汤，一方面用大量的石膏、知母清阳明亢盛之热，而另一方面则配以甘草、粳米益气调中，使大寒之剂不致损伤胃气。攻下剂调胃承气汤中用大黄、芒硝攻下里实，同时又配合甘草和中，使硝、黄泻下去腑实而不伤胃气。又如逐水重剂十枣汤，方中大戟、芫花、甘遂都是逐水的峻药，故配用大枣十枚健脾益胃，缓和毒剧性，同时在服法中还规定泻下后再进稀粥，这也是为了顾护胃气。自古以来历代名家处方用药，无论配伍多么精练，若伤了胃气，患者服药后呕吐下泄，损伤了病人胃气，正气受损，疾病如何治愈。

六、《伤寒论》经方贡献

仲景先师"勤求古训，博采众方"，在《黄帝内经》《汤液经》等书的基础上，结合长期临床实践经验，撰写了千古名著《伤寒论》。中医方剂最早见于《内经》，当时仅载一十三方，西汉随药物发展，方剂也随之而增多。1973年湖南出土的马王堆汉墓，反映西汉时期中医方剂学取得一定的成就。《伤寒论》113方和91味药物，用药除水、酒、热粥、白饮外共88味。仲景先师“勤求经旨，精研六经”，言精义奥，脉证翔实，总结了一套完整的理、法、方、药诊疗体系，法简而详，立法明义。《伤寒论》为一部兵火残余奇书，上源岐黄，下济百世，为方书之祖，成为近两千年来临床医病及抗瘟疫的经典巨著，为炎黄子孙的繁衍生息与中医学的发展，做出了重要的贡献，其主要成就如下：

1.组方精练，配伍严密，经千百年来临床验证疗效显著。

2.体现了医病八法“汗、吐、下、和、温、清、消、补”在临床中的具体应用。奠定了方以法立，法以方传的理论基础。

3.方证结合，具有有效性、实用性、科学性，确能解决病证问题，至今仍有重要研究价值。组方不拘一格，随证处施，不偏于一家之见，为后世效法。

《伤寒论》的治疗法则，以阴阳自和为根，扶阳气、保胃气、存津液为前提，治疗八法体现于113方之中，构成了中医的理法方药治疗体系，开辟了辨证论治经方针法应用之先河。

伤寒之病不外六经，欲明六经之要，必先定其病名，归其经属，审其证候，识别脉象，辨明阴阳，洞察表里，度其虚实，知其标本也。故“六经证治，三阳之病多实热。太阳为开，宜开宜发；阳明为阖，宜通宜下；少阳为枢，宜解宜疏宜和”。“三阴之病多虚寒，太阴为开，厥阴为阖，少阴为枢；以元阳为根，扶阳为本，宜温宜清宜调”。若六经归类清晰，明确何经病证针刺其三关腧穴，针药并用选用主证经方医治，可谓知其病证，方能有的放矢，起桴鼓之效。

“临证先明六经，确定阴阳三关，通关针法松筋结，舒筋通络调内脏，针药并用治顽证”。伤寒六经脉证针法其核心：“以十四经筋三关定位法为基础，以六经辨证为诊断依据，形成了病证、脉理、方、穴、术的系统诊疗体系。以筋为纲，以经为领，以关为守，以结为要，以松为法，以调为治，以气为通，以神为主”。因脉审因诊证，因证选穴用针，因证选之用药。

七、三阳宜针，三阴宜灸

《灵枢·官能》篇曰："针所不为，灸之所宜。"临床针与灸治病各有所长。《伤寒杂病论》中贯穿了"三阳宜针，三阴宜灸"的学术思想。归纳如下：

伤寒针法大法运用六经辨证的方法，以三阳经统摄六腑，三阴经统摄五脏。阳经受病，大多属热属实；阴经受病，大多属寒属虚。

凡是三阳经病证：多为外感、热证、实证，人体抗病能力亢进，表现为阳证。临床治疗时宜以刺法为主，结合经方治疗。三阳病，外邪初中，邪气较盛而正气未虚，正邪相争而出现以病势亢奋为特点的热证、实证、阳证，治宜祛邪泻实，主以刺法泻之。是故六经针法治疗太阳病，宜从表解，以督脉和太阳经穴为主，以达到疏风解表、清泄郁热的目的，最终从表解邪，营卫和畅，疾病痊愈；阳明病，以通下为主，通过单针不灸，以泻法治疗，达到清退燥热、逐秽通肠的功效；少阳病在针灸时，一般强调和解少阳，疏通气机之法。

凡是三阴经病证：多为内脏病、寒证或久病致虚，人体抗病能力已经衰退，更易表现为阴证。临床治疗时，六经针法宜用经方结合灸法为主，配合火针、熏熨等治疗方法。三阴病，正虚邪恋，多为阳衰阴盛或阴阳俱虚之证，多以温灸之法，补虚祛寒，回阳救逆。如太阴病，一般代表疾病处于里证初始阶段，病情不太严重，针灸治疗时，多采用"当温之"的策略，以达到散寒燥湿和温中健脾的效果；"少阴之为病，脉微细，但欲寐"，临床使用针灸治少阴病时，要注意结合患者的病情表现，扶阳和育阴两法同施，阴阳兼治，采用少针多灸的治疗方法，以达到填益命门真火、扶振元阳的疗效；三阴病证中的厥阴病，为伤寒最后阶段，病情复杂且危重，特点为寒热错杂，仲景先师善用灸法配合经方治疗厥阴病证。"伤寒脉促，手足厥逆，可灸之"。治疗以灸法为主、针药为辅。采用针灸治疗时，多依据泄热降逆、柔肝和胃及疏调气血的治疗方案，以达到疏肝理气、通利气机、安神定志及开清降浊的效果。体现了医圣仲景先师，学古遵法而不泥古的学术思想与临床治法灵活的大医风范。

《伤寒六经针方知要》是吴汉卿教授等在传统九针基础上，将家传太极龙关针法与运动疗法结合，创立的三部九针十二法。根据仲景六经学术思想，结合《灵枢经》经筋理论和“十二经筋与任督二脉经筋解剖学”，创立了“十四经筋与三关定位法诊疗体系”。该针法以三阳经筋与三阴经筋关节的筋节点为三关定位，以开三关针法，松解筋结、疏利经筋、通关过节，达到疏通经络、调整内脏作用。主要治疗风寒痹证、慢性疼痛病、临床疑难病，用于临床疗效确切。

（一）传承仲景“三阳宜针”学术创新应用

《灵枢·九针十二原》：“粗守关……上守形，神守机……”《灵枢·九针十二原》其中又提到“刺之要，气至而有效，效之信，若风之吹云，明乎若见苍天，刺之道毕矣”。根据仲景先师“三阳宜针”的学术思想，吴汉卿教授对十二经筋及任督二脉进行系统的研究，创立了十四经筋三关定位法诊疗体系新理论。凡三阳经病如颈椎病、肩痹证、肘痹证等疾病，沿三阳经筋循经诊断、松筋治疗，在手三阳关、腕背三阳关，选用微型筋骨针，松解三阳关筋结点及属于阳经经筋区带的筋结治疗点，配合中药经方如桂枝葛根汤等治疗，取得了确切的临床治疗效果。

六经脉证针法治疗风寒侵袭太阳经而致经络不通，因经筋受累所致之头痛，颈痹证、肩痹证。头项强痛、恶寒、脉浮紧，以针药并用为原则，选用微型筋骨针，依太阳为开，以开三关针法选颈下阳关三针、手阳关三针、腕阳关三针，选用筋膜弹拨法（青龙摆尾针法），松解筋结、疏利经筋、通经活络。经方可选用葛根汤等治之。

对阳明经病证，阳明为阖，针法以通泻为主。筋骨针刺手阳关三针，三间透合谷，三里透曲池，兼天枢、足三里。经方选用大承气汤等治之。针药合施，可取得较好临床疗效。

对少阳经病证，少阳为枢，针法以疏利三焦为主。筋骨针刺开三关，泻三门，手阳关三针，液门透中渚，三间透合谷，章门透大包。经方选用小柴胡汤等治之。针药兼施，相得益彰，可取得确切疗效。

（二）传承仲景“三阴宜灸”学术创新应用

《千金食治》云：“后之留意于方术者，苟知药而不知灸，未足以尽治疗之体；知灸而不知针，未足以极表里之变。如能兼是圣贤者，其名医之良乎！”作者提出临床凡阴经病证，多为久病、内脏病、寒证、虚证，阳衰阴胜之证，六经针法治宜用灸法为主，可结合火针、熏熨等治疗方法。灸法主要功能为温补元气，扶正祛邪与温通经络及祛风散寒作用，主要适用于由阳经病症转入三阴经病症所致的虚证、寒证。

三阴病证中的厥阴病为伤寒最后阶段，病情复杂且危重，有寒热错杂的特点。仲景先师治疗厥阴病证，提出“伤寒脉促，手足厥逆，可灸之”，以灸为主、针药为辅法治疗。

1.三阴宜灸，辨证施灸

太阴脾经病证：常见脾虚泄泻、腹部胀满、完谷不化等虚寒证。太阴脏寒，法当温中，扶阳健脾，针法温灸，祛湿理中。针刺太白透公孙，灸三阴经之脾俞、足三里、阴陵泉与任脉经筋下丹田区。合附子理中汤加减，疗效确切。

少阴经病证，常见阳虚寒证：症见腰膝酸软，少腹冷痛，月经不调、痛经、闭经，男子阳痿不育，脉微细弱。作者总结提出元阳不足，温扶元阳，扶阳针法，六经针法，针灸并用，温阳散寒。肾阴不足，滋阴平衡，针太溪、照海，灸肾俞、关元。服四逆汤治之。

厥阴经寒热交错，针刺大法，三关为宗，巅顶三针，太冲呼应，胸肋三门，疏泻见影。灸肾俞、命门、关元。灸法可回阳救逆，以缓解其厥冷而恢复阳气，阳气复则血旺，使疾病转痊愈。厥阴之寒，理中为宗，食则吐蛔，乌梅从证；厥阴头痛，茱萸效灵。

2.三阴病证临床选用微型筋骨针

筋骨针法治疗手三阴经筋病变，以腕前三阴关治疗，太阴为开、少阴为枢、厥阴为阖；气、血、神三关，以调宗气、调血脉、调心神。治疗以针法为主，先用青龙摆尾开三关针法，疏通经络。针灸并用，温通经络，调整内脏，治疗胸腔病、肺系病、功能性心脏病、神志病、顽固失眠证。

足三阴经筋病变，应用六经针法，筋骨针法，针灸并用。在内踝三阴关治疗，以太阴、厥阴、少阴；气、血、精三关。以调中气、调血脉、调肾气针法为主，先用青龙摆尾针法，疏通经络，针灸并用，温通经络。

任脉腹阴关三针结合任脉，可取神阙、天枢、关元穴，针灸并用，通关过节。治疗胃肠病、男女生殖病，如：脾虚泄泻、痛经、闭经、下腹部冷痛、月经不调等病证，可取得确切的临床疗效。

八、传承仲景“以穴代经”学术创新应用

《伤寒论》经方配伍严谨，用药精练，成为经方典范。在针法治疗方面以穴代经为宗旨，在辨证基础上循经取穴，强调经脉辨证。其精练取穴，临证取穴只用3～6穴。

伤寒六经针法传承了伤寒“以穴代经”学术思想，其中太阳头痛选用风府、大椎，风府是足太阳、督脉、阳维之会；大椎是手足三阳、督脉之会，配合桂枝汤加减治之。

手阳明经头痛，选用合谷、曲池、太阳，曲池是手阳明经筋合穴，配合葛根汤加减治之。

手少阳经头痛，选用风池，配合柴胡汤加减治之。

手太阴病证选列缺、公孙、尺泽、八会穴、肺俞穴。

少阴病证，身体痛、手足寒、骨节痛、脉沉者，选用太溪、肾俞，针灸并用，配合四逆汤加减。

足厥阴肝经病证，选用太冲、期门、侠溪。

人体的任何一个局部都是整个机体的一部分，精练选取穴位即可调节整条经脉。这也正体现了仲景的精练取穴，以穴代经的学术思想。

传承仲景倡导的精练取穴，以穴代经的学术思想：吴氏伤寒六经脉证针法要领歌诀中提出了：针法重疗效，定点少而精。三针定位法，平衡为其宗……创新性地总结出了治疗疑难病的三针点。

伤寒六经脉证针法，治疗中风失语后遗症，选颈上中阳关点：①针哑门筋结点；②针廉泉筋结点；③针神门透通里筋结点。选用微型筋骨针，应用筋膜弹拨法松解结节，疗效突出。

伤寒六经脉证针法的三针定位法，遵仲景针法“以穴代经”的学术思想，取穴精练治疗疾病定点准确，所选三针点以辨经论治，以点代线，以穴代经，取得确切临床疗效。

九、传承仲景“针药与针灸并用”学术创新应用

《伤寒杂病论》中将医治病证归纳为针药并用、针灸并用。如《金匮要略·妇人杂病脉证并治》言：“妇人之病……审脉阴阳，虚实紧弦。行其针药，治危得安。”强调了针灸与方药不可偏废。《伤寒论》云：“太阳病，初服桂枝汤，反烦不解者，先刺风池、风府，却与桂枝汤则愈。”风邪太甚，阻于经络，药不胜之，针刺风池、风府二穴，以疏通其经络之气，再以桂枝汤解其肌表，祛风外出，即获痊愈。

伤寒六经针法临证医治手厥阴经病证，喘息咳嗽，胸闷证、胸痹证，短气，寸口脉沉而迟，关上小紧数，胸痹痛不得卧，心痛彻背。筋骨针法开通腕阴关三针，胸阴关三针，大陵透内关，神门透通里。胸前三阴关，鸠尾透膻中，期门透乳根。筋膜平刺，用青龙摆尾针法弹拨松解。经方选用栝楼薤白白酒汤、桂枝茯苓丸、四逆汤加减。针药并用，治之有效。

医治妇科少腹冷痛、痛经、闭经等。选用微型筋骨针，针刺腹下阴关三针与踝阴关三针，曲骨透中极，气舍透归来。三针法弹拨腹下筋结，大钟透太溪，配合腹下艾灸法。以当归桂枝汤加减治之。

医治小儿遗尿病症，选腹下阴关三针配合次髎穴、踝中阴关太溪、肾俞、关元，针灸并用。经方选以甘草干姜汤、四逆汤合缩泉丸加减治疗小儿遗尿证，收获良效。

十、传承仲景“未病先治”学术创新应用

《素问·上古天真论》云：“其知道者，法于阴阳，和于术数，食饮有节，起居有常，不妄作劳，故能形与神俱，而尽终其天年，度百岁乃去。”从人自身的角度出发，强调固护正气，适应自然界的变化规律，通过内养和外防两方面的措施，以达到养生防病的目的，未雨绸缪，防患于未然。仲景先师继承以上观点，在《金匮要略·脏腑经络先后病脉证》中，也强调正气在预防疾病中的重要性，指出“若五脏元真通畅，人即安和”；另一方面也提出预防的具体措施，如“若人能养慎，不令邪风干忤经络”如“服食节其冷热苦酸辛甘，不遗形体有衰”，如此才能达到预防的效果，将病邪阻挡于外，阻止侵犯人体而不致病，“病则无由入其腠理”。

《金匮要略·脏腑经络先后病脉证》开宗明义指出：“上工治未病”。所谓治未病，有未病先防和已病防变两层意思。如《金匮要略》云：“夫治未病者，见肝之病，知肝传脾，当先实脾。”既防止疾病转化，用针灸截断疾病发生发展，使病情停止传变而趋向痊愈。如“太阳病……若欲作再经者，针足阳明，使经不传则愈。”对于经久不愈，有可能传向阳明经的太阳病证，使用针灸调动阳明经气，恢复人体正气，有效抗邪外出，可以防止病证传变。

目前由于社会各种因素所致，医患关系紧张，所以不仅要求医生能做到治愈疾病，未病先防，还要具备提高临床疗效，规避医疗风险能力。吴汉卿教授根据仲景对于六经脉证针法的临床治疗，创立了十四经筋三关定位法，具有规范定位、精准取穴、提高疗效、规避风险的作用。根据《内经》五音入五脏，提出了针法治疗前音乐疗法及饮水疗法。水为最好的良药，可以调整整体内液平衡，调整血压，增加大脑、心脏血氧量。音乐疗法可缓解紧张心理，防止晕针，减少并发症，以规避医疗风险。

十一、六经辨证与五运六气关联

仲景先师之所以成为千百年来医圣大家，是因为他精通天文地理，深谙五运六气，不仅创立了六经辨证成为经方鼻祖，在针灸方面也提出了："三阳宜针，三阴宜灸"的学术思想，编著了千古名著《伤寒论》。仲景先师在《伤寒杂病论·序》云："夫天布五运，以运万类，人禀五常，以有五脏，经络府俞，阴阳会通，玄冥幽微，变化难极。自非才高识妙，岂能探其理致哉！"《金匮要略·脏腑经络先后病脉证第一》说"人禀五常，因风气而生长，风气虽能生万物、亦能害万物"。说明人与天地相表里，天地人三元一体，一年四季春夏秋冬，季节更替与气候变化，无不影响人体的生理病理。自然界的五行金、木、水、火、土，与六气风、寒、暑、湿、燥、火，是直接引起人体疾病的主要外在因素，因此，将人体疾病的原因归纳为三条，"千般疢难，不越三条"，开创了三因学说。

所谓"五运"是指运行于宇宙中的金、木、水、火、土五行之气。《伤寒论》所主讲的六经，来源于《内经》的六气，六经即是六气为本，六经为标。六气是指自然界风、寒、暑、湿、燥、热、火。所谓六化指风、寒、暑、湿、燥、火六气的变化。《素问·至真要大论》："故治病者，必明六化分治。"

张志聪编著的《伤寒论集注》中曰："本论太阳、阳明、少阳三阳也；太阴、厥阴、少阴三阴也。三阴三阳谓之六气，天有此六气，人亦有此六气，无病则六气运行，上合于天。外感风寒，则以邪伤正，始则气与气相感，继则从气而入于经。世医不明经气，言太阳便曰膀胱，言阳明便曰胃，言少阳便曰胆，迹其有形，亡乎无形，从其小者，失其大者，奚可哉。"又曰"夫人以天地相参，与日月相应，故撰用《阴阳大论》，谓人之阳气，应天地之在外；五脏五行，应五运之在中，升降出入，环转无端。若为风寒所伤，始见外内浅深之病。故学者当于大论中之五运六气求之，伤寒大意思过半矣。"

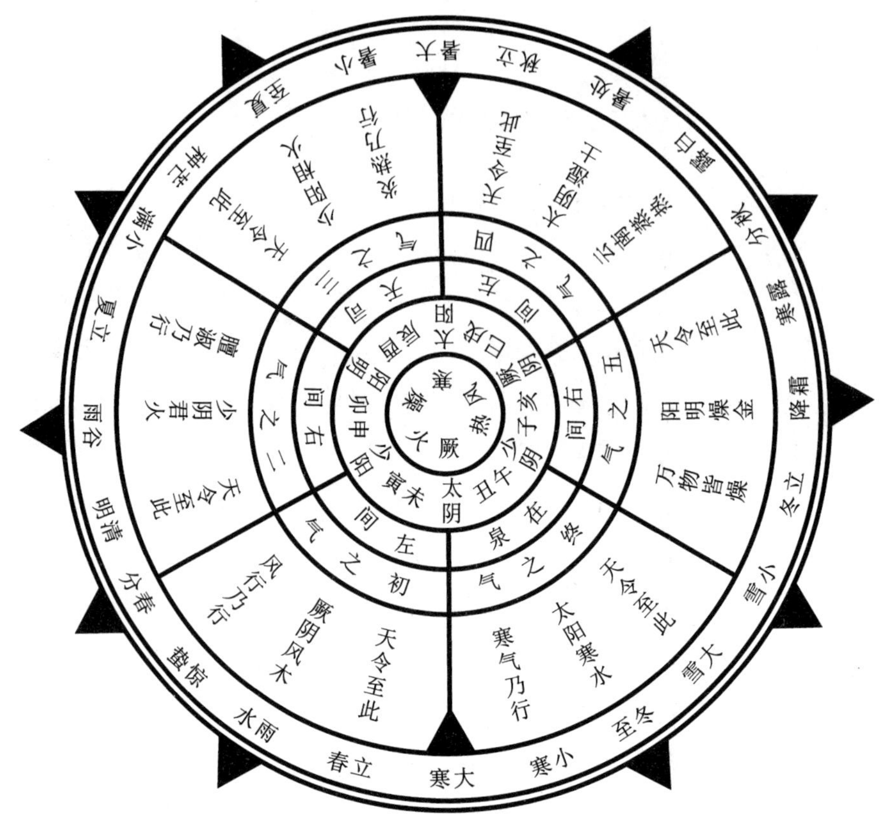

五运六气枢要图示

高世栻在《医学真传》中说：“天地至大，人物至广，不外阴阳五行之理。五运，即五行也；六气，即三阴三阳也。故木、火、土、金、水曰五行；厥阴、少阴、太阴、少阳、阳明、太阳曰六气，五运合五行，而六气亦合五行。天以此成四时而生万物，人以此成有形而合无形。是五运六气实乃医学之根源，神农本之而著本草经药之性能，黄帝本之而著《内经》，仲景先师本之而撰《伤寒杂病论》。”

桂林古本《伤寒杂病论》对六气主客致病，司天在泉主胜客胜特点等做了详细阐述。如六气主客第三问曰：“六气主客何以别之？”师曰：“厥阴生少阴，少阴生少阳，少阳生太阴，太阴生阳明，阳明生太阳，太阳复生厥阴，周而复始，久久不变年复一年，此名主气；厥阴生少阴，少阴生太阴，太阴生少阳，少阳生阳明，阳明生太阳，复生厥阴，周而复始，此名客气。”

“问曰：司天在泉奈何？师曰：此客气也，假如子午之年，少阴司天，阳明则为在泉，太阳为初气，厥阴为二气，司天为三气，太阴为四气，少阳为五气，在泉为终气……其余各气，以例推之。”

《伤燥病脉证并治第十》云：“伤燥，肺先受之，出则大肠受之，移传五脏，病各异形，分别诊治，消息脉经。”《寒病脉证并治第十二》云：“寒之为病，肾先受之，其客于五脏之间，脉引而痛。”

仲景先师深谙五运六气致病之理，六经病是客主加临人体所表现的临床症状的全面总结。黄元御在六气治法中指出“仲景《伤寒》，以六经立法，从六气也。六气之性情形状，明白昭揭，医必知之，而后知六经之证。六经之变化虽多，总不外乎六气。”所以，仲景先师以《内经》五运六气学说，演绎六气致病机理从而创立了六经辨证治疗体系。

《素问·六节藏象论》中曰：“不知年之所加，气之盛衰，虚实之所起，不可以为工矣。”明代王肯堂在《医学穷源集》称运气之说为审证捷径，疗疾密钥。金元四大家张子和为五运六气大家，称病若不是

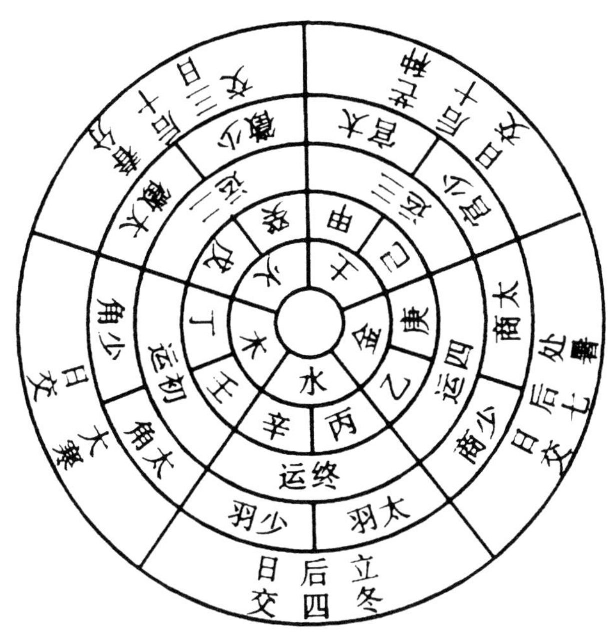

五运主运图

当年气，看与何年运气同，便向某年求治法，方知都在知真中。《素问·至真要大论篇》云：“天地合气，六节分而万物化生矣。”

五运六气是中医学里极高深的理论，也是一切外感疾病和内伤杂病之源。仲景先师掌握了高深的五运六气理论，创立了《伤寒论》六经辨证理法方药诊疗体系。他在序中曰“虽未能尽愈诸病，庶可以见病知源”。因此，没有高深过硬的理论，就无法全面客观地认识疾病的发生、发展与变化过程，无法正确指导临床遣方用药，更不能取得良好的治疗效果。

因此，学习应用《伤寒论》，要想成为有高深造诣的良医，就要深入细致学习五运六气。“不知五运六气，检遍方书何济”。人是与自然相应的，“人以天地之气生，四时之阴阳和合而成”。我们只要掌握运气特点，就能轻而易举掌握好疾病的发展预后，便于临床遣方用药。《伤寒论》中只有113方，却成万方之祖。足见仲景勤求古训，博采众方，勤于思索，善于归纳，学究天人，堪称医圣。

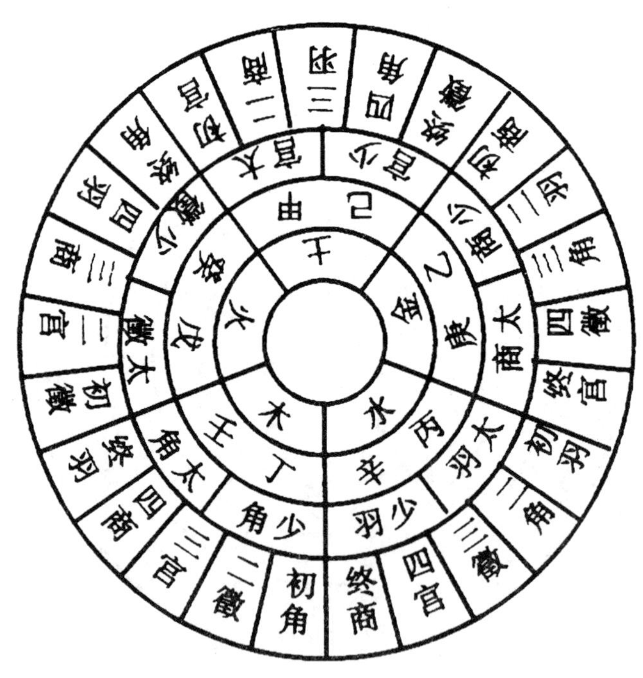

五运客运图

十二、《伤寒论》六经辨证和五运六气的关系

《伤寒论》的六经是太阳、阳明、少阳、太阴、少阴、厥阴。其传变规律是：太阳——阳明——少阳——太阴——少阴——厥阴。

太阳为阳经病证之开举之始，“开”指开达向外的作用；阳明为阳经病证之阖，言内敛向里的功能；少阳为三阳经病症转化枢纽。太阴为三阴经病证开举之始，少阴为三阴经病证转化枢纽，厥阴为阖为三阴经病证收尾之终。

（一）六经的实质是六气为本，六经为标

伤寒六经是由《内经》的五运六气而来，六经即六气也。人在天地之中，感受天地之气而生。六气即风、寒、暑、湿、燥、火。六气伤人，即为六淫，各有所偏好。如风易犯肝，入厥阴肝经；燥易犯肺，入太阴肺经；火易伤心，入少阴心经。

《素问·阴阳应象大论》曰：“东方生风，风生木，木生酸，酸生肝，肝生筋，筋生心，肝主目……神在天为风，在地为木，在体为筋，在脏为肝。在色为苍，在音为角，在声为呼，在变动为握，在窍为目，在味为酸，在志为怒。怒伤肝，悲胜怒，风伤筋，燥胜风，酸伤筋，辛胜酸。”

“南方生热，热生火，火生苦，苦生心，心生血，血生脾，心主舌。其在天为热，在地为火，在体为脉，在脏为心，在色为赤，在音为徵，在声为笑，在变动为忧，在窍为舌，在味为苦，在志为喜。喜伤心，恐胜喜，热伤气，寒胜热，苦伤气，咸胜苦。”

因此，六经即为六气，通过经络（手足六经）和人体脏腑形成一个体系。故经络是以六气和相应的五脏六腑而名。如足厥阴+肝=足厥阴肝经，根据“同气相求”理论，说明风邪易伤肝同时也说明通过足厥阴肝经可以治疗风疾、肝脏疾病和肌肉筋脉疼痛的问题。同理，手少阴+心=手少阴心经，也是如此。所以说，经络是联络脏腑、沟通内外、运行气

血、濡养肢体的通道。

六经的实质就是六气为本，六经为标。寒气主太阳，燥气主阳明，相火主少阳，湿气主太阴，热气主少阴，风气主厥阴。既要知道太阳寒水、阳明燥金、少阳相火、太阴湿土、少阴心火、厥阴风木六气，也要知道六经包括手足六经，即太阳包括手太阳小肠和足太阳膀胱，阳明包括手阳明大肠和足阳明胃，少阳包括手少阳三焦和足少阳胆，太阴包括手太阴肺和足太阴脾，少阴包括手少阴心和足少阴肾，厥阴包括手厥阴心包和足厥阴肝。

医者只有熟悉掌握了六经辨证与五运六气关系，才能成为一名名副其实的良医，更好地理解为太阳病除了恶寒发热的桂枝汤证，还有热入膀胱蓄血的抵当汤证。热入阳明的白虎汤证和三承气汤腑实证以及手足厥冷的少阴寒化四逆汤证和少阴热化的黄连阿胶汤证。

（二）后天八卦与五脏六腑歌诀

肾水坎卦位，膀胱艮水良；

肝木居震位，胆木巽卦章；

心火离卦居，坤土小肠乡；

肺金为兑卦，大肠乾金攘。

脾土居坤位，胃土艮卦赏。

坤艮寄中宫，后天八卦脏腑藏。

男子得中5为坤卦，女子得中5为艮卦。

（按九宫后天八卦配脏腑：坤→己→离→天南→乾→男，艮→戊→坎→地北→坤→女。）

4 巽 胆	9 离 心	2 坤 小肠
3 震 肝	5 坤艮 脾胃	7 兑 肺
8 艮 膀胱	1 坎 肾	6 乾 大肠

后天八卦配脏腑

（三）后天八卦配脏腑

一三五七九，坎震土兑离。

东西南北中，五脏土居中。

二四六八十，坤巽乾艮应。

六腑居四隅，后天九宫清。

（四）子午流注

人之元气，

子时肾气生，丑末寅初时，肾膀传肝脏；

卯时肝气旺，辰末巳初时，肝胆传心乡；

午时心液生，未末申时初，心小传肺浆；

酉时肺液生，戌末亥之初，肺大流肾江。

五脏液生气，周而复之始，周流日月长。

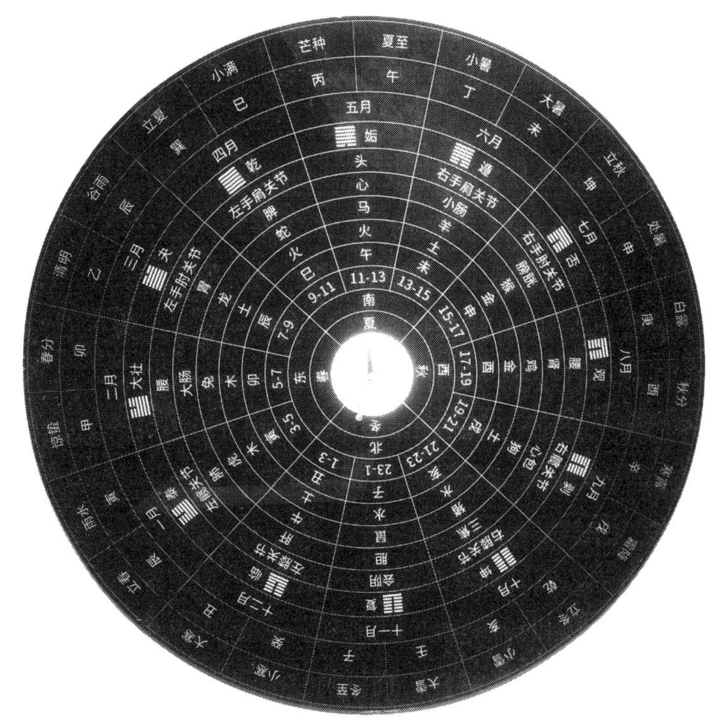

伤寒斗历图

第二章　伤寒六经脉证要领

第一节　脉学思想

病之所生，阴阳相倾，五脏失和，气血逆乱，脉有所应。
持脉有道，法于阴阳，合于四时，参以五方，调于年岁。
指下神明，浮中按沉，察数别形，断病诊疾，以决死生。

一、持脉之道

持脉有道，虚静为保。《素问·脉要精微论》："脉之大要，天下至数，五色脉变，揆度奇恒，道在于一，神转不回，回则不转，乃失其机。"《素问·玉机真脏论》："知丑知善，知病不病，知高知下，知坐知起，知行知止，用之有纪，诊道乃具，万世不殆。"

持脉有道：要求医者候脉前要气定神闲，恬淡虚静，细心感悟指下脉之浮沉迟数强弱之搏动。脉证合参来诊断病证为何经。

二、持脉大法

仲景先师对诊断疾病不仅重视六经辨证，而且重视脉证合参，因而于伤寒巨著开篇序言中，严厉抨击了当时医者临证草率诊脉："观今之医，不念思求经旨，以演其所知；各承家技，终始顺旧，省疾问病，务在口给；相对斯须，便处汤药；按寸不及尺，握手不及足；人迎趺阳，三部不参；动数发息，不满五十；短期未知决诊，九候曾无仿佛；明堂阙庭，尽不见察，所谓窥管而已。夫欲视死别生，实为难矣！”故桂林版《伤寒论》首篇专列“平脉法”与“辨脉法”作为开举之篇。

辨别病位：《伤寒论》和《金匮要略》中用趺阳脉诊脾胃病，用少阳脉诊三焦病，用少阴脉诊心肾病等。《素问·五脏生成篇第十》云：“夫脉之大小滑涩浮沉，皆可指别；五脏之象，可以类推；五脏相音，可以意识；五色微诊，可以目察。能合脉色，可以万全。”《素问·脉要精微论篇第十七》又云：“春日浮，如鱼之游在波；夏日在肤，泛泛乎万物有余；秋日下肤，蛰虫将去；冬日在骨，蛰虫周密，君子居室。故曰：知内者按而纪之，知外者终而始之。此六者，持脉之大法。”

医者临证持脉：如《伤寒论·平脉法》云：“问曰：上工望而知之，中工问而知之，下工脉而知之，愿闻其说。师曰：病家人请云，患者苦发热，身体疼，患者自卧，师到诊其脉，沉而迟者，知其差也。何以知之？若表有病者，脉当浮大，今脉反沉迟，故知愈也。假令患者云腹中卒痛，患者自坐，师到脉之，浮而大者，知其差也。何以知之？若里有病者，脉当沉而细，今脉浮大，故知愈也。”

望而知之谓之神，闻而知之谓之圣，问而知之谓之工，切而知之谓之巧。君子居室，善于色脉合诊，脉证合参，谙四季常脉，按而纪之而知内，终而始之而知外，临床方能有效对症下药，针药兼施，才能取得确切疗效。

三、诊脉之时

黄帝问曰：“诊法何如？”岐伯对曰：“诊法常以平旦，阴气未动，阳气未散，饮食未进，经脉未盛，络脉调匀，气血未乱，故可诊有过之脉。切脉动静视之精明，察五色，观五脏有余不足，六腑强弱，形之盛衰，以此参伍，以决死生。”

作者临床感悟：要求医者临证诊脉时，以清晨平旦之际，阴气未动，阳气未散，经脉未盛，气血未乱之时诊脉为最佳。医患共鸣，心静神安，调息均匀，切脉动静，色脉合参，以察色按脉，观五脏有余不足，六腑强弱，形之盛衰，仔细诊辨疾病与预后转归。

四、三部九候脉法

人有三部，部有三候，以决死生，以处百病，以调虚实，而除邪疾。

帝曰：何谓三部？岐伯曰：有下部，有中部，有上部；部各有三候，三候者，有天有地有人也。必指而导之，乃以为真。

脉象天真委和之气也，三部寸、关、尺也。九候，浮、中、沉也。五脏，心、肝、脾、肺、肾也。六腑，胆、胃、大肠、小肠、膀胱、三焦也。

左手寸口，心与小肠之脉所出，君火也。左手关部，肝与胆之脉所出，风木也。左手尺部，肾与膀胱之脉所出，寒水也。右手寸口，肺与大肠之脉所出，燥金也。右手关部，脾与胃之脉所出，湿土也。右手尺部，命门与三焦之脉所出，相火也。

《伤寒六书》云："凡诊脉须分三部九候，每部必先浮诊三候，轻手于皮肤之上，候脉来三动是也。中诊三候，沉诊三候，三而三之而成九候。然后知病之浅深表里，以为处治之标的……明脉识证，辨名定经，得乎心而应乎手……"

作者临床感悟。三部九候：三部，指人体上、中、下三个诊脉部位；九候，指每一个部位又分为天、地、人三候，三三合为九候。三部九候属全身遍诊法，乃古代脉诊法之一。本篇以人与天与地相参的观点，论述了三部九候诊脉法的原理及其临床运用，指出三部九候脉必须相应，否则即属病态，并提示了脉诊合参的重要性。故名三部九候。

平脉之象可明确反映五脏六腑的生理功能，仲景先师将脉法诊断分为寸口脉法、趺阳脉法、少阴脉法、少阳脉法、人迎脉法等。不同部位的脉象能反映不同脏腑的病变。临床上所讲的少阴脉亦较少应用，而少阳脉与人迎脉临床更少应用了。天地人三部脉法分为人迎脉法、寸口脉法与趺阳脉法（少阴脉法），现今临床上以寸口脉法为主，中指定关法多以寸脉代表天部人迎脉法，关脉代趺阳脉法，尺脉代少阴肾脉，而趺阳脉、少阴脉及人迎脉现今临床亦较少应用。

人迎脉法：《素问·六节藏象论》云："人迎一盛病在少阳，二盛病在太阳，三盛病阳明，四盛为格阳。寸口一盛病厥阴，二盛病少阴，三盛病太阴，四盛为关阴。人迎寸口俱盛四倍为关格，关格脉羸，不极天地精气，则死矣。"

位于喉结节旁颈总动脉搏动处，主要为阳明胃经的气街穴，指下脉象搏动代表气血流通的盛衰，胃气的强弱。主要用于危急重病人的脉象诊断，也可以用于针法，指节弹拨进针，留针候气，用于高血压、低血压、甲亢、甲低的治疗。

寸口与气口脉法：《伤寒论·平脉法》云："寸口脉弱而迟，弱者卫气微，迟者荣中寒。荣为血，血寒则发热；卫为气，气微者心内饥，饥而虚满，不能食也"。"趺阳脉伏而涩，伏则吐逆，水谷不化，涩则食不得入，名曰关格。"

位于人体手腕部，桡骨茎突掌侧面，左手腕桡动脉搏动处为寸口脉法，代表心肝肾（小肠、胆、膀胱）；右手腕桡动脉搏动处为气口脉法，代表肺脾命（大肠、胃、命门）。浮中沉三部九候脉法，左手寸口三部九候脉法心脉浮取即得，大长而散；肝胆中取即得，位于筋骨之间；肾脉重取代表男子肾精与女子经水的盛衰。右手气口三部九候脉法，肺脉轻取涩而短，为肺之平和脉象；脾脉中取肌肉之间，和缓平脉之象；肾脉推至筋骨，沉实而软，若推筋着骨细若游丝，则命门元阳火衰。

趺阳脉法又称冲阳脉法：《伤寒论·平脉法》："趺阳脉浮而芤，浮者卫气虚，芤者荣气伤，其身体瘦，肌肉甲错。浮芤相搏，宗气微衰，四属断绝。"指出趺阳脉主胃气虚，化源不足，荣卫耗伤。

冲阳穴位于踝关节前，胫前动脉搏动处，为阳明胃经气街穴。指下脉象搏动代表胃气的强弱；搏动有力代表胃气强盛，有神；搏动无力代表胃气虚弱，有胃气者生无胃气者死。

太溪脉法：《伤寒论·平脉法》云：“少阴脉弱而涩，弱者微烦，涩者厥逆。”

太溪穴位于内踝后，胫后动脉搏动处，又称少阴脉法。为少阴肾经之枢纽，指下脉象搏动代表肾气的强弱。少阴脉微细代表男子肾亏失精，女子经血不足，月经量少或闭经。

五、阴阳脉法

《内经》指出“善诊者，察色按脉，先别阴阳”为脉法之宗旨。

《素问·平人气象论》：“太阳脉至，洪大以长；少阳脉至，乍数乍疏，乍短乍长；阳明脉至，浮大而短。”《伤寒论·辨脉法》：“问曰：脉有阴阳，何谓也？答曰：凡脉大、浮、数、动、滑，此名阳也；脉沉、涩、弱、弦、微，此名阴也。凡阴病见阳脉者生，阳病见阴脉者死。”

阴阳脉法，作者临床感悟：脉象有阴脉、阳脉之分，凡脉象表现为大、浮、数、动、滑的，为有余之脉，属于阳脉；凡脉象沉、涩、弱、弦、微的，为不足之脉，属于阴脉。凡阴性病症出现阳脉的，是正能胜邪，疾病向愈，预后良好；凡阳性病症出现阴脉的，是正不胜邪，多属危候。

六、脉决死生

《素问·脉要精微论》云：“阴阳有时，与脉为期，期而相失，知脉所分，分之有期，故知死时。切脉动静而视精明，察五色，观五脏有余不足，六腑强弱，形之盛衰，以此参伍，决死生之分。”

第二节　脉证要领

十二经本脉体象诀

心脉大散，以应火象。肺脉金形，浮涩而短。

肝弦沉软，条畅悠悠。胆依肝脉，弦脉筋间。

脾胃中州，浮沉之间。脾脉缓软，阴土似绵。

肾脉沉濡，无疾滑溜。命门脉象，相火沉钩。

膀胱圆滑，脉沉泰然。小肠曲曲，寸口同候。

大肠气口，平滑无滞。三焦司气，三部同求。

平人脉

欲知病人脉，先习平常脉。调匀柔和缓，乃为平脉诀。

真脏脉

五行圆运动，见圆不见真，若见五行真，胃气无毫分。

一、临证脉法要领

诊脉之要，先辨病因；明确病位，审察病机；熟知常脉，娴达病脉；脉力强弱，以决阴阳；善知进退，以决预后。

（一）诊脉之要，先辨病因

医者临证凭借指下脉象变化，可辨明疾病的病因或机制，《金匮要略·肺痿肺痈咳嗽上气病脉证治》第2条论曰："寸口脉微而数，微则为风，数则为热；微则汗出。数则恶寒。风中于卫，呼气不入；热过于荣，吸而不出。风伤皮毛，热伤血脉。"以寸口脉微而数，代表肺痈初期风热毒邪侵袭于肺，随着病理的发展，由卫到营，为皮毛受风伤，血脉受热伤；也提示了风热中于卫表的治疗预后较好，待风热越过营血时的治疗则预后较差，强调早期治疗，将疾病消灭在萌发阶段。

（二）明确病位，审察病机

《伤寒论》和《金匮要略》中用趺阳脉诊脾胃病，用少阳脉诊三焦病，用少阴脉诊心肾病，揭示三阴三阳脉与脏腑病位的关系。如《伤寒论·平脉法》曰："趺阳脉浮而芤，浮者卫气虚，芤者荣气伤，其身体瘦，肌肉甲错。浮芤相搏，宗气微衰，四属断绝。"指出趺阳脉主胃气虚，化源不足，荣卫耗伤。

从据脉辨寒热的例证看，凡属寒证，脉多见沉、伏、迟、缓等；凡属热证，脉多见浮、数、滑等。如《金匮要略·疟病脉证并治》第1条云："疟脉自弦，弦数者多热，弦迟者多寒。"指出弦数者为热盛，弦迟者为寒盛。从脉辨虚实的例证看，凡属虚证，脉多见浮、虚、弱、涩、细、迟、弦等，且按之无力；凡实证脉多浮数、滑数等，且按之有力。如《伤寒论》323条述："少阴病，脉沉者，急温之宜四逆汤。"提示少阴寒化，阳气大虚，脉气鼓动乏力，陷而不举，故脉沉而微细。又如《金匮要略·腹满寒疝宿食病脉证治》第22条言："脉数而滑者，实也，此有宿食下之愈，宜大承气汤。"此凭脉数而滑，就将其诊为实证，选用大承气汤攻下宿食，堪称是据脉论虚实的典型案例。用脉象辨虚实，需要结合诊脉的位、数、形、势来决定。

（三）熟知常脉，娴达病脉

诊脉之时，善知常脉象，方辨病脉。

脉贵有三气：胃气、神气、肾气。故切脉先审三气，脉之要诀，胃、神、肾三学为要。

1.脉贵有胃气：有胃气则生，无胃气则死：胃气为本，气血之源。胃气旺盛，则脉道盈。人方有神。

（1）脉贵和缓："谷气来，徐而和缓"，脉来和缓即有胃气。

（2）脉应四时而动：人与天地相应，胃气随四时而变。春季微弦、夏季微洪、秋季微浮、冬季微沉，为一年四季变化的平常脉象，因而为四季常脉。

2.脉贵有神：神为人体生命力表现，所谓神指精神，有精便有神。少阴经病，脉微细但欲寐，就是失精失神表现。“得神者昌，失神者亡。”

（1）胃气即神，有胃气则脉中有神。张景岳曰：“胃气即阳气，阳气衰则胃气弱，阳气败则胃气败，此即死沉，生之大本也。所谓阳有五者，即五脏之阳也。”

（2）脉有力为神。李东垣曰：“脉之不病，其神不言当自有也。”

3.脉贵有根：尺为脉之本，肾为命之根。《医宗必读》曰：“两尺为肾部，沉候之六脉皆肾也，然两尺无根，与沉取之无根，肾水绝也。”男子以右尺命门元阳为根，女子以左尺肾水为根。

因此，脉象贵有胃气、有神、有根，三者相互关联，密不可分，临证脉象如此病情愈后较佳。

4.脉象有常变：识时脉、胃脉、平脉为“常”，病脉为“变”。元代滑伯仁说：“须要先识时脉，胃脉与脏腑平脉，然后及于病脉。”

5.体质有常变：体质有男女老幼之别，形体有丰腴羸瘦之异，致使阴阳气血不同，脉象随之变化。

6.用指有常变：医者三指齐按与一指单按，脉象不同，故诊脉时单按、齐按可以交替临证变通应用。《诊宗三昧》曰：“脉有下指浮大，按久索然者，有下指濡软，按久搏指者，有下指微弦……”

（四）脉力强弱，以决阴阳

伤寒以脉大、浮、数、动、滑为阳，沉、涩、弱、弦、微为阴。凡阴病见阳脉者生，阳病见阴脉者死。阴脉不足，阳往从之；阳脉不足，阴往乘之。

一云秋脉蔼蔼，如车盖者，名曰阳结也。

一云夏脉累累，如循长竿者，名曰阴结也。

阳脉浮大而濡，阴脉浮大而濡，阴脉与阳脉同等者，名曰缓也。

阴阳相搏，名曰动。阳动则汗出，阴动则发热。形冷、恶寒者，此三焦伤也。

寸口、关上、尺中三处，大小、浮沉、迟数同等，虽有寒热不解者，此脉阴阳为和平，临床病情虽重，但愈后较佳。

（五）善知进退，以决预后

由脉象可以判断疾病受邪浅深、轻重及病情的发展。如《金匮要略·血痹虚劳病脉证并治》第1条言血痹之脉象提到“但以脉自微涩，在寸口、关上小紧”，但第2条的脉象描述则为“寸口关上微，尺中小紧”，这主要是根据邪气致寸关尺三部脉象变化来区别。血痹重症与轻症脉象表现基本一致，只是紧脉出现的部位不同而已，轻症在寸口、关上，重症则在尺中，即说明后者较前者感受风寒较甚，亦为邪气深入。具体治法亦不同，轻症宜针刺以引阳气，阳气通则血行邪去；重症用黄芪桂枝五物汤温阳行痹，阳复血行，邪自消退。

第三节　伤寒脉法以浮中沉三脉为纲

伤寒病证，分为外感表证、里证、半表半里证，脉象可出现浮中沉三种作为临证脉法纲领，外感表证为浮脉之象，半表半里为中脉之象，里证为沉脉之象，以此决定表证、半表半里证及里证之分。

伤寒之邪中人，由浅入深，先入肌肤太阳表证；然后入肠胃肌肉阳明病证；再经少阳半表半里转入太阴里证。脉象以浮、中、沉三脉象，分清阴阳表里。临证治疗以发汗解表，和解少阳，通泻阳明，健脾和中，扶阳固本之法。临床因脉以知证，脉证合参以明治，知表达里，由浅入深，可以为初学之钥匙。医者临床必须潜心熟读《伤寒论》，方能领悟仲景先师脉证之精要。

所谓伤寒，是由寒邪自外入内而伤之。其由浅入深，自表达里。若风寒入表，寒郁皮毛，必先太阳寒水之经，此经本寒标热，便有恶风恶寒、无汗、头项强痛之症，是为表实证。脉浮紧，为伤寒，以麻黄汤汗而发之，得汗为解。发热、头痛、有汗，脉浮缓为伤风，用桂枝汤散邪，止汗为解。若无头痛恶寒，脉又不浮，此为表证罢而在中。可见太阳脉象以浮脉多见。

中脉脉象：为少阳脉象，肝主筋，位于皮下筋膜层半表半里之间。少阳脉不浮不沉，脉弦而数。其证口苦、咽干、耳鸣耳聋、胸胁痛，临床见此证脉象，以小柴胡汤和解。凡阳明少阳从中脉脉象对症治疗。

沉脉脉象：病邪由表入里为热实，沉脉以指按至筋骨之间，脉象沉实有力。外证则不恶风寒而反恶热，谵语大渴，六七日不大便，为热结阳明肠胃，出现胃家实证候。轻则大柴胡汤下之，重则选用三承气汤，釜底抽薪，通下除热而病自愈。

三阴病证沉脉象：沉迟无力，此为阴证。治法轻则理中汤，重则姜附四逆汤以温之。现着重探讨伤寒六经浮中沉三脉之象临证中的应用。

一、伤寒六经病证脉象

（一）太阳经病证浮脉之象

太阳之为病，脉浮，头项强痛而恶寒。

太阳病，发热汗出恶风，脉缓者，名为中风。

太阳病，或已发热，或未发热，必恶寒、体痛、呕逆，脉阴阳俱紧者，名为伤寒。

太阳病，关节疼痛而烦，脉沉而细者，此名湿痹。

欲自解者，必当先烦，乃有汗而解。何以知之？脉浮，故知汗出解也。

1.浮脉

（1）浮脉病位在表，施法当汗

太阳之为病，脉浮，头项强痛而恶寒。（1）

伤寒差以后，更发热，小柴胡汤主之。脉浮者以汗解之……（394）

（2）表虚

太阳病，先发汗不解，而复下之，脉浮者不愈。浮为在外，而反下之，故令不愈。今脉浮故知在外，当须解外则愈，宜桂枝汤。（45）

（3）表实

太阳病、十日以去，……脉但浮者与麻黄汤。（37）脉浮者，病在表，可发汗，宜麻黄汤。（51）

伤寒脉浮，发热无汗，其表不解，不可与白虎汤……（170）

（4）表热

脉浮热甚，而反灸之，此为实。实以虚治，因火而动，必咽燥吐血。（116）

……脉浮，宜以汗解，用火灸之，邪无从出，因火而盛，病从腰以下，必重而痹，名曰火逆也……（118）

浮脉诀

浮脉轻取皮下行，风吹杨柳微波轻。

脉浮无力气血虚，缓风数热紧寒袭。

左寸心脉浮大散，右寸肺脉浮涩短。

浮数风热浮紧寒，浮缓阳虚濡痹痛。

【临证感悟】

浮脉，布指于皮上，轻按即得，如水漂木曰浮。此为寒邪初袭手足太阳经，病邪在表之标，可发汗除之。

治法二则：寒伤荣则无汗恶寒，脉浮而紧，治宜麻黄汤发汗解表除邪；风伤卫则有汗恶风，脉浮而缓，用桂枝汤调和营卫。

浮脉脉象无力，为气血虚弱之象，临证浮脉指尖置皮肤上轻手可得，多见虚证，禁忌过大剂量升散。

浮数脉象：浮为表证，数主风热。浮紧脉象，主风寒表邪外袭，肌肤脉络紧束故呈现浮而紧的脉象；浮缓脉象，卫阳之气虚弱，外感受风而出现浮缓脉象；浮濡脉象外感风湿，出现濡脉之象。

《内经》云：“春日浮，如鱼游在波；夏日在肤，泛泛乎万物有余。如微风吹鸟背上毛，厌厌聂聂，如循榆荚。”

《脉经》云："浮脉，举之有余，按之不足。"

《伤寒论》太阳病总纲提出"太阳之为病，脉浮，头项强痛而恶寒。"表虚证中风，发热恶风，脉浮缓；表实证伤寒，发热恶寒，无汗，脉浮紧。在太阳中篇91条说"伤寒医下之，续得下利，清谷不止，身疼痛者，急当救里，后身疼痛，清便自调者，急当救表。救里宜四逆汤，救表宜桂枝汤。"

太阳中风，阳浮而阴弱。阳浮者，热自发；阴弱者，汗自出。啬啬恶寒，淅淅恶风，翕翕发热，鼻鸣干呕者，桂枝汤主之。（12条）所谓"阳浮而阴弱"，即轻按脉搏，便得浮象，重按之，便觉缓弱无力。

太阳病未解，脉阴阳俱浮，必先振栗汗出而解。但阳脉微者，先汗出而解，但阴脉微者，下之而解。若欲下之，宜调胃承气汤。

脉象浮紧、无汗恶寒、头痛项背强、发热，此为伤寒在表，宜发散。冬时用麻黄汤，其他三季皆用羌活冲和汤。有烦渴，加石膏、知母。

脉象浮缓，有汗恶风、头疼项强、发热，此为伤风在表。冬时用桂枝汤，其他三季皆用加减冲和汤。伴腹痛，小建中汤；痛甚，桂枝加大黄汤。

脉象浮滑，浮为阳，滑为实，阳实相搏，其脉数疾，卫气失度，浮滑之脉数疾，发热汗出者，此为不治。

《伤寒论·辨脉法》："阳脉浮，阴脉弱者，则血虚，血虚则筋急也。其脉沉者，荣气微也；其脉浮，而汗出如流珠者，卫气衰也。荣气微者，加烧针则血流不行，更发热而躁烦也。"

作者感悟：患者寸脉浮，尺脉弱的，是阳气浮于外，阴血虚于内。卫阳衰虚而不能外固，故汗出如流珠；阴血亏虚不能濡养筋脉，故产生筋脉挛急。若患者脉沉的，是营气衰弱。营气衰弱的人，若再用烧针治疗，就会更伤营阴、更助阳热，产生发热和躁扰心烦的变症。

2.紧脉

（1）主痛

太阳病下之，其脉促、不结胸者，此为欲解也；脉浮者，必结胸；

脉紧者，必咽痛……（140）

（2）正气来复

阳明病，初欲食，小便反不利；大便自调，其人骨节疼，翕翕如有热状，奄然发狂，濈汗出而解者，此水不胜谷气，与汗共并，脉紧则愈。（192）

【临证感悟】

太阳脉象浮而紧，浮脉为表证脉象，紧脉为寒邪侵犯太阳之表，寒主收引，而出现紧脉之象。

140条“脉紧”主痛，发热头痛，项背强几几，是因下后，邪盛于内，损及少阴之络，故“咽痛”。

192条“紧”脉主要是反映正邪相争中，正气胜邪，通过战汗去尽风湿表邪，病可解。故曰：“脉紧则愈”。

287条“少阴病脉紧”，为寒盛于里，但邪正相持七八日后，自利，“手足温脉紧”反去，说明寒邪消退，正气来复，故病愈。

355条“手足厥冷，脉乍紧”，是寒痰结于胸中，痰凝阻络，致使血通不畅，故宜用瓜蒂散吐之。

（二）阳明经病证中脉之象

阳明之为病，胃家实是也。（180）

阳明病脉浮而紧者，必潮热，发作有时。但浮者，必盗汗出。（201）

伤寒三日，阳明脉大。（186）

脉浮而大，心下反硬，有热，属脏者，攻之，不令发汗；属府者，不令溲数，溲数则大便硬。汗多则热愈，汗少则便难，脉迟尚未可攻。（《伤寒论·辨不可下病脉证并治》）

阳明中风，口苦咽干，腹满微喘，发热恶寒，脉浮而紧，若下之，则腹满小便难也。（189）

阳明病，脉迟，腹满，食难用饱，饱则微烦，头眩，必小便难，此欲作谷疸。虽下之，腹满如故，所以然者，脉迟故也。（195）

阳明病，初欲食，小便反不利，大便自调。其人骨节疼，翕然如有热状，奄然狂发，然汗出而解者，此水不胜谷，气与汗共并，脉紧则愈。（192）

【临证感悟】

阳明胃经属土居于中州，脉象居于浮沉之间，脉象多见洪大而长。临证胃家病患多实证，脉长而有力，头疼眼眶痛，鼻干不得眠，发热无汗，方用葛根汤以解肌；若渴而有汗不解，或经过汗不解而渴，可以白虎汤或白虎加人参汤。

临证脉象沉数有力，为阳明胃经实热脉象，表邪来解热入于里，恶寒头痛悉除，反觉恶热、口燥咽干、五六日不大便，治宜退热通下，可选用大柴胡汤。若欲揭衣被、扬手掷足、谵语狂躁、大便燥结，治宜清热泻火，通下阳明，首选三承气汤。

《伤寒论·平脉法》：“趺阳脉滑而紧，滑者胃气实，紧者脾气强，持实击强，痛还自伤，以手把刃，坐作疮也。”

作者临床感悟：趺阳阳明胃脉滑而紧，滑是饮食在胃而谷气实，紧是停食不化而脾气强，胃实与脾强相搏击，反而自相伤害，这类似脾胃阴阳，夫妻两者个性皆强，引起家庭不和而致的脉象。

1.实脉

（1）里实证

病人烦热，汗出则解，又如疟状，日晡所发潮热者，属阳明也。脉实者宜下之……下之与大承气汤……（240）

（2）表实证

……阳脉实，因发其汗，出多者，亦为太过。太过者为阳绝于里，亡津液，大便因鞕也。（245）

实脉之象

实脉浮沉大而长，三焦阳热可谵狂。
火热阳毒脏腑满，大便不通泪汪汪。
寸实风热舌咽痛，肺热咳喘气填胸。
当关阳明热邪盛，尺实肠结腰腿痛。

【临证感悟】

实脉脉象临床多见于阳证、热证、实证。寸实风热舌咽痛，尺实肠结腰腿痛。实脉中沉盛，满指成分厚，久按总有力，攻下须细究。

《脉经》云："大而长，微强按之隐指，愊愊然。"

《诊家正眼》云："实脉有力，长大而坚，应指愊愊，三候皆然。"

《濒湖脉学》云："浮沉皆得大而长，应指无虚愊愊强，热蕴三焦成壮火，通肠发汗始安康。"

240、245条均为"脉实"，因其出现部位不同则有表实与里实之别。245条"阳脉实"是指寸脉而言，实指脉浮有力而盛，为表有实邪，因而用发汗法治疗。故文中说："阳脉实……发其汗"，要脉证合参，仔细辨明，不可见其脉即用汗法。又说："出多者，亦为太过……亡津液，大便因鞕也"。

240条"脉实"指寸关尺三部皆实而言，且与"日甫所发潮热"等阳热里实证俱见，可知实为"胃家实"，故用攻下法。总之阳脉实为表实，沉实为里实，皆为实证，有表里之别，治法各异。表实证宜麻黄汤，汗而发之；里实证宜承气汤，下而通之。

2.数脉

（1）阳气回复

下利脉数，有微热汗出，今自愈，设复紧，为未解。（31）

（2）里寒虚热

病人脉数，数为热，当消谷引食，而反吐者，此以发汗，令阳气微，膈气虚，脉乃数也。数为客热，不能消谷，以胃中虚冷故吐也。（122）

（3）热盛有余

伤寒始发热六日，厥反九日而利……复发热三日，并前六日，亦为九日，与厥相应，故期之旦日夜半愈。后三日脉之，而脉数其热不罢者，此为热气有余，必发痈脓也。（332）

数脉之象

数脉六至阳热证，寸数舌疮咽喉痛。

当关肝胃火气旺，尺数热灼滋阴良。

【临证感悟】

数脉多表现为热象，“寒热”为人体在疾病过程中的脉象反应。数脉乃中虚，虚甚则数甚，数亦为虚热，兼细则阴病。

《素问》云：“脉流薄急。人一呼脉三动，一吸脉三动而燥。”

《脉经》云：“一息常数六至，去来促急。”

《濒湖脉学》：“若数脉见于关上，上下无头尾，如豆大，厥厥动摇者，名曰动也。”

热象有亢进、兴奋等阳证出现；寒象表现有衰退、减弱等阴证的客观反应。临床“阴寒证”若出现“阳热”征象则预后良好。

3.洪脉

洪脉之象

洪脉粗大似波澜，潮起潮落心火炎。

洪实胃热多腹胀，阴虚泄利仔细辨。

【临证感悟】

洪脉指来盛去衰的脉搏。洪脉之象主要见于邪热亢盛之证。

《素问·玉机真脏论》云：夏脉者，心也，南方火也，万物之所以盛长，故其气来盛去衰，故曰钩。”

《素问·平人气象论》云：“太阳脉至，洪大而长。”《脉经》云：“极大在指下。”

《濒湖脉学》云：“脉来洪盛去还衰，满指滔滔应夏时，若在春秋冬月分，升阳散火莫狐疑。”

（1）表证未解：“服桂枝汤，大汗出，脉洪大者，与桂枝汤，如前法。若形似疟，一日再发者，汗出必解，宜桂枝二麻黄一汤。”（25）

里热：“服桂枝汤，大汗出后，大烦渴不解，脉洪大者，白虎加人参汤主之。”（28）

（2）立夏得洪（一作浮）大脉：是其本位。其人病身体苦疼重者，须发其汗。若明日身不疼不重者，不须发汗。若汗濈濈自出者，明日便解矣。何以言之？立夏得洪大脉，是其时脉，故使然也。四时仿此。

4.滑脉

里有热。“伤寒脉滑而厥者，里有热也，白虎汤主之。”

滑脉之象

滑脉扶珠如转盘，肺脾阳虚食生痰。

上为吐逆下蓄血，女子脉滑胎必然。

【临证感悟】

脉滑表现为里热，因热邪深伏于里，阳气不能达于四肢，故手足厥冷，所谓“热深厥亦深”。

《素问·玉机真藏论》云：“脉弱以滑，是有胃气也。”

《伤寒论》云：“翕奄沉，名曰滑，何谓也？沉为纯阴，翕为正阳，阴阳和合，故令脉滑。”

《脉经》云：“滑脉，往来前却，流利辗转，替替然，如珠之应指。”《洄溪脉学》云：“滑脉应指替替然，往来之势流利圆活，如盘走珠，如荷叶盛露。”

《内经》曰：“阳极似阴。”厥有寒热之分，必须详细辨别脉证之寒热虚实。寒厥者，身无热恶寒安卧，引衣被，小便清白，下利，苔白口和，脉微细等一派虚寒证与四肢厥逆同时出现；热厥者，胸腹灼热，恶热，口渴，烦躁，神昏谵语，揭衣去被，小便涩、大便秘，脉滑等，为里热证与四肢厥逆同时出现。本条提出辨别要点在于脉滑数，结合他证则知其厥为里热，为“真里热，外假寒”之证，故仲景先师应用白虎汤清其里热为治疗大法。

（三）少阳经病证中脉之象

少阳之为病，口苦、咽干、目眩也。（263）

伤寒脉弦细，头痛发热者，属少阳。少阳不可发汗，发汗则谵语。此属胃，胃和则愈，胃不和则烦而悸。（《伤寒论·辨不可发汗病脉证

并治》）

伤寒三日，少阳脉小者，欲已也。（271）

【临证感悟】

中脉之象，按至皮肤之下，筋膜、肌肉之间，布指轻按之乃得，谓之半表半里证也。盖少阳为枢，为疾病转变之枢机，病居半表半里转枢之时，二经不从标本从乎中也。

1.弦脉

表邪内陷

太阳病，下之，其脉促不结胸者，此为欲解也。脉浮者必结胸……脉弦者必两胁拘急。（140）

弦脉之象

弦脉琴弦端直长，肝经阳亢脾胃伤。

满胸怒气常欲叫，翳蔽瞳子泪汪汪。

【临证感悟】

少阳为枢，为一阳初生，阴尽阳出，位于东方震木日出之处，人体阳气生发之际，人体血脉流畅。相火游行之地，则少阳气化体现出相火特性。弦脉脉象多见于少阳经病证，病位在半表半里，三焦枢机不利，火热炎上，而见肝阳上亢。弦脉收敛病证，气机不舒，脉象呈长而弦，弦而数。治宜疏利三焦，调达气机，用药忌用收涩之剂。

《素问·玉机真脏论》云："春脉者，肝也，东方木也，万物之所以始生也，故其气来软弱，轻虚而滑，端直以长……真肝脉至，中外急，如循刀刃，责责然，如按琴瑟弦。"

《脉经》云："弦脉，举之无有，按之如弓弦状。"

伤寒"弦脉"，就弦脉这一点来说，140、142、212条，三条都相同，由于发生弦脉的症状差异，其临床意义有所不同。140条为"太阳病"误下的变证。其一，太阳病下后出现促脉，而且没有结胸和其他的症状，为表证欲解之征象。因促脉表示邪未深入，正气向外驱邪，因而仲景先师见表证欲解的现象用解表法治疗。

半表半里证："太阳与少阳并病，头项强痛，或眩冒，时如结胸、

心下痞硬者，当刺大椎第一间，肺俞、肝俞。慎不可发汗，发汗则谵语。脉弦，五日谵语不止，当刺期门。”（142）

弦而数，此为少阳经，其证胸胁痛而耳聋，或往来寒热而呕，以用小柴胡汤加减。

若两经合病，则脉弦而长，用小柴胡汤加葛根、芍药。

（四）三阴经病证沉脉之象

1.太阴脉证

太阴之为病，腹满而吐，食不下，自利益甚，时腹自痛。若下之，必胸下结硬。（273）

伤寒脉浮而缓，手足自温者，系在太阴。太阴者，身当发黄，若小便自利者，不能发黄。至七八日，虽大便硬者，为阳明病也。（187）

伤寒，下利，日十余行，脉反实者，死。（344）

太阴为病，脉弱，其人续自便利，设当行大黄、芍药者，宜减之，以其人胃气弱，易动故也。（280）

恶寒脉微而复利，利止亡血也，四逆加人参汤主之。（385）

太阴病，脉浮者，可发汗，宜桂枝汤。（276）

太阴中风，四肢烦疼，阳微阴涩而长者，为欲愈。（274）

（1）弱脉

1）正气虚弱

形作伤寒，其脉不弦紧而弱；弱者必渴，被火必谵语，弱者发热脉浮，解之当汗出愈。（118）

太阴为病，脉弱，其人续自便利，设当行大黄芍药者，宜减之。以其人胃气弱易动故也。（280）

呕而脉弱小便复利，身有微热，见厥者难治，四逆汤主之。（377）

2）阳邪入里

得病二三日，脉弱，无太阳柴胡证，烦躁心下鞕，至四五日，虽能食，以小承气汤少少与微和之，令小安……（251）

3）邪退正复

下利有微热而渴，脉弱者，今自愈。（360）

弱脉之象

弱脉沉细按之柔，轻按浮取脉无有，

精血亏虚阳气衰，恶寒发热汗惊恐。

【临证感悟】

弱脉者代表正气虚弱，脉象为气虚、血虚或阴虚、阳虚，弱脉枯而少，轻无重按有。证象阴液枯，清润法当守。

《素问》云："脉弱以滑，是有胃气。"

《脉经》云："极软而沉细，按之欲绝指下。"

《濒湖脉学》云："弱来无力按之柔，柔细而沉不见浮，阳陷入阴精血弱，白头犹可少年愁。"

如377条，四逆汤证所指"脉弱"为阳气虚衰，且有阴盛格阳的现象，故急宜温中回阳。

280条"太阴病脉弱"，代表后文"胃气弱"，或脾胃阳衰之征，故有下利。因此在用大黄、芍药等阴寒之药时，应减其量。

113条则又为阴虚属温热病，邪由内发，故初起即表现为按之无力，软弱的脉象。本论有"太阳病发热而渴，不恶寒者，为温病"，故"脉弱"必然有"口渴"。温病开始即有阴虚，一般指伏气温病也叫伏邪温病。此发热治法宜辛凉发汗，不宜辛温发汗。

360条所指"脉弱"，则代表邪退脉象，结合症状"微热而渴"为阳气复苏，故利止"而自愈"。由此可见弱脉可为正气虚弱，邪退现象，亦为代表阳邪入里，应脉证合参详细辨证。

（2）虚脉

《彭子益脉法》云："虚脉松而大，气血与阳虚，阴虚液虚者，脉与松大殊。"

《脉经》云："虚脉，迟大而软，按之不足，隐指豁豁然空。"

《四言脉诀》云："形大力薄，其虚可知。"

《脉理求真》云："虚则豁然，浮大而软，按之不振，如循鸡羽，久按根底，不乏不散。”

虚脉之象

虚脉迟大按之空，气血亏损多怔忡。

关虚腹胀食难消，尺虚痿痹伤阴精。

2.少阴脉证

少阴之为病，脉微细，但欲寐也。（281）

少阴病，欲吐不吐，心烦，但欲寐，五六日自利而渴者，属少阴也。虚，故引水自救。若小便色白者，少阴病形悉具。小便白者，以下焦虚，有寒，不能制水故令色白也。（282）

少阴病，脉细沉数，病为在里，不可发汗。（285）

少阴病脉微，不可发汗，亡阳故也。阳已虚，尺中弱涩者，复不可下之。（286）

病患脉阴阳俱紧，反汗出者，亡阳也。此属少阴，法当咽痛，而复吐利。（283）

少阴病脉紧，至七八日，自下利，脉暴微，手足反温，脉紧反去者，为欲解也。虽烦下利，必自愈。（287）

病六七日，手足三部脉皆至，大烦而口噤不能言，其人躁扰者，必欲解也。（《伤寒论·辨脉法》）

《伤寒论·平脉法》：“少阴脉弱而涩，弱则心中微烦，涩则逆厥。少阴脉不至，肾气微，少精血，奔气促迫，上入胸膈，宗气反聚，血结心下。阳气退下，热归阴股，与阴相动，令身不仁，此为尸厥，当刺期门、巨阙。”

【临证感悟】

少阴尺脉弱而涩，弱则心中微烦，涩则手足逆冷。少阴脉按不到，是肾气微弱，精血不足。气上奔而促迫于胸膈，以致宗气反聚而血结于心下。气下陷而阳热趋于阴部和大腿内侧，与阴气相搏动，致身体失去知觉，这就形成尸厥。治疗当用针法急救，可刺期门、巨阙等穴。

（1）沉脉

1）里虚寒证

病发热头痛，脉反沉，若不差，身体疼痛，当救其里，四逆汤。（92）

少阴病脉沉者，急温之，宜四逆汤。（328）

少阴病，身体痛，手足寒，骨节痛，脉沉者，附子汤主之。（305）

2）表证里虚

少阴病，始得之，反发热，脉沉者，麻黄细辛附子汤主之。（301）

沉脉要诀

沉脉着骨寻，常主里寒证。虚劳实寒痛，三部细分明。

寸沉细无力，气阻胸痹证。关脉沉而紧，胁脘胀气痛。

尺沉细无力，元气似残灯。男痿精气虚，女石腰肢痛。

沉脉之象

沉脉寻按筋骨间，女子寸沉男尺圆。

沉主肾水阴经病，数热迟寒滑主痰。

里寒虚劳实寒痛，三部脉法细分明。

寸沉无力胸痹证，关脉沉紧胁脘痛。

尺沉无力元气伤，男痿腰痛女石证。

【临证感悟】

沉脉主里属阴，多见于三阴经病证，为里虚寒证之脉象。临证沉脉切诊时，重按可得位于筋骨之间。沉而实为实热病证，沉而微属虚寒病证。

《内经》云："冬日在骨，蛰虫周密，君子居室。又云：冬脉者，肾北方水也，万物之所以合藏也，故其气来沉以搏，故曰营，反此者病。"

《脉经》云："举之不足，按之有余。"

《脉诀》云："沉行筋骨，如石沉水。"

《濒湖脉学》云："体状诗，水行润下脉来沉，筋骨之间要滑匀，女子寸兮男子尺，四时如此号为平。”

沉而有力为里实热证，沉而无力为里虚寒证。里虚寒证表现两个方面：其一是阴寒之邪偏胜，其二为阳气虚弱，或阴阳俱虚。故曰：“实则邪气实，虚则正气虚。”伤寒92条的沉脉，出现于发热头痛，身体疼痛情况下，是属表证，理应出现浮脉，今反出现沉脉，为里阳不足的虚寒表现。“若不差，身体疼痛”，是指经过医治而不愈，身体仍痛。此身体痛有表里证、寒热证表现。身体疼痛，为表证未愈；脉沉为里虚寒证。因而仲景先师用四逆汤救里温阳，旨在证从脉解典范。而提出遇里虚寒证四逆温阳，具有重要意义。医者临证不要一见表证，不辨脉象，误用发汗解表法治疗，反使阳虚加重。

少阴病吐利，手足不逆冷，反发热者，不死；脉不至者，灸少阴七壮。（292）

少阴病，下利，脉微涩，呕而汗出，必数更衣，反少者，当温其上，灸之。（325）

（2）微脉

1）阳虚亡阳

少阴病，脉微，不可发汗，亡阳故也。阳已虚，尺脉弱涩者，复不可下之。（286）

少阴病，下利脉微者，与白通汤……（315）

少阴病，下利清谷，里寒外热，手足厥逆，脉微欲绝，身反不恶寒，其人面色赤……或利止脉不出者，通脉四逆汤主之。（317）

2）阳回自愈

少阴病，脉紧，至七八日，自下利，脉暴微，手足反温，脉紧反去者，为欲解也，虽烦下利必自愈。（287）

其“少阴病、下利脉微者，与白通汤。利不止，厥逆无脉干呕烦者，白通加猪胆汁汤主之。服汤，脉暴出者死，微续者生。”（315）

【临证感悟】

“脉微”多见于少阴病证阴阳俱虚，细若游丝。

《素问》云：“谓之小。又曰，气血微则脉微。”

《伤寒论·辨脉法》云："脉瞥瞥如羹上肥者，阳气微也；脉萦萦，如蜘蛛丝者，阴气衰也。"

《濒湖脉学》云："微脉轻微瞥瞥乎，按之欲绝有如无。微为阳弱，细阴弱，细比于微略较粗。"

伤寒286、315条产生之机制相同，由于阳虚，甚则亡阳所致。少阴病本质是阴阳俱虚，可表现为阳虚症状或阴虚症状。286、315几条均以阳虚为主，因而不宜发汗；315条有阴盛于下，格阳于上；317条有阴盛于内，格阳于外。因而用白通汤及通脉四逆汤，回阳救逆。"少阴病，脉紧"为里寒的反映；"脉暴微，手足反温，脉紧反去者"，应知此微非虚脱之象，为正胜邪却，阳复寒除"自愈"症候表现。

（3）细脉

1）阳气伏郁

伤寒五六日，头汗出，微恶寒，手足冷，心下满，口不欲食，大便硬，脉细者，此为阳微结。必有表复有里也。脉沉亦在里也……（148）

2）血虚寒郁

手足厥寒，脉细欲绝者，当归四逆汤主之。（351）

【临证感悟】

细脉脉象：常见于精血亏虚、肾元虚衰、阳气欲绝之象。少阴病总纲提出"脉微细，但欲寐。"同样有少阴精血亏虚，阳气虚衰，阳不入阴的表现。351条之"脉细"为精亏血少，今"细欲绝"，可见精亏血虚寒郁情况已颇严重。由于血液不能荣于脉中，致四肢失养而厥冷，故治疗宜补血散寒、温通经脉之当归四逆汤。这二条同为细脉，后者为血虚寒郁，用当归四逆汤补血温经。

《素问·三部九候论》云："察九候，独小者病，独大者病。"

《脉经》云："细脉，小，大于微，常有，但细耳。"

《濒湖脉学》云："细来累累细如丝，应指沉沉无绝期。"

（4）涩脉

涩脉有两义，血少与阳虚，血少涩在左，阳虚涩右居。

《素问·脉要精微论》王冰注解："涩者，往来时不利而蹇涩也。”

《脉经》云：“涩脉，细而迟。往来难，短且散，或一止复来。”

《濒湖脉学》云：“细迟短涩往来难，散止依稀应指间，如雨沾沙容易散，病蚕食叶慢而艰。”

涩脉之象

涩脉细短往来难，指下轻按弱隐现。

精血亏虚女无经，亡阳寒湿风痹痛。

3.厥阴脉证

厥阴之为病，消渴，气上撞心，心中疼热，饥而不欲食，食则吐蛔，下之利不止。（326）

厥阴中风，脉微浮，为欲愈，不浮，为未愈。（327）

（1）沉脉

沉脉之象，重手按至肌肉之下，筋骨之间方得，此为沉脉。亦有二焉，阴阳寒热在沉脉中分。若沉而有力，则为阳，为热；沉而无力，则为阴，为寒也。

脉来沉迟无力，为虚寒之象，外证无热，不渴，反怕风寒，或面上恶寒甚如刀刮，或腹满胀痛，泄利，小便清白，或大小腹痛，皆为阴证。治宜温养健脾，轻则选用理中汤，重者选四逆姜附汤。

伤寒至沉脉方分阴阳，仔细辨认，下药不可造次，倘有差失，咎将归己。

（2）迟脉

1）表证血少

脉浮紧者，法当身疼痛，宜以汗解之。假令尺中迟者，不可发汗，何以知之然，以荣气不足血少故也。（50）

2）表邪未解

阳明病脉迟，汗出多，微恶寒者；表未解也，可发汗。宜桂枝汤。（234）

阳明病，脉迟，虽汗出不恶寒者，其身必重，短气，腹满而喘，有潮热者，此外欲解……（208）

3）里证脾寒

阳明病，脉迟，食难用饱，饱则微烦头眩，必小便难，此欲作谷疸，虽下之腹满如故，所以然者，脉迟故也。（195）

伤寒始发热六日，厥反九日而利，凡厥利者，当不能食，今反能食者，恐为除中……（332）

伤寒脉迟六七日，而反与黄芩汤彻其热，脉迟为寒，今与黄芩汤复除其热，腹中应冷，当不能食，今反能食，此名除中，必死。（333）

迟脉之象

迟脉三至阴气寒，冷痛积聚或多痰。

寸关胸腹生寒痛，尺肾阳虚腰牵丸。

【临证感悟】

厥阴为阖，厥者尽也，厥阴即阴尽之谓。阴寒之气将尽，春阳之气始生，则有春风解冻、草木生发之象，反映了阴阳更替进退的转折。因此厥阴脉象，极为复杂难以掌握，寒热错杂。迟脉乃虚寒，里阳太少时，无病脉迟者，元气难久持。

《脉经》云："呼吸三至，去来极迟。"

一般而言，迟脉脉象多主寒证，但可因其发病时间，病因，六经所属，兼证，兼脉而治疗不同。主病也有差异。

50条本为典型太阳伤寒，按法当用辛温发汗解表，但因血少而尺脉显有迟象者，是虽有表证而血少，则不能拘泥于原法，必须从其脉，而改变治疗方针，这是舍证从脉的范例。故曰："假令尺中迟者，不可发汗。"

上述均为迟脉，在辨证上，有表证血少与太阳阳明并病之分。在治疗上，有可汗与不可汗之区别。

第四节　伤寒论腹诊临证应用

一、腹诊的意义

伤寒论六经辨证中，脉证相合是伤寒论最重要的诊断方法，腹诊也是重要诊断依据。《通俗伤寒论》作者俞根初先生指出：“胸腹为五脏六腑之宫城，阴阳气血之发源。若欲知其脏腑，则莫如按胸腹，名曰腹诊。”仲景先师《伤寒杂病论》中共有方375余首，腹证80余首；腹诊应用300余处，阐述了六经辨证中不同病证，不同部位的腹诊方法，紧密和六经脉证相结合，确定六经病证的病因病机，临床症状，形成完整的伤寒六经辨证体系。如太阳病的蓄血、结胸、痞证、脏结；阳明病的胃家实诸证；少阳病的胁下硬满；三阴病的腹满、腹痛、虚劳、谷气、水气、下利等，临证借助腹诊加以判定。作者长期临床总结研究，在诊疗疾病时，将伤寒六经脉诊、腹诊与病证合参诊断疾病，以针灸针法经方并用治疗疾病，取得了确切疗效。内伤杂病中腹诊运用较广，如肠痈、妊娠病、产后病、妇人杂病等，可运用仲景先师腹诊诊断与鉴别疾病、确定病位病性、指导立法论治、选方遣药及判断预后转归等。

二、腹诊的临证应用

1.辨识病变脏腑

临证腹诊时根据腹痛部位，确定脏腑出现病变。《金匮要略·腹满寒疝宿食病脉证治》云：“按之心下满痛者，此为实也，当下之，宜大柴胡汤。”此满痛涉及胸腹两胁，病及胃、肠、肝、胆，六经辨证为少阳阳明合病。“按之心下满痛”为关键指征，用大柴胡汤和解通下。《伤寒论》65条之“发汗后，其人脐下悸，欲作奔豚”，355条之“心下满而烦，饥不能食者，病在胸中”等，确定何脏相应部位腹证，则知脏腑病变。

2.分辨病证虚实

通过按诊以辨病证虚实的论述。如《金匮要略·腹满寒疝宿食病脉证治》云：“病者腹满，按之不痛为虚，痛者为实可下之。”腹诊按之腹不痛者，多为气虚不运，故属虚证；按之腹痛者，多见燥屎、宿食有形实邪阻塞，属实证。临证根据“腹满时减”为虚，“腹满不减”为实，协助六经脉证诊断。

3.判断病情预后

《伤寒论》167条云：“病胁下素有痞，连在脐旁，痛引少腹，入阴筋者，此名脏结，死。”本条为结胸与脏结的不同腹证，揭示了两种病证本质不同，预后结胸者吉，脏结者凶。《伤寒论》第65条云：“发汗后，其人脐下悸者，欲作奔豚。”该条“脐下悸”为“发汗后”的腹部症状，临证可预后“欲作奔豚”《金匮要略·水气病脉证并治》“心下坚，大如盘”，诊为水饮腹证，临证治疗以健脾行水枳术汤或五苓散加减治之。服药后，“腹中软，即当散也”。说明水饮已散。

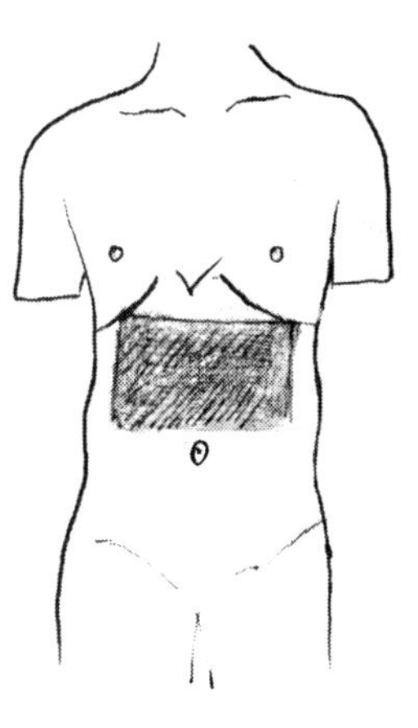

图1　大柴胡汤腹证

图1：大柴胡汤腹证：为少阳阳明合病。作者临床常见腹部膨隆，按之脐上满硬，伴有疼痛感，双侧少阳胸胁满硬，上下推之有舒畅感。大柴胡汤证唯有上腹部满，如胡希恕老先生所述的“少阳阳明从两侧往中间，从上往下。主要由少阳胆经郁热合并阳明胃经瘀滞所致。”

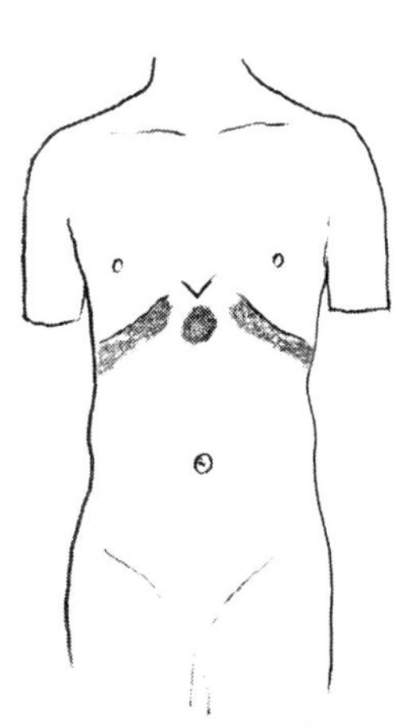

图2　小柴胡汤腹证

图2：小柴胡汤腹证：少阳经病症口苦、咽干、目眩、胸胁苦满。临证腹诊双侧胸胁部抵抗、疼痛、硬满，右侧重于左侧，上下推之

有舒畅感。胸下胀气为心下痞满，由脾胃气虚邪气聚集，因为胃气虚所以水热聚集。

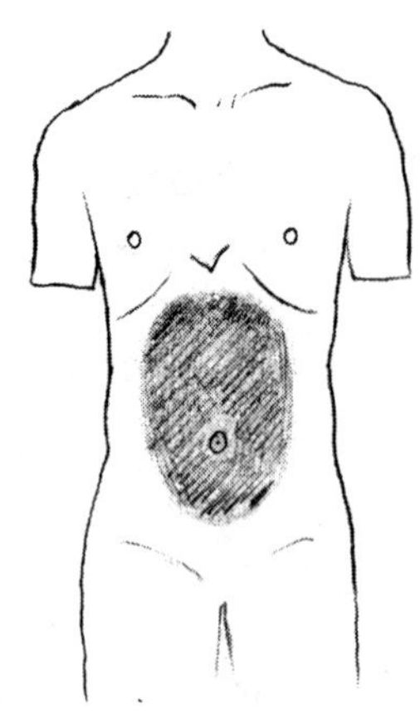
图3　三承气汤腹证

图3：三承气汤腹证：由阳明经病“胃家实”演变而来，三承气汤方腹主要是阳明经胃肠实热，作者临证腹诊从下向上触探诊查。其是阳明肠胃瘀滞，肠道大便干结，胃脘积滞所致的腹实证。胡希恕老先生曰：“阳明病是从下往上，从肠道开始，往胃上移。”因而腹诊时整个腹部胀满、膨隆、硬痛，《伤寒论》中少阳经小柴胡汤腹痛时：“邪高痛下，故使呕也”。

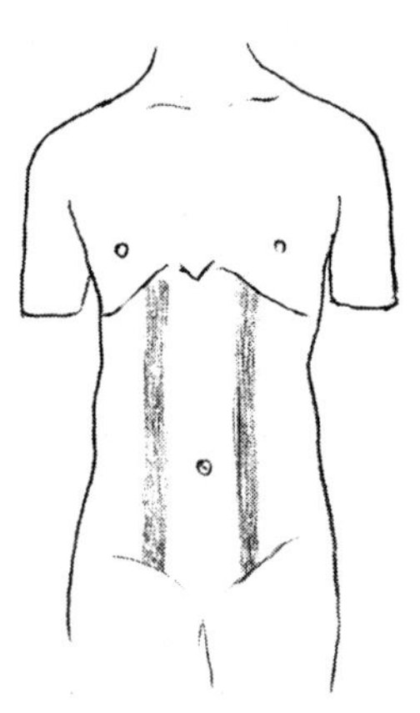
图4　桂枝芍药汤“虚劳里急”腹证

图4：桂枝芍药汤“虚劳里急”腹证：临证腹诊双侧腹直肌外缘痉挛、拘急、板硬，形成“外紧里虚”之腹痛。临证治疗选用小建中汤、当归建中汤、桂枝加龙骨牡蛎汤等方剂，该腹证多见于虚劳类病症、神志病、皮肤病等。

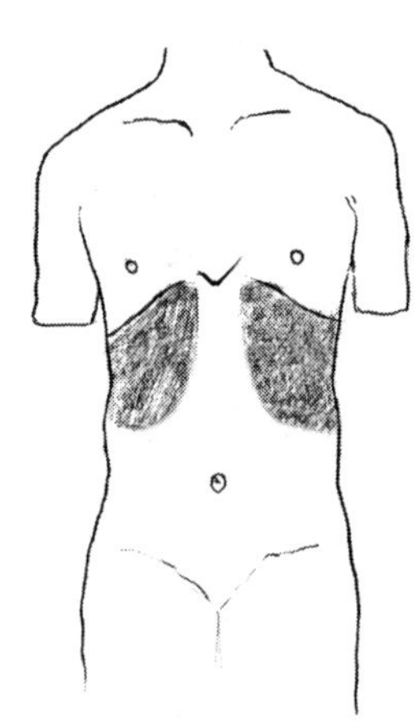
图5　四逆散下利腹证

图5：四逆散下利腹证：四逆散证主要由于肝木乘脾，情绪所伤。临证腹诊双侧胸胁部按之抵抗，硬满、胀痛，右侧肝区胀痛明显，符合伤寒少阳经“胸胁苦满”病症。

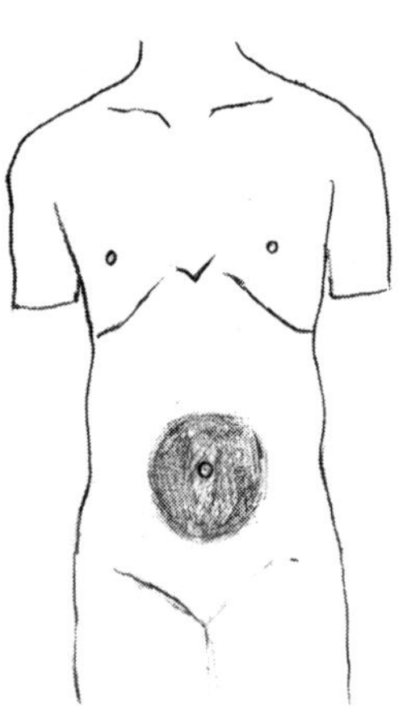
图6　真武汤“脐周满”腹证

图6：真武汤“脐周满”腹证：单纯的太

阴脾经腹部触诊，临证腹诊时按之腹部柔软凉疼，伴有下利、腹泻为主证，受凉后腹泻加重。真武汤证腹诊按之脐周有明显的抵抗、压痛、硬满。

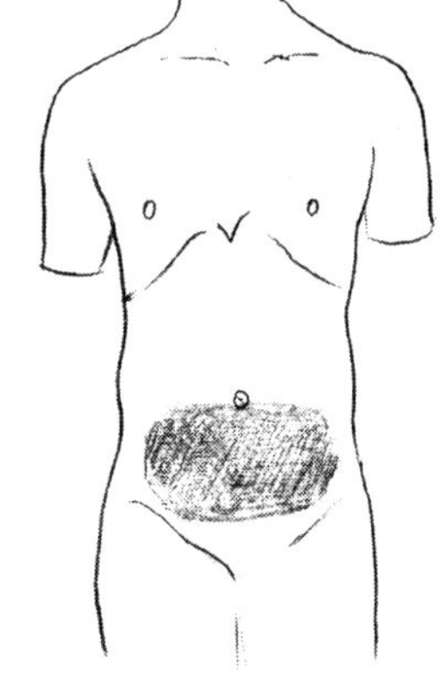

图 7　瘀血类“脐下痛”腹证

图7：瘀血类“脐下痛”腹证：腹诊脐下腹部压痛、硬满。瘀血为病，常见于妇科病症盆腔炎、子宫囊肿肌瘤等。《伤寒杂病论》用瘀血类方剂：桃核承气汤、桂枝茯苓丸、抵挡汤等腹证。

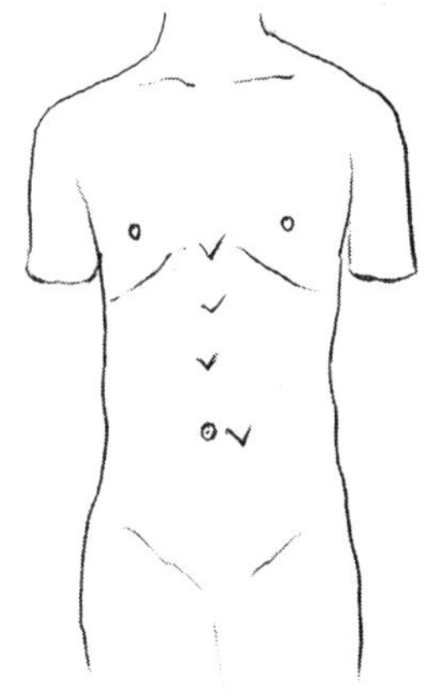

图 8　苓桂术甘汤“悸动”腹证

图8：苓桂术甘汤“悸动”腹证：临证腹诊可触按到腹部动脉搏动。《伤寒论》“悸动”，多由水气为病，为苓桂类汤证。患者临床上伴有心悸、胸闷、烦躁易怒、失眠、脱发等症状。

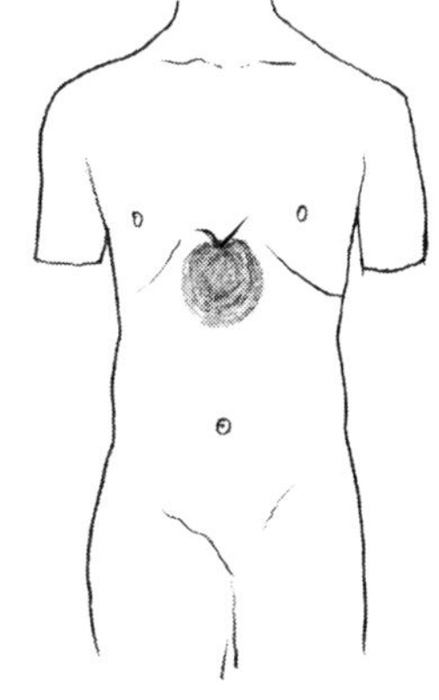

图 9　人参汤“心下痞”腹证

图9：人参汤“心下痞”腹证：临证触诊心下痞满，以里虚为本，水热寒聚于心下胃脘。代表性的方证有：半夏泻心汤、生姜泻心汤、甘草泻心汤、吴茱萸汤、旋覆代赭汤、桂枝人参汤等。

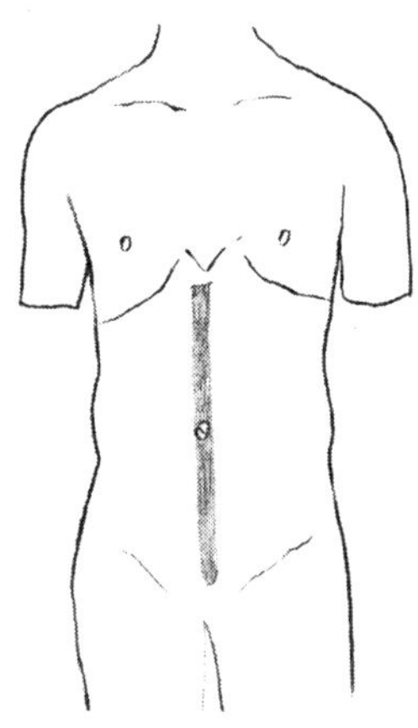

图 10　虚劳类“任脉带状”腹证

图10：虚劳类“任脉带状”腹证：临证腹诊任脉经筋脐到剑突下或到耻骨处，按之有带状抵抗感，临床上虚劳、瘦弱、久病体虚者多见，也可见于部分肥胖患者，按之腹力偏弱。

第三章　伤寒六经针法经方应用

第一节　针法要领

一、持针法

正确的持针姿势是针法操作的基础。《灵枢·九针十二原》提出："持针之道，坚者为宝，正指直刺，无针左右，神在秋毫"，提出了针刺手法基本要求。

太极龙关针法在此基础上提出了："坚活持针，游离筋骨，下针有神"。

二、针法技巧

作者于筋骨针法中对针法技巧提出了"针随心神走，松解筋骨间，针随手腕转，效从指下生"的针法要领。

针法技巧包括了"指下功力腕灵巧；持针坚活心手照；下针神行在秋毫；经筋结于骨突点；阴阳三关最奇妙；开阖针法松筋结；通关过节内脏调"等几个方面。要求针法学习时要持之以恒，勤学苦练，才能达到下针有神的炉火纯青的境界。

第二节　关于十四经筋三关定位法创新理论

《灵枢·经筋》中详细记载了十二经筋的循行分布、病候特点，并提出“以知为度，以痛为输”的治疗原则和“燔针劫刺”的治疗方法。到20世纪90年代后期，国内外专家研究依然以十二经筋为研究主体，将背部全归纳为足太阳膀胱经筋范围，缺少对督脉经筋及任脉经筋的研究。这是历史的缺失部分，令人惋惜。

自20世纪80年代后期，吴汉卿教授在传统经筋学说基础上，结合经筋解剖学、软组织筋膜学、生理学、病理学等，对十二经筋和任督二脉进行解剖研究，总结归纳出“任、督经筋肌筋膜区带”，发展成为“十四经筋—肌筋膜区带”和“三关定位法”诊疗体系，与“十二经脉”“奇经八脉”体系相互参照、有机结合，使筋结点的确立更加科学规范。

一、十四经筋—肌筋膜区带

十四经筋—肌筋膜区带是由手、足三阳经筋区带，手、足三阴经筋区带及任、督经筋区带构成。其中，手三阳经筋区带由上肢外侧方伸指肌群筋膜区带构成；手三阴经筋区带由上肢内侧方的屈指肌群筋膜区带构成；足三阳经筋区带由下肢后外侧肌群筋膜区带构成；足三阴经筋区带由下肢内前侧肌群肌筋膜区带构成；任脉经筋区带主要由腹直肌，胸长肌，胸骨舌骨肌肌筋膜区带构成；督脉经筋区带主要由头部中线筋膜、项韧带、棘上韧带、骶尾韧带肌筋膜区带构成。

二、三关定位法

《素问·痿论》曰："宗筋主束骨而利机关也。"正常情况下，经筋连缀百骸，维络周身，以维持人体正常的稳定并协调关节的运动。但长期劳损、外感风寒湿邪造成经筋受损，"筋结""横络"则随之产生。《灵枢·刺节真邪》云："一经上实下虚而不通者，此必有横络盛加于大经之上，令之不通……"，从而其循行区域出现疼痛、麻木或肢体痿废等临床症状，即"不通则痛""不荣则痛"。《灵枢·经筋》提出"以知为数、以痛为输"的治疗原则，但对筋结点形成之处并无明确论述。

《类经》云："经筋所结所盛之处，则惟四肢溪谷之间为最，以筋会于节也。"经筋起于四肢末端，结、聚、散、络于筋肉关节。吴教授在家传太极龙关针法中"关为经之阻，骨突筋之结，结为痛之根"的记载基础上，结合解剖学、生物力学、生理病理学等研究发现，经筋结聚于关节骨突的动静交点之上，在维护人体稳定及运动的过程中，这些结聚点作为力学受力点、病理学损伤点、筋结的形成点，是经络最易受到阻滞、造成疼痛产生的部位，同时也是针法的治疗点。

其中，手三阴、手三阳经筋分别结聚附着于手、腕、肘、肩关节的屈侧面与伸侧面，足三阴、足三阳经筋分别结聚附着于足、踝、膝、髋关节的屈侧面与伸侧面。每个关节的内外侧骨突均有3条经筋附着，形成位置相对固定的筋结点，以3点对应。吴教授将这些三针点进行系统的整理与归纳，在治疗疾病时根据症状循筋选取相应三针点，以便于取穴，并将该法总结为"三关定位法"。如手三阳经筋区带：手阳关三针、腕阳关三针、肘阳关三针、肩阳关三针等。临床中阳关三针，主要用于治疗筋伤病、骨伤病、疼痛病、软组织损伤病及中风后遗症等。阴关三针，主要用于治疗胸部内脏病、腹部胃肠病及男女生殖泌尿病等。

第三节　六经脉证常用三针法

六经脉证三关针法以十四经筋三关定位法为基础，以“六经辨证为诊断依据，形成了‘病症、脉理、方、穴、术’的系统诊疗体系”。六经脉证针法“临证先明六经，确定阴阳三关，通关针法松筋结，疏筋通络调内脏，针药并用治顽症”。

一、督脉经筋常用三针法

1.顶阳关三针

顶阳关三针又称百会神聪区，位于百会与四神聪前后左右0.5寸区域，对应帽状腱膜中部，内在对应大脑感觉区，又称智力区域，进针如下图。

a针：智力点—位于百会神聪区筋结点。

定位：位于头部正中线两耳尖连线的交点。

功能：醒脑开窍，安神益智。

主治：头痛眩晕，神志疾病。如失眠健忘、中风后遗症或脑外伤后遗症所引起的智力障碍等。

针法：选用微型筋骨针，向前后斜刺达筋膜层，应用筋膜扇形松筋法治疗。

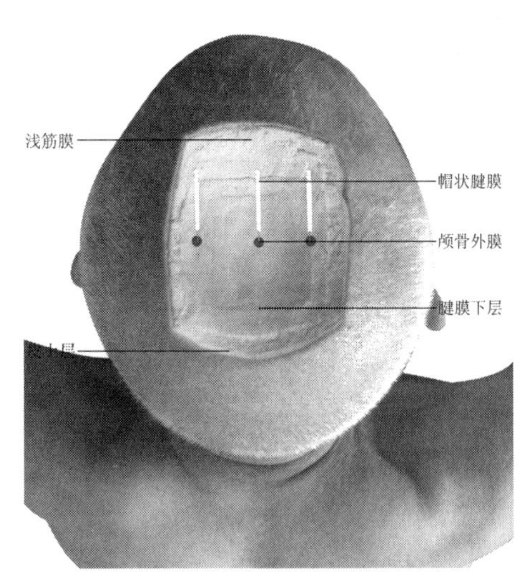

顶阳关三针进针图

b针、c针：神聪区（经外

奇穴——神聪次）。

定位：位于百会左、右旁开0.5寸。

功能：醒脑开窍，通络止痛。

主治：额神经头痛、枕性头痛，头晕目眩，中风偏瘫后遗症，对侧肢体感觉障碍，老年痴呆，小儿脑瘫等。

针法：选用微型筋骨针，由前向后斜刺达筋膜层，应用筋膜扇形松筋法治疗。

2.枕阳关三针

枕阳关三针，进针如下图。

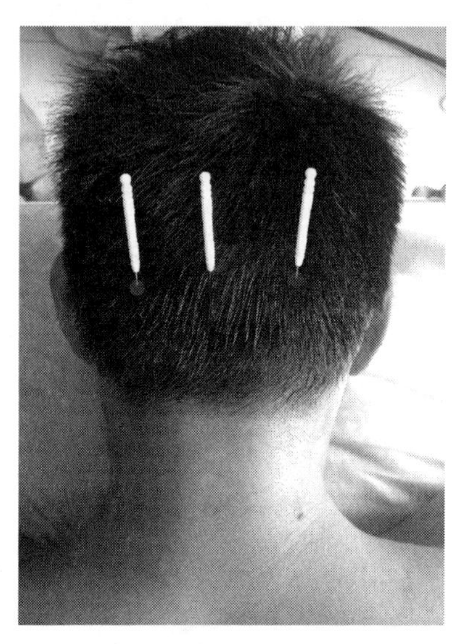

枕阳关三针进针图

a针：枕隆突筋结点（督脉经筋—脑户透隆突）。

定位：位于枕隆突最高点。

针法：选用微型筋骨针，紧贴枕外隆突上方，斜行进针达筋膜层，采用筋膜扇形松筋法治疗。

功能：疏经通络，醒脑开窍镇痛。

主治：头痛、头晕，视力、语言障碍，颈项强直等头部疾病。

b、c针：玉枕关结点（足太阳经筋—玉枕透风池）。

定位：位于枕外隆突与颞乳突连线的中点。

针法：选用微型筋骨针，纵行进针达筋膜层，应用筋膜扇形松筋法治疗。

功能：疏经通络，开窍抗晕。

主治：枕性头痛、椎动脉型头晕、偏头痛、目痛、颈源性眩晕、小脑平衡障碍等。

3.面部三针

面部三针，又称面部美容三针，进针如右图。

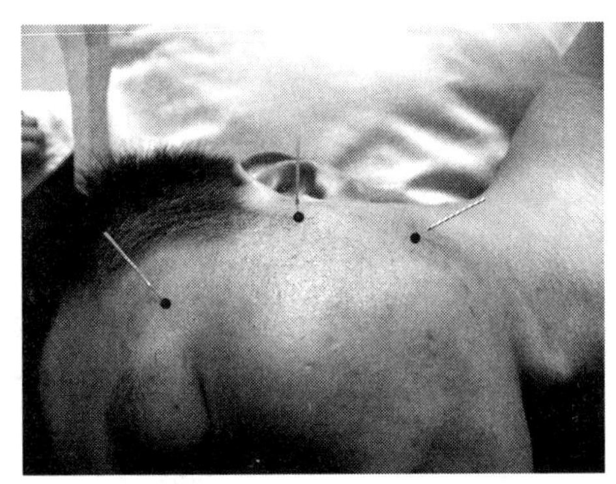

面部三针进针图

a针：下颌角筋结点（足阳明经筋—外颊车）。

定位：位于下颌角，为面部咬肌的起点。

针法：选用微型筋骨针，向眼裂方向进针达筋膜层，应用筋膜扇形松筋法治疗。

功能：疏通经络，活血化瘀，消肿散结。

主治：面神经麻痹、面部美容除皱，三叉神经痛，咬肌痉挛，牙痛。

b针：颧弓后筋结点（手阳明经筋—牵正次）。

定位：颧弓后下方，下颌突后缘压痛点，耳垂前上方。

针法：选用微型筋骨针，向前进针达筋膜层，应用筋膜扇形松筋法治疗。

功能：疏通经络，活血化瘀。

主治：面瘫、面肌痉挛、面部美容除皱，三叉神经痛，面神经麻痹。

c针：眶外筋结点（足少阳经筋—瞳子髎次）。

定位：眼眶上方，眉骨外侧处。

针法：选用微型筋骨针向额中点、眼下裂眶下点斜行进针，应用筋膜扇形松筋法治疗。

功能：疏通经络，活血化瘀，益气聪耳，通关利窍。

主治：面瘫、面部美容除皱；口眼㖞斜、三叉神经痛、羞明流泪、目翳、下颌疼痛、颞颌关节炎，耳聋耳鸣。

4.听力三针

听力三针，进针如下图。

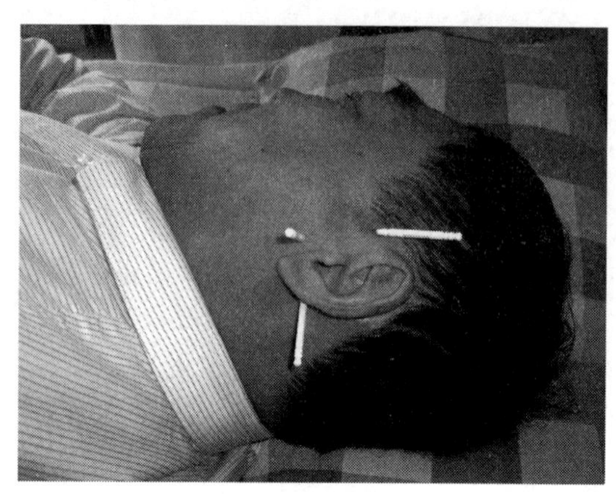

听力三针进针图

a针：颞乳突筋结点（足少阳经筋—完骨次）。

定位：位于双侧颞骨乳突下筋结点。

针法：选用微型筋骨针，向前下斜行进针达筋膜层，应用筋膜扇形松筋法治疗。

功能：疏通筋络，消肿散结。

主治：听力障碍、颈源性眩晕，枕小神经痛、偏头痛。

b针：耳屏上切迹前筋结点（手少阴经筋—耳门次）。

定位：位于面部，下颌骨髁状突后缘，张口凹陷处。

针法：选用微型筋骨针，斜行进针达筋膜层，应用筋膜弹拨松筋法治疗。

功能：疏通经络，聪耳开窍。

主治：耳鸣、耳聋、腮腺炎、牙痛等疾病。

c针：耳屏间切迹前筋结点（足少阳经筋—听会次）。

定位：位于耳根前下方，张口按之凹陷处。

针法：选用微型筋骨针，斜行进针，应用筋膜旋转松筋法治疗。

功能：疏通经络，聪耳开窍。

主治：耳聋耳鸣、面神经麻痹、牙痛、下颌关节炎等。

5.颈上阳关三针

颈上阳关三针，进针如下图。

a针：颈二棘突筋结点（督脉经筋—风府透哑门）。

定位：位于后发际水平线与后中线的交汇筋结点。

针法：选用微型筋骨针，快速纵行进针，达筋膜层，应用筋膜弹拨松筋法治疗。

功能：疏通经络，醒脑开窍。

主治：中风失语，头痛、头晕，颈项强痛，癫狂痫、癔症等疾病。

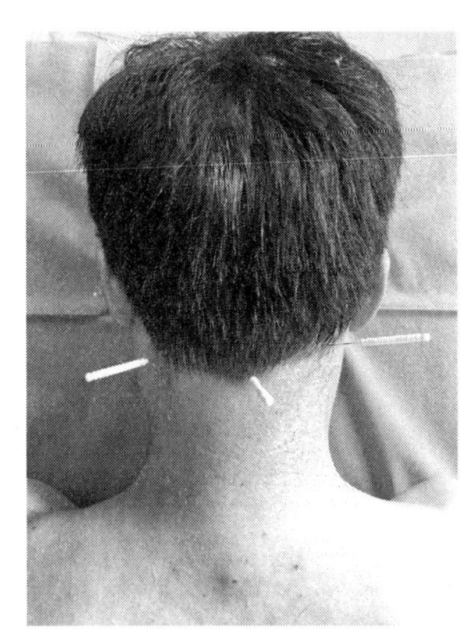

枕阳关三针进针图

b针、c针：颈一横突筋结点（足太阳经筋区带—风池透完骨）。

定位：颞骨乳突内下0.5寸。

针法：选用微型筋骨，快速纵行进针，逐层切开分离，达横突后应用筋膜旋转松筋法治疗。

功能：舒筋活络，行痹止痛。

主治：头痛、头晕、颈源性三叉神经痛，耳鸣等。

6.颈中阳关三针

颈中阳关三针，进针如右图。

a针：颈四棘突筋结点（督脉经筋—颈中次）。

定位：位于颈部后中点，前方对应喉结节。

针法：选用微型筋骨针，快速纵行进针，应用筋膜扇形松筋法治疗。

功能：疏通经络，调节神经。

主治：咽喉病、甲状腺功能异常，颈项强痛等疾病。

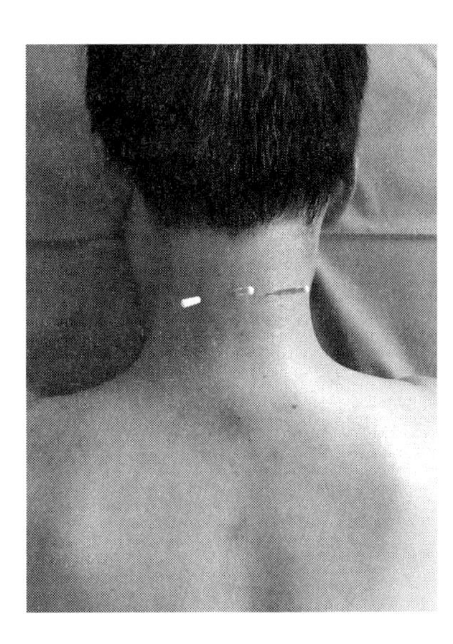

颈中阳关进针图

b针、c针：颈2～3华佗夹脊筋

结点（天柱次左右）。

定位：位于颈2～3后关节囊，左右对称取点。

针法：选用微型筋骨针，在C3～4棘间旁开0.5寸处进针，纵行进针达筋膜层，应用筋膜扇形松筋法治疗（禁止向内上进针）。

功能：调节神经，通络止痛。

主治：咽喉病、甲状腺功能异常，颈项强痛等疾病。

7.颈下阳关三针

颈下阳关三针，进针如下图。

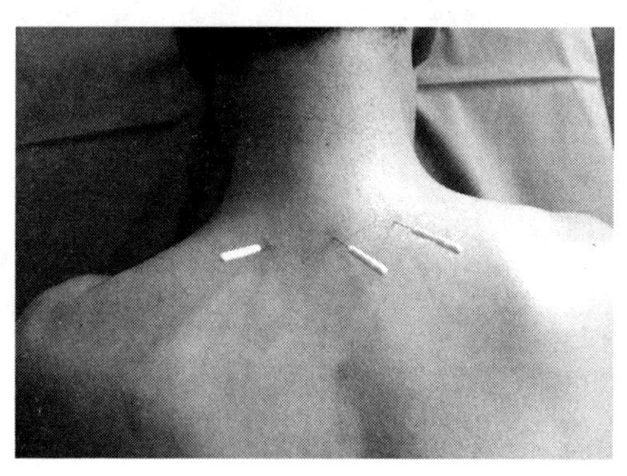

颈下阳关三针进针图

a针：颈七棘突筋结点（督脉经筋—顶椎次）。

定位：项韧带与棘上韧带交点。

针法：选用微型筋骨针，快速纵行进针达棘突，逐层进针，逐层分离。

功能：疏通经络，通督升阳。

主治：血糖不稳、血压不稳、颈心病，亚健康综合征，顽固失眠症。

b、c针：左阳关、右阳关，关节囊横突间筋结点（手太阳经筋区带—肩中俞）。

定位：C7棘突旁开1.5寸各一。

针法：选用微型筋骨针，快速斜行进针达筋膜层应用扇形松筋法治疗。

功能：疏经活络，调节神经。

主治：颈项强痛、肩背疼痛、肩胛神经痛、上肢麻木等疾病。

8.腰阳关三针

腰阳关三针，进针如下图。

a针：L3棘突筋结点。（督脉经筋—命门次）。

定位：位于L3棘突上缘。

针法：选用微型筋骨针，纵行进针达筋膜层，应用筋膜扇形松筋法治疗。

功能：补益肝肾，舒筋活络，强筋壮骨。

主治：腰骶痛、腰腿痛、腰椎间盘突出症，崩漏、月经不调，遗尿。

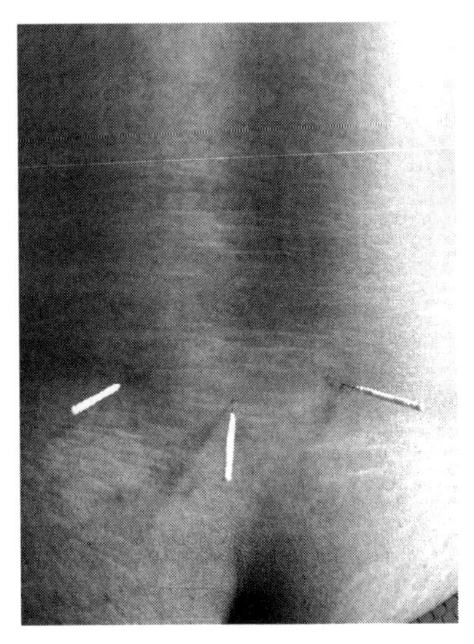

腰阳关三针进针图

b、c针：L3关节囊筋结点（足太阳经筋区带—肾俞次左右）。

定位：位于第三腰椎棘突旁开两横指1.5寸，左右各一为腰左阳关、腰右阳关。

针法：选用微型筋骨针，进针达筋膜层，向外下松筋，应用筋膜扇形松筋法治疗。

功能：疏筋散结，通络止痛，补元益髓。

主治：腰部软组织损伤、腰部疼痛、腰椎间盘突出症，强直性脊柱炎，男女生殖泌尿系统疾病。

二、任脉经筋常用三针法

1.喉阴关三针

喉阴关三针，进针如下图。

a针：喉结节筋结点，环甲间筋结点—清凌次。

定位：位于喉结节上方，甲状腺中点下方处。

针法：选用微型筋骨针，提起肌筋膜向下斜行30°进针达筋膜层，应用筋膜扇形松筋法治疗。

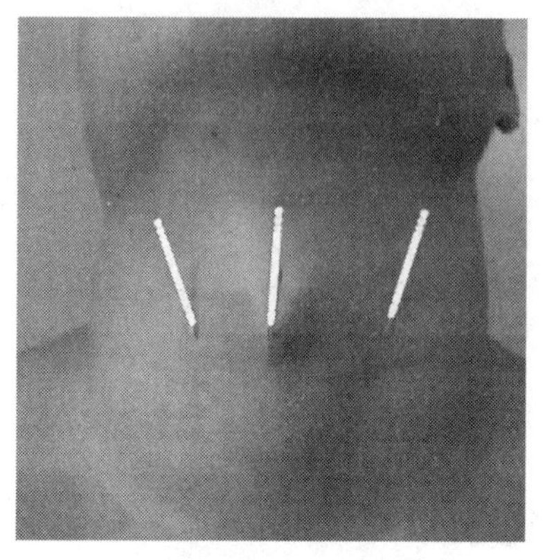
喉阴关三针进针图

功能：消肿散结，清音开窍。

主治：甲状腺功能亢进、甲状腺功能低下，咽喉肿痛等。

b、c针：喉结节旁筋结点（人迎透水突）。

定位：位于喉结节两侧方，胸锁乳突肌内缘，甲状软骨双侧方筋膜层。

针法：选用微型筋骨针，提起筋膜向下斜行进针0.5寸达筋膜层，应用筋膜扇形松筋法治疗。

功能：消肿散结，调整内分泌。

主治：甲状腺肿大、甲状腺功能亢进、甲低症，血压不稳、血糖不稳，咽喉肿痛，哮喘。

2.脐阴关三针

脐阴关三针，进针如图。

a针：神阙筋结点，中阴关（任脉经筋—神阙透关元）。

定位：位于腹部中点肚脐神阙次。

针法：选用微型筋骨针，向上斜行进针，扇形分离治疗胃脘痛；向下斜行进针，扇形分离治疗男性生殖病；平刺进针扇形分离，治疗腹部减肥。

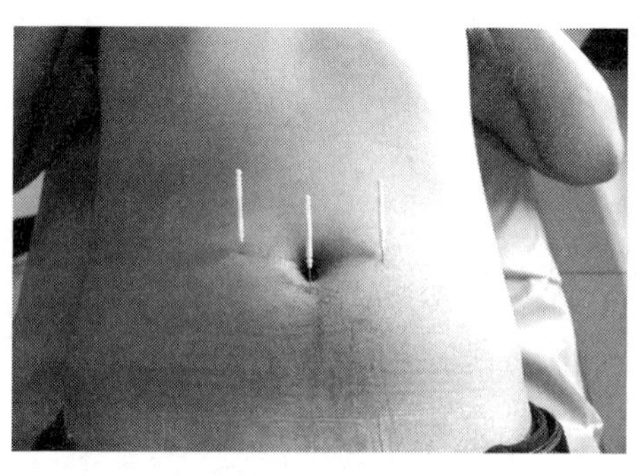
脐阴关三针进针图

功能：消肿散结，行气止痛。

主治：腹部肥胖，胃肠道部疾病，男性生殖病。

b、c针：脐旁筋结点，左阴关、右阴关，（足阳明筋经—天枢透归来）。

定位：腹中筋结点旁开1.5

寸处。

针法：选用微型筋骨针，向上斜行进针，扇形分离治疗胃肠道部疾病；向下斜行进针，扇形分离治疗男女生殖病；平刺进针扇形分离，治疗腹部减肥。

功能：解痉止痛，调节神经，平衡脏腑。

主治：急慢性胃肠炎、慢性肠炎、阑尾炎、腹痛，妇科痛经。

三、手三阳经筋常用三针法

1.肩阳关三针

肩阳关三针，进针如下图。

a针：肩峰筋结点（手阳明经筋—肩髃透肩峰）。

定位：肩峰端外侧骨突点。

针法：选用微型筋骨针，向外上方进针达筋膜层，应用筋膜弹拨松筋法治疗。

功能：舒筋活络，行痹止痛。

主治：肩峰下滑囊炎、肩臂痛，上肢痿痹、上臂外展困难。

b针：肩外点：肩髎大结节筋结点。（手少阳经筋—肩髎次）。

定位：肱骨头后方隆起处。

针法：选用微型筋骨针，纵行进针达筋膜层，应用筋膜扇形松筋法治疗。

功能：舒筋活络，行痹止痛。

主治：肩部活动障碍、肩臂痛，上肢痿痹、上举困难。

c针：肩后点：盂下结节筋结点（手太阳经筋—肩贞透盂结）。

定位：位于肩关节后方，关节盂下方1寸处肩胛骨结节。

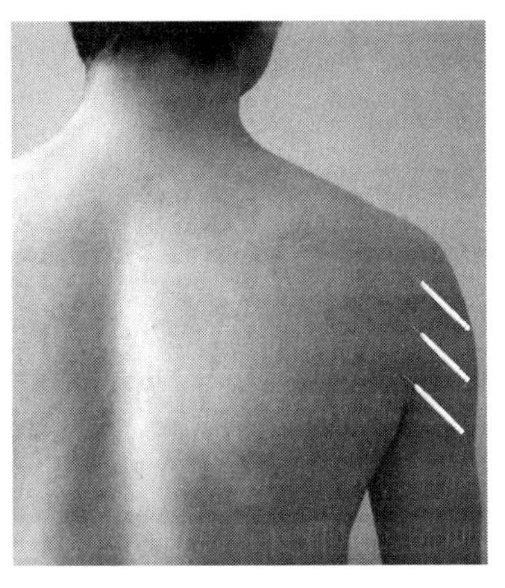

肩阳关三针进针图

针法：选用微型筋骨针，向后上方进针达筋膜层，应用筋膜扇形松筋法治疗。

功能：舒筋活络，行痹止痛。

主治：肩部活动障碍、肩周炎、肩臂痛，上肢痿痹、抬肩困难。

2.腕阳关三针

腕阳关三针，进针如下图。

a针：桡骨茎突筋结点，（手阳明经筋—阳溪透列缺）。

定位：在腕关节桡侧茎突筋结点，拇短、长伸肌腱之间。

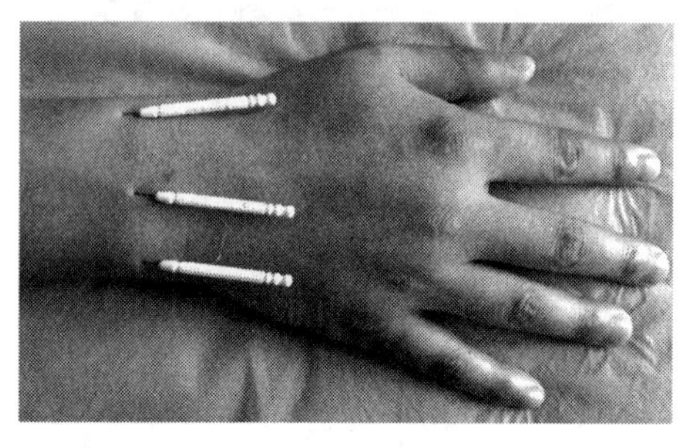

腕阳关三针进针图

针法：选用微型筋骨针，向心性进针治疗头项部疼痛，向下进针治疗麻木症，局部弹拨松筋治疗腱鞘炎。

功能：舒筋活络，消肿散结。

主治：颈项强痛、落枕，上肢麻痹、腱鞘炎，咳嗽气喘、咽喉肿痛等。

b针：腕背中筋结点，为腕阳关的中阳关（手少阳经筋—阳池透外关）。

定位：位于腕背伸指肌腱桡侧，桡骨头末端处腕背横纹。

针法：选用微型筋骨针，向心性进针，应用筋膜弹割松筋法松筋。

功能：理气止痛，舒筋活络。

主治：上肢背侧痛、腕臂痛，胁肋痛，耳聋耳鸣，颈椎病等疾病。

c针：尺骨茎突筋结点，为腕阳关的尺关穴（手太阳经筋—阳谷透养老）。

定位：手腕尺侧，尺骨茎突背侧。

针法：选用微型筋骨针，提起筋膜向心性进针，应用筋膜弹割松筋法治疗。

功能：明目安神，通经活络。

主治：上肢尺侧疼痛，后枕痛、太阳经头痛，腮腺炎等疾病。

3.手阳关三针

手阳关三针，进针如下图。

a针：间谷筋结点（手阳明经筋—三间透合谷）。

定位：位于合谷与三间之间。

针法：选用微型筋骨针，向心性斜行进针达筋膜层，应用筋膜弹扇形松筋法治疗，可捻转治疗牙痛，中风偏瘫后遗症。

功能：活血化瘀，平衡脏腑。

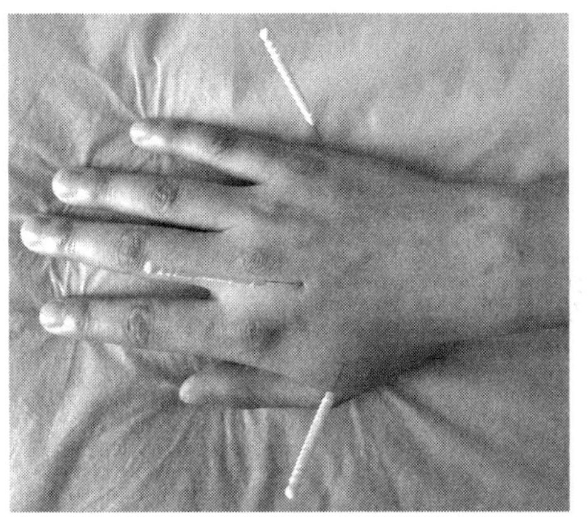

手阳关三针进针图

主治：上肢桡侧疼痛，颈椎病，头面部五官疾病。

b针：外劳宫筋结点（手少阳经筋—上八邪透外劳宫）。

定位：手背，第2、3掌骨之间。

针法：选用微型筋骨针，向心性进针达筋膜层，应用筋膜扇形松筋法治疗。

功能：通经活络，行痹止痛，宁心安神。

主治：上臂背侧疼痛，偏头痛，发热性疾病。

c针：后溪筋结点（手太阳经筋—前谷透后溪）。

定位：手掌尺侧，小指关节远侧掌横纹头的赤白肉际处。

针法：选用微型筋骨针，向心性进针达筋膜层，应用筋膜扇形松筋法治疗，可捻转。

功能：舒经活络，行痹止痛。

主治：上肢尺侧疼痛，头项强痛、落枕、太阳经头痛。

四、手三阴经筋常用三针法

1.肩阴关三针

肩阴关三针，进针如下图。

a针：肩峰前筋结（手太阴经筋—肌筋膜区带）。

定位：肩峰前骨突点。

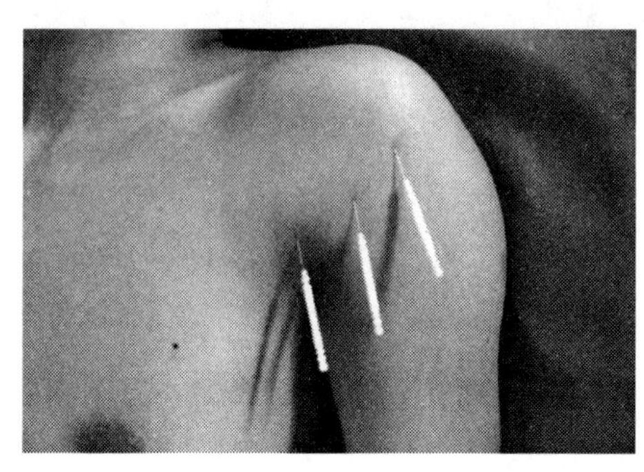

肩阴关三针进针图

针法：选用微型筋骨针，向外上方进针达筋膜层，应用筋膜弹拨松筋法治疗。

功能：舒筋活络，行痹止痛。

主治：肩峰下滑囊炎、肩臂痛，上肢痿痹，上臂外展困难。

b针：小结节筋结点（手厥阴经筋—肌筋膜区带）。

定位：肩关节前下方，小结节1寸的骨突点。

针法：选用微型筋骨针，向外下方斜刺进针达筋膜层，应用筋膜弹拨松筋法治疗。

功能：消肿散结，行痹止痛。

主治：肩周炎、肩臂痛，上肢痿痹、上肢后背伸困难，功能性心脏病。

c针：肩前点喙突筋结点（云门透喙突）。

定位：肩关节前方，锁骨外下方1寸的骨突点。

针法：选用微型筋骨针，向外上方进针达筋膜层，应用筋膜扇形松筋法治疗。

功能：舒筋活络，行痹止痛。

主治：肩周炎、肩臂痛，上肢痿痹，胸痹症，肺部疾病。

2.腕阴关三针

腕阴关三针，又称为气血神三关，具有调宗气、血脉、心神的功能。进针如下图。

a针：桡骨前筋结点，为腕前桡阴关（手太阴经筋—太渊透经渠）。

定位：位于腕掌横纹桡侧，桡侧腕屈肌腱的尺侧凹陷处。

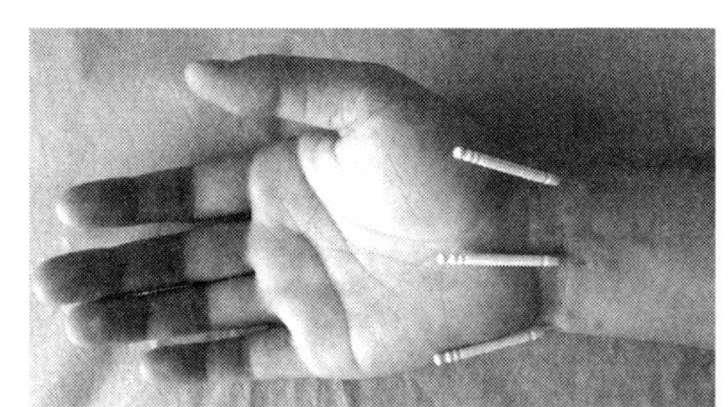

手阳关三针进针图

针法：选用微型筋骨针，提起筋膜向心性进针，应用筋膜扇形松筋法治疗，可捻转。

功能：舒经通络，调理宗气。

主治：桡腕关节痛、咳嗽、气喘等肺系疾病，前胸部疼痛。

b针：腕掌中点筋结点，为腕前中阴关，（手厥阴经筋—大陵透内关）。

定位：腕掌横纹中点，掌长肌腱桡侧与腕横韧带交点。

针法：选用微型筋骨针，提起筋膜向心性进针，行筋膜扇形松筋法治疗。

功能：活血行气，调节神经，调理血脉。

主治：胸痹症、胸胁痛、胸闷、心前区痛、心悸，癫狂、痫证，胃痛、呕吐。

c针：腕尺前筋结点，为腕前外阴关（手少阴经筋—神门次透通里次）。

定位：腕掌侧横纹尺侧端，尺侧腕屈肌腱与腕横韧带交点。

针法：选用微型筋骨针，向心性进针达筋膜层，行筋膜扇形松筋法治疗。

功能：调节神经，宁心安神。

主治：功能性心脏病、心悸、怔忡、失眠多梦等神志病症，胸前区疼痛。

3.手阴关三针法

手阴关三针，进针如下图。

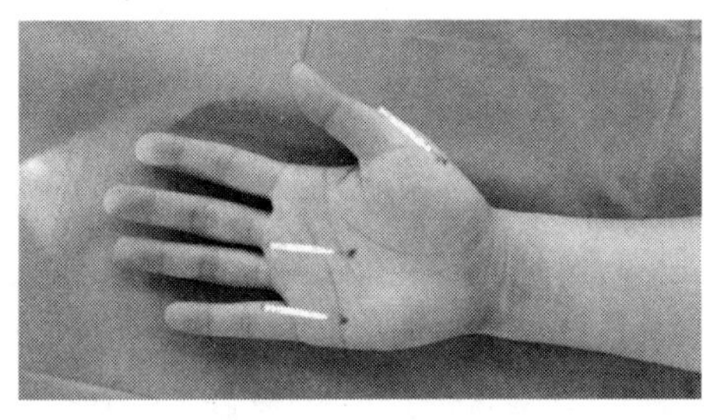

手阴关三针进针图

a针：鱼际筋结点（手太阴经筋—鱼际次）。

定位：第1掌骨中点桡侧，赤白肉际处。

针法：选用微型筋骨针，向心性进针，应用筋膜弹拨松筋法治疗。

功能：通经活络，清泻肺热。

主治：咽喉病、咽喉肿痛，咳嗽、气喘、失音等肺系病。

b针：劳宫筋结点（手厥阴经筋—劳宫次）。

定位：在手掌心，当第2、3掌骨之间偏于第3掌骨，握拳屈指时中指尖处。

针法：选用微型筋骨针，斜行进针，应用筋膜弹拨松筋法治疗。

功能：通络除痹，清心安神，清热开窍。

主治：胸闷、心前区痛、心病急症、危症，中风昏迷，中暑，癫狂症。

c针：少府筋结点（手太阴经筋—少府次）。

定位：位于四五掌骨前间。

针法：选用微型筋骨针，向心性进针，应用筋膜弹拨松筋法治疗。

功能：清热通络，宁心安神。

主治：功能性心脏病、心悸、怔忡、失眠多梦等神志病证，胸前区部疼痛。

五、足三阳经筋常用三针法

1.膝阳关三针

膝阳关三针，进针如下图。

按钟表定位法，松筋髌周受累的肌腱韧带。

a针：髌前筋结点（足阳明经筋—肌筋膜区带前阳关—犊鼻次）。

定位：位于髌骨中点外侧缘。

针法：选用微型筋骨针，纵行进针达筋膜层，应用筋膜扇形松筋法治疗。

功能：消肿散结，祛风除湿，活络止痛。

主治：膝关节冷痛、麻木、下肢痹痛、风湿、类风湿关节炎，脂肪垫炎。

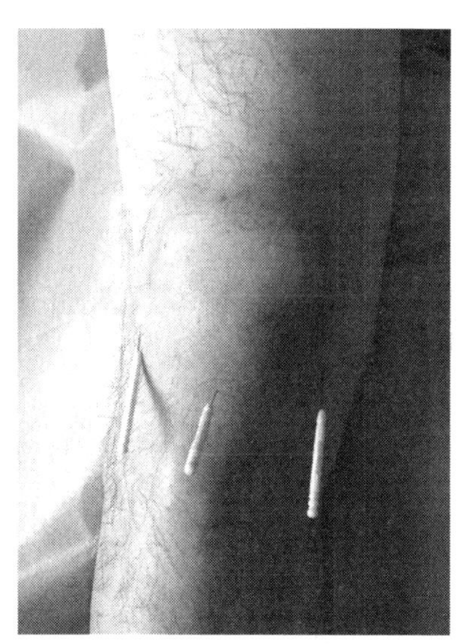

膝阳关三针进针图

b针：膝外筋结点（足少阳经筋—肌筋膜区带足少阳经筋—肌筋膜区带—中阳关—外犊鼻次）。

定位：位于髌骨中点内侧，胫骨外侧髁筋结点。

针法：选用微型筋骨针，向前、向后进针达筋膜层，应用扇形筋膜松筋法松筋治疗。

功能：消肿散结，活络止痛。

主治：膝关节疼痛、下肢痹痛，骨性关节炎，风湿、类风湿关节炎等。

c针：膝后筋结点（足太阳经筋—肌筋膜区带后阳关—委阳次）。

定位：腘窝内侧，半腱肌肌腱与半膜肌肌腱之间。

针法：选用微型筋骨针，向前方纵行进针，应用筋膜扇形松筋法松筋治疗。

功能：通利关节，祛风除湿，活络止痛。

主治：膝痛、腿痛、膝关节酸痛、各种膝关节病，瘫痪、脑血管病后遗症。

2.踝阳关三针

踝阳关三针，进针如下图。

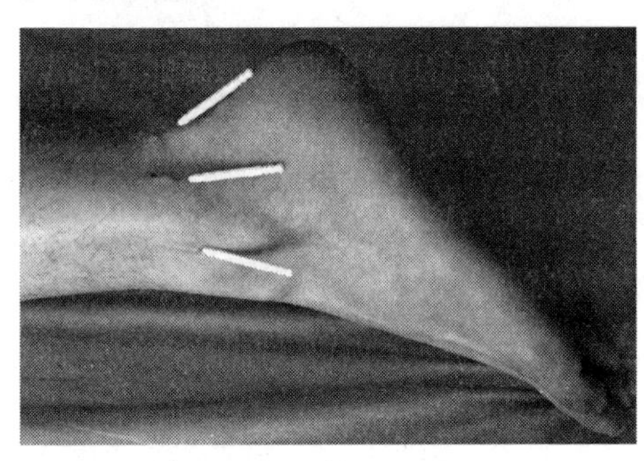

踝阳关三针进针图

a针：外踝前筋结点，为外踝前阳关（足阳明经筋—冲阳透解溪）。

定位：位于外踝前横纹筋结点，趾长伸肌腱与拇长伸肌腱之间，同时冲阳为地部脉诊处。

针法：选用微型筋骨针，向心性进针达筋膜层，应用筋膜扇形松筋法治疗。

功能：消肿散结，疏通经络。

主治：下肢疼痛、踝关节痛，中风偏瘫后遗症，胃下垂、腹胀、便秘，头面部五官疾病。

b针：外踝筋结点，为外踝中阳关（足少阳经筋—丘墟透踝尖）。

定位：足外侧部外踝骨突筋结点。

针法：选用微型筋骨针，提起筋膜向悬钟斜刺进针，应用筋膜扇形松筋法。

功能：消肿散结，疏通经络，行痹止痛。

主治：足部关节肿胀、踝部疼痛，下肢痹痛，胁肋痛，偏头痛。

c针：外踝后筋结点，为外踝后阳关（足太阳经筋—肌筋膜区带—申脉透下昆仑）。

定位：外踝尖与跟腱之间的筋膜层。

针法：选用微型筋骨针，提起筋膜向上进针，扇形松筋治疗。

功能：舒筋活络，行痹止痛。

主治：足跟疼痛、踝关节痛，腰腿痛、坐骨神经痛，中风偏瘫等疾病。

3.足背阳关三针

足背阳关三针，进针如下图。

a针：内庭透陷谷（足阳明经筋—肌筋膜区带）。

定位：位于第2、3跖骨间。

针法：选用微型筋骨针，斜行向上进针，应用筋膜扇形松筋法治疗。

功能：通络止痛，理气和胃。

主治：足背痛、小腿前胫前肌区痛，胃病、胃肠病，上牙痛，头面痛、前额面神经痛。

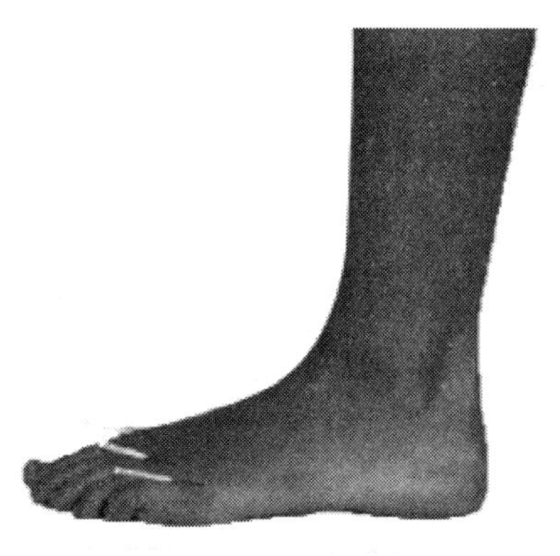

膝阳关三针进针图

b针：侠溪透足临泣。

定位：位于和4、5趾骨前间隙，侠溪向足临泣透刺。

针法：选用微型筋骨针，斜行向上进针，应用筋膜扇形法治疗。

功能：通经活络，清利肝胆。

主治：下肢后侧痛，坐骨神经痛、腰背痛，中风后遗症。

c针：足小趾筋结点（足太阳经筋—束骨透京骨）。

定位：足外侧第5跖趾关节筋结点。

针法：选用微型筋骨针，采用筋膜扇形松筋法治疗。

功能：舒筋活络，散结止痛。

主治：下肢疼痛、足背痛，腰背痛。

注：穴出自《灵枢·本输》，又名刺骨。

六、足三阴经筋常用三针法

1.膝阴关三针

膝阴关三针，进针如下图。

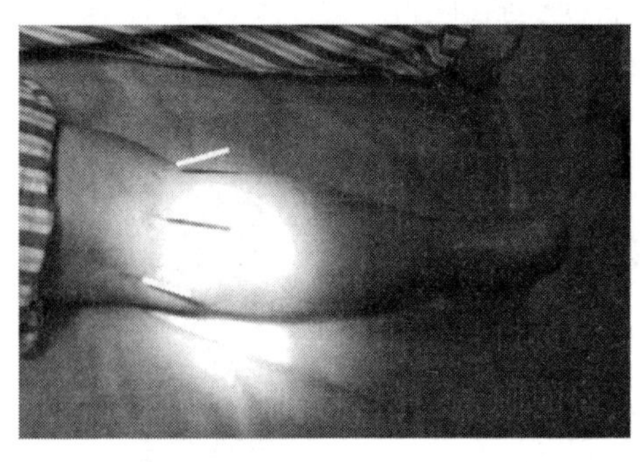

膝阴关三针进针图

按钟表定位法，松筋髌周受累的肌腱韧带。

a针：髌内筋结点（足太阴经筋—阴陵泉与血海中点）。

定位：位于髌骨中点内侧缘。

针法：选用微型筋骨针，纵行进针达筋膜层，应用筋膜弹拨松筋法治疗。

功能：消肿散结，活络止痛。

主治：膝关节滑膜炎、膝关节疼痛麻木，下肢痹痛，风湿、类风湿关节炎。

b针：膝内筋结点（足厥阴经筋—膝阴关）。

定位：位于胫骨内侧髁筋结，膝为筋之府。

针法：选用微型筋骨针，纵行进针达筋膜层，应用筋膜弹拨松筋法治疗。

功能：消肿散结，活络止痛。

主治：膝关节疼痛、下肢痹痛，骨性关节炎，风湿、类风湿关节炎等。

c针：膝后筋结点（足少阴经筋—阴谷次）。

定位：腘窝内侧，半腱肌肌腱与半膜肌肌腱之间。

针法：选用微型筋骨针，向前方纵行进针，应用筋膜弹拨松筋法治疗。

功能：通利关节，活络止痛。

主治：膝关节疼痛、下肢痹痛，骨性关节炎，风湿、类风湿关节炎等。

2.踝阴关三针

踝阴关三针，进针如下图。

a针：内踝前筋结点（足厥阴经筋—中封透踝前）。

定位：位于足背侧内踝前下筋结点。

针法：选用微型筋骨针，提起筋膜进针，应用筋膜扇形松筋法治疗。

功能：通利关节，活络止痛，调肝血脉。

主治：踝关节疼痛，大腿内侧痛，隐神经痛，胁肋疼痛。

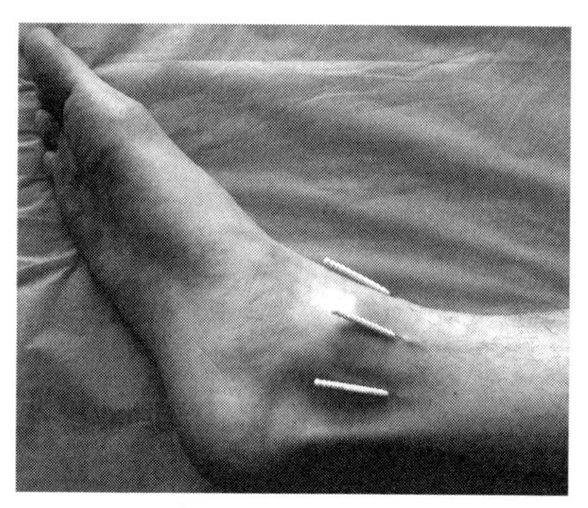

踝阴关三针进针图

b针：内踝尖筋结点，为内踝中阴关（足太阴经筋—肌商丘透内踝次）。

定位：在足内侧面，内踝尖下方。

针法：选用微型筋骨针，提起筋膜向心性进针达筋膜层，应用筋膜扇形松筋法治疗。

功能：消肿散结，通络止痛，调营气。

主治：腰腿疼痛、踝关节疼痛、下肢内侧痛，腹胀、腹痛。

c针：跟后筋结点，为内踝内阴关（足少阴经筋—大钟透太溪）。

定位：位于跟腱与内踝间。

针法：选用微型筋骨针，提起筋膜向心性进针，应用筋膜扇形松筋法治疗。

功能：通利关节，活络止痛，调节精气。

主治：踝关节疼痛、跟腱周围炎、下肢痹痛，肾亏腰膝酸软、生殖泌尿系疾病，男性少精早泄、女性月经不调。

3.足阴关三针

足阴关三针，进针如下图。

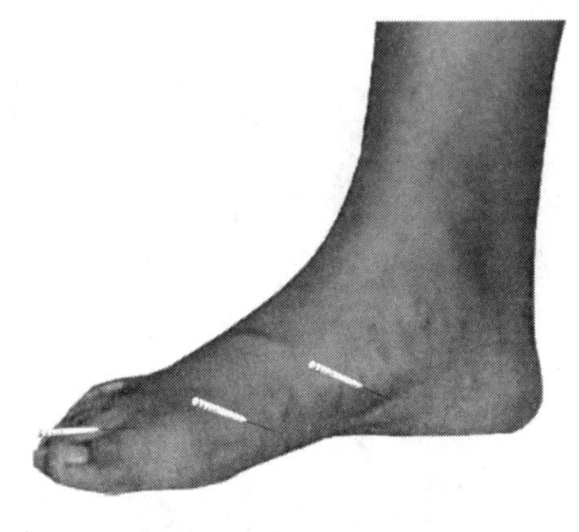

足阴关三针进针图

a针：行间透太冲。

定位：位于第2、3趾骨间。

针法：选用微型筋骨针，斜行向上进针，第1、2跖骨间隙，行间向太冲方向透刺，应用筋膜扇形松筋法治疗。

功能：通络止痛，疏肝理气。

主治：足背痛、小腿前胫前肌区痛，胃病，高血压，肝阳上亢、肝气郁结。

b针：跖骨筋结点（足太阴经筋—公孙次）。

定位：位于第1跖骨基底部的前下缘赤白肉际处。

针法：选用微型筋骨针，采用筋膜弹拨松筋法治疗。

功能：疏经通络，调理脾胃。

主治：下肢疼痛、足弓部疼痛，脾胃疾病、腹部胀满等。

c针：（足少阴经筋—然骨次）。

定位：足内踝前下方，足舟骨粗隆下缘。

针法：选用微型筋骨针，采用筋膜弹拨松筋法治疗。

功能：舒筋活络，通络止痛。

主治：足内侧痛、下肢痹痛，生殖泌尿系疾病。

4.足底三针

足底三针，进针如下图。

a针：跟下筋结点。

定位：位于内踝与外踝连线中点在足底后内0.5寸处。

针法：选用微型筋骨针，纵行进针，向前及左、右各扇形松筋治疗。

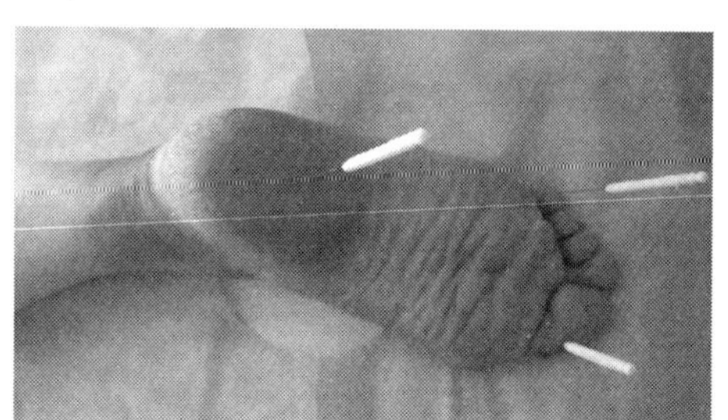

足底三针进针图

功能：舒筋活络，行痹止痛。

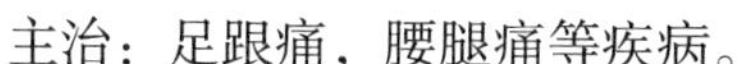

主治：足跟痛，腰腿痛等疾病。

b针：第1跖趾结节筋结点。

定位：第1跖趾关节处筋膜结节。

针法：选用微型筋骨针，采用筋膜弹拨松筋法治疗。

功能：舒筋活络，行痹止痛。

主治：痛风膝关节炎、骨性关节炎，拇外翻等疾病。

c针：第5跖趾结节筋结点。

定位：第5跖趾关节处筋膜结节。

针法：选用微型筋骨针，采用筋膜弹拨松筋法治疗。

功能：舒筋活络，行痹止痛。

主治：痛风膝关节炎、骨性关节炎、类风湿关节炎等疾病。

第四节　六经病针法经方应用

一、太阳经病针法经方应用

太阳包括手太阳小肠经与足太阳膀胱经。膀胱为寒水腑，小肠为日光火腑。若无日光，则水纯为寒而不能化气。《素问·六微旨大论》说：“太阳之上，寒气治之，中见少阴。”太阳寒水，为六气中之一气。足太阳膀胱经脉与督脉并行于背，督脉统摄诸阳又维系元阳，为一

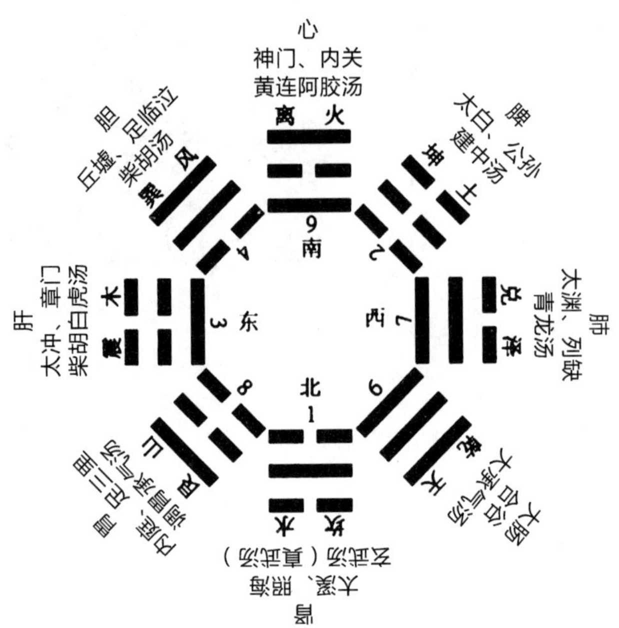

后天八卦脏腑针法经方应用图解

身阳脉之海，故太阳主表，须借督脉之阳。人鼻吸入阳气，首先入肺，经心火历小肠下达于命门，蒸动膀胱之水化而为气，清阳上升，上膈入肺，化生津液，是为元气；浊阴下降，独出为溺气；旁出于腠理毫毛，布护周身卫外。卫气即太阳之气，具有“温分肉，充皮肤，肥腠理，司开合”之职。

太阳经具有寒水化气的功能，以脏腑经络为体，以气化为用，体用兼备，本末一贯。故太阳经病证，风寒外袭，病在表者，麻黄汤、桂枝汤解表发汗主之。病在里者，表不解而阳郁化热太阳膀胱经气化失司。病在腑者，五苓散、桃核承气汤主之；表未解而动犯水气者，大、小青龙汤主之。

太阳经病证六经针法治疗大法，则本伤寒之理，仲景先师之法。太阳为开，为阳之最外，故称为巨阳，为十二经脉之首，主一身之藩篱。当风寒外邪侵犯人体，首袭于太阳经之表，病在表者，治宜开表透窍祛邪。

病太阳伤寒，见发热恶寒，头项强痛，身痛腰疼，骨节疼痛，无汗而喘，脉浮紧等，证属表实。用麻黄汤发表宣肺。六经针法，可选大杼、风门、肺俞、京骨相配，迎而夺之，令其发表散寒，发汗而愈。

太阳中风，症见发热、汗出、恶风、脉浮缓等，证属表虚，用桂枝汤和中解肌。六经针法，可选后溪、申脉、京骨、足三里相配，随而济之，或平补平泻，令其表里调畅，营卫和谐则愈。

太阳中风，发热恶寒，脉浮紧，身疼痛，不汗出而烦躁者；与伤寒脉浮缓，身不痛但重，乍有轻时，无少阴证者，用大青龙发表清里。针法可取督脉穴大椎与足太阳穴金门，宣表发汗以解外；手阳明穴合谷与手少阳穴外关，开郁清里以除烦。兼表有水湿，可加膀胱俞。

表不解，心下有水气，干呕、发热而咳，仲景用小青龙汤宣表蠲饮。用针可取足太阳经之风门、肺俞解表宣肺；取太白与丰隆是为原络相配，更能健中散饮涤痰。

太阳病汗后表邪未解，邪气循经入腑，膀胱气化失司，脉浮小便不利，微热消渴等症，病太阳府证，五苓散通阳利水。针法可取京骨、太溪，疏调脏腑表里，助膀胱气化；配中渚、膀胱俞，通调水道、水腑，令津气四布，可痊愈。用针当深刺关元、中极、四满、中注，加配太冲、合谷、后溪、三阴交等，确有活血逐瘀、泻热平烦之效。

以上概述，太阳之证，要分清表里虚实、在经在腑、气分血分，则用针针灸腧穴，随证补泻，方为治法。临床要明虚实，分表里，所谓“损有余而补不足”。

二、阳明经病针法经方应用

阳明包括手阳明大肠与足阳明胃。胃与大肠主燥，阳明为阖，其燥能纳谷腐熟，传导化物。胃为燥土，惟禀燥气是以水入则消化而出浊；若胃之燥气不足，则水停谷滞。大肠为燥金，小肠化物所剩之糟粕，乃移入大肠，糟粕得燥金之气，始能形成粪便；若大肠燥气不足则为溏泻。然阳明燥气太过则为结硬等证，又必赖太阴湿气以济之。《素问·六微旨大论》曰：“阳明之上，燥气治之，中见太阴。”湿为水火相交之气。燥湿必须相济，则无太过与不及。阳明者两阳合明，为多气多血之经。仲景先师立“胃家实”为纲领。燥之化实，不外两端，一是阳明本身上下不调，传导不利，腑气不通，致使燥气过盛；一是阳明与太阴表里不和，湿不济燥，致使燥气过盛；而二者又是相互影响的。“胃家实”含手足阳明在内。阳明之治，主设清、下二法，清热、下通结，即有存津液之义。

病阳明外证，见身热、汗自出、不恶寒反恶热，属阳明病独有的热型。针治可取内庭配曲池、内关配合谷，清泻蕴热，调气开郁。

阳明病见多汗、反无汗、身如虫行皮中者，此久虚故也。针治可取肺俞，清热宣肺；补足三里助正达外为宜。

阳明病，但头眩不恶寒，故能食而咳，其人咽必痛，不咳者咽亦不痛。此阳明兼手太阴之证。可取三间透合谷，阳溪透列缺，令其表里相通为宜。也可选取少商、商阳点刺，继而以列缺、照海相配，清泻肺胃之热，润咽生津为治。

阳明病，汗出不恶寒，身重，短气，腹满而喘，进而潮热，是为里热入腑，化燥成实之象。审燥结之轻重缓急，而酌以大、小承气之治。针法则通腑调肠，疏经泻热针灸腧穴。刺阳明手足两井穴厉兑、商阳，针泻天枢、上巨虚、大肠俞，甚者加泻支沟，补照海。

阳明病，见其人喜妄狂者，必有蓄血，特点是“本有久瘀血”用抵当汤。针治宜去瘀滞、调血脉、醒神识，取四满、中注、太渊、神门、印堂、百会；或宜刺支沟泻条口，再配关元、气海，令其化瘀生新。

病伤寒六、七日，目中不了了，睛不和，无表里证，大便难，身微热者，此为实也，急下之宜大承气汤。此阳明燥热，下灼肝肾之阴，上走空窍，直入脑髓而冲目系，实有立即毁败之变。针治当急刺其井穴，再泻其原穴，缓则不及事矣。

病实则谵语，虚则郑声，郑声者重语也，直视谵语，喘满者死，下利者亦死。此言心气实则神明烦乱而语言多妄，心气虚则神识恍惚而言语重复，谵语当攻，郑声不当攻；谵语多生，郑声多死。实者可取涌泉、少冲以清心降火；虚者可取神门、大钟以益肾养心。其喘满下利又为阳脱阴竭之象，故医者临证务必色脉证合参，仔细审察病情，千万不宜随意针刺。

三、少阳经病针法经方应用

少阳包括手少阳三焦与足少阳胆。少阳为枢即阳之少者，乃一阳初生，由阴出阳。足少阳胆内寄相火，手少阳三焦为相火游行之地，少阳气化体现出相火特性。其所以于五行之外又有相火一气，除有辅相少阴君火之义外，更有其自然之理。盖相火一气于天地间，一显一藏则为昼夜，一短一长则为寒暑。据少阳的本义，引申言医，则胆与三焦之生理病理，确有相通迹象。胆为中正之官，司决断，为十一脏所取决，胆气升则十一脏之气皆升。三焦发源于肾系，为原气之别使，主决渎，主枢机，内连脏腑，外通皮毛，一身上下内外皆为其所行，总领五脏六腑，主持诸经气化。三焦与胆，经脉上下衔接，协调并用，共同主持水火气机的升降。《伤寒论》对少阳病影响所及六经皆有，独少阳本篇叙述甚少，其间义理精奥。所言“口苦、咽干、目眩”“目赤耳聋”，描述出少阳本经本气为病的征象，言简意赅。而少阳经脉网络周身，总领脏腑诸经，病则上下左右内外皆病，少阳病易犯诸经。

故仲景先师将少阳病大量变证置于少阳篇外，病证道出了少阳本经的脉络与本气的游行。少阳言“火气”，火热炎上，气是作用，火化为气则成冲和少阳。而这个转化需要中气。《素问·六微旨大论》曰：“少阳之上，火气治之，中见厥阴。”少阳与厥阴，脏腑相连，气息相通。少阳相火，须赖厥阴风木的条达，若木郁不条，则相火不宁，木火交郁，甚则炎上，循经上行空窍，出现火热炎上、头昏目眩、耳鸣烦躁，发为少阳病。

病少阳中风，两耳无所闻、目赤、胸中满而烦者，针刺足临泣、外关、关冲、风池，祛风清热、疏经通络。设病太阳不解，转入少阳，见胁下硬满，干呕不能食，往来寒热，尚未吐下，脉沉紧。与小柴胡汤主之。针法取风池、申脉、支沟、阳辅，清热利胆，疏解少阳。

太阳与少阳合病，自下利者与黄芩汤；呕者用黄芩加半夏生姜汤。针天枢、阳陵泉清热调肠，取至阳、委中，调和阴阳和中止泻。

太阳病，过经十余日，误下后柴胡证仍在者，可与小柴胡汤；若呕不止，心下急、郁郁微烦者，大柴胡汤。针法可取窍阴、至阳、支沟、外丘，止呕开郁，清热导滞。

伤寒八九日，下之胸满烦惊，小便不利，谵语，一身尽重，不可转侧，属柴胡加龙骨牡蛎汤。针治可取足临泣、大陵、外关，于疏解中清泻火郁，潜阳定惊。

凡此，皆为少阳与各经相通之变证，故针治当本“有柴胡证，但见一证便是，不必悉具”的原则，于少阳本经选穴，循经按穴，寻穴施治。

四、太阴经病针法经方应用

太阴即阴之极大者。太阴为开，即太阴湿土为病，究其本源，最早水火木金称“四象”，四象会合于中为土，故火金煅炼为土者，无生机；水木腐化为土者，有生机。惟有生机者方能交感生成万物。脾与肺、一升一降，脾气升则能为胃行津；肺气降方可助大肠传导。一为湿土，一为清金，同谓太阴者，是以无金之清，不能成土之润，化源关系在此。而提纲证的太阴为病，脾土不能散精则肺金无所输布，二者是母子关系，同时又突出湿气为病。故提纲以证候示人规矩准绳，其大法治要，则当温之，宜服四逆汤主之。

太阴病，脉浮者，用桂枝汤。针法取大都、风府、商丘、列缺，驱风解肌。

自利不渴者，其脏有寒，示“温之”一法。针灸可重灸足三里、内庭，补漏谷、地机，调中益气。

太阳病误下见腹满时痛，用桂枝加芍药汤；大实痛者，桂枝加大黄汤。针法可取脾俞、三阴交、后溪、委中，通脾络、调营卫；取公孙、上巨虚，理气调肠行滞。

伤寒脉浮而缓，手足自温者，是为系在太阴，太阴者，身当发黄。针法，可主取公孙、腕骨以驱黄；若脾阳复振，至七、八日见暴烦下利日十余行，是腐秽当去之故，可辅以中脘、天枢以助去秽。

太阴病后重视胃气，强调脾胃为后天之本，安谷者昌，绝谷者亡。则用针须照顾全面，侧重脾胃调整。

五、少阴经病针法经方应用

少阴包括手少阴心与足少阴肾。少阴为开，合心肾二脏。心属火、肾属水，经云：“少阴之上，热气治之”为少阴之真谛。少阴心肾，肾为阴阳之根。少阴开篇，“脉微细，但欲寐”，为肾阳虚衰，火不生土，致脾虚湿盛内困而思睡，入而不出的阴盛阳衰病理，属少阴自身气化为病的反映。少阴与太阳相表里，手少阴心经中络太阳小肠，足少阴肾经中络太阳膀胱，故中见太阳之气。少阴与太阳，一阴一阳、一里一表、一热一寒，这种在属性、功能上、生理病理上是不可分割的整体。若少阴本热不充，必太阳寒水不化，因之表阳不固。观少阴全篇，言“脉微欲绝”“脉微细沉”“脉不至”，或“烦躁四逆”“不烦而躁”“自利，复烦躁不得卧寐”等，均是里火无水滋则亢出现的险候。少阴水火相济，水无火济则泛。以通脉四逆汤、附子汤、真武汤主之，扶济虚衰元阳之气；或以黄连阿胶汤滋阴降火，交通心肾。

少阴病见口中和，其背恶寒者，当灸之，以附子汤主之。可灸大椎、肾俞、关元、气海，补元益火扶阳，输转脏腑精气。

病少阴寒盛，反汗出亡阳，咽痛而复吐利者，证属寒甚于下而火浮于上。当灸百会、命门，益元阳命火消阴翳；针列缺、照海导浮火润咽喉。亦可用原络相配，取太溪、飞扬，令脏腑之气交贯，即“住疼移痛，取相交相贯之径”中取义。

少阴病，始得反见发热、脉沉，用麻黄附子细辛汤助阳解表。针治可取腕骨、通里，疏经解表；取太溪、飞扬，助阳和里为治法。

少阴病得之二、三日以上，火无水制见心中烦、不得卧者，用黄连阿胶汤滋阴降火。若用针，可取少冲、涌泉、照海、郄门为治法。

少阴病、咽痛者，可与甘草汤；痛甚者与桔梗汤。若用针，先点刺少冲、少商，复针太溪、照海、承浆、鱼际，可泻火滋阴，利咽止痛。

六、厥阴经病针法经方应用

厥阴包括手厥阴心包经与足厥阴肝经。厥阴为阖，厥者尽也，厥阴即阴尽之谓。阴寒之气将尽，春阳之气始生，则有东风解冻、草木生发之象。故厥阴者阴尽阳生，阴中有阳，禀春木之性，借风气之流荡，反映了阴阳消长进退的转折。风气善行，木性本直，厥阴风木必赖冲和之阳的调节，方能舒畅、条达。说明人体生理病理，则肝与心包，最为贴切。肝膈下连于肾系，借肾水的涵养，是为水生木，而肝主疏泄，性喜条达，故肝为风木之脏；心包为臣使之官，代心行阳，而肝膈上连心包，二者合为一经，又为木生火。

故肝与心包的生理，确是“阴中之阳”，恰合厥阴本义。《素问·六微旨大论》说：“厥阴之上，风气治之，中见少阳。”厥阴与少阳为表里，手厥阴心包中络手少阳三焦，足厥阴肝经中络足少阳胆，通过经脉的属络，阴阳二气始得沟通，以成中见之化。胆附于肝，心包以三焦为通路，故肝与心包均内寓相火。相火冲和，风木不郁，则厥阴两脏方能敷布、条达，体阴而用阳，这个阳即是中见少阳之化，所谓“厥阴不从标本，从乎中也”。若厥阴为病，则风木失调，相火内郁，而为邪火，提纲证揭示的“消渴、气上撞心、心中疼热”，反映出木火交郁，肝气横逆，挟相火上冲，亢而无制的一面。同时“不欲食，食则吐蛔，下之利不止”，反映出肝木扶水寒上逆，木克水侮，胃中虚寒的一面。这种上热下寒见证，正是厥阴在病理上的规律反映。故典型的厥阴病，既非纯寒，又非纯热，而是寒热相兼，阴阳错杂；而厥阴之治，当是阴阳兼顾，寒温并施。

观厥阴篇，厥证占有一定比重，或寒厥，或热厥，或厥与热往来交替等，虽不尽属于厥阴病理，但亦从不同侧面，反映了阴阳二气的消长进退，认识厥阴病机，具有提高临床辨证的价值。

病蛔厥者，主用乌梅丸，又主久利。针治可取公孙、内关、中脘、期门，调和阴阳寒热。

伤寒五六日，不结胸、腹濡、脉虚、复厥者，不可下。此为亡血，证属血虚致厥，针灸可取肝俞、章门、关元、巨阙，生血养血助阳。

病手足厥寒，脉细欲绝者，主用当归四逆汤；内有久寒宜当归四逆加吴茱萸生姜汤。针法可针刺太冲，重灸关元，温经养血散寒；取中脘、足三里针灸，温运中焦。

伤寒六七日，大下后，寸脉沉而迟、厥逆、下部脉不至、咽喉不利、唾脓血、泄利不止者，用麻黄升麻汤。此为误下致上热下寒重证，可灸涌泉、大敦；针泻内关、太渊。具有温下寒，清肺热之功。

设下利，寸脉反浮数，尺中自涩者，必圊脓血。若针灸腧穴，可针大陵、外关、合谷、太冲，清心包之热，调三焦之滞。

厥阴病热利下重者，主用白头翁汤。针法可取合谷、上巨虚、曲泉、阴谷，清热利湿，和血调肠。

厥阴病干呕、吐涎沫、头痛，主用吴茱萸汤。针法可取大敦、百会、中脘、足三里，温胃化饮，暖肝降冲。（详见厥阴各节）

总之，针灸治疗能使脏腑经络气化之间贯通，配用有方，始合规律。以上略举几项，见于六经各篇。

吴氏六经针法经方歌诀

太阳经筋太阳证，表邪侵袭身首痛。
针法弹拨三阳关，麻桂虚实应分明。
阳明经病实热证，针法透天泻热灵。
阳关三间透合谷，内庭冲阳紧相迎。
肠结天枢配支沟，承气将军效彰灵。
三焦不利少阳证，针法疏利三关灵。
中渚临泣喜相迎，柴胡服之立见影。
太阴经筋太阴病，腹部胀满下利痛。

烧山阴关绝妙处，理中温服立见影。

少阴病证但欲寐，元阳欲绝四逆生。

针拨阴阳关口处，烧山扶阳阳气腾。

厥阴寒极热气生，气上冲心寒热痛。

针拨阴关泻三门，乌梅茱萸细分明。

第四章　经方知要

伤寒之病，不外六经，欲明六经，当知其要。定其名，分其经，审其证，察其脉，识阴阳，明表里，度虚实，熟知标本。太阳为首，太阳病证以表寒为主，阳明病证以里热实证为主，少阳以三焦枢机不利为主，入阴则少阴为先。传变不一，治法不同，其要领总不外阴阳表里虚实寒热。脉象不外在浮中沉三脉有力、无力中分之。有力者为阳、为实、为热，无力者为阴、为虚、为寒。若能明此六字要诀，则仲景397法、113方，均可了如指掌。何患证之不明，病之难愈？经曰：知其要者，一言而终；不知其要流散无穷。又曰：知其要者，万举万当；不知其要，则支离破碎。医者须将脉证讲明，方论详审，临病之时，方能得心应手，则阳证阴证之别，发汗吐下之宜，了然于胸。见太阳证直攻太阳，见少阴证直攻少阴，不能拘泥于始太阳终厥阴之说。仲景曰：日数虽多，有表证而脉浮者，宜汗之。日数虽少，有里证而脉沉者，宜下之。临证需辨明六经，确定脏腑，方可处方下针。知其表邪而发汗，知其直中阴经而温阳，桂枝、承气投之必瘥，姜附、理中，发而必当，可谓得其纲领者也。

学习应用伤寒，邪伤于太阳寒水之经。太阳为三阳三阴之首，居于寒水之地，其卦为膀胱坎水。坎中一阳，为人立身之本，故曰之太阳。

太阳之气化正常，一切外邪无由得入；太阳之气化衰减，无论在什么时辰，风寒邪气，必先从毛窍侵入，闭其太阳运行外出之气机，而太阳经之经证即作，故曰伤寒。

冬天季节寒冷风寒之邪侵犯体表，寒主收引，太阳运行阳气闭阻，而引起外感风寒伤寒病症。直接伤及人体卫阳之气而引起风寒外感称为伤寒，而临证也有寒邪直中三阴，不从表传。其证四肢厥冷，脐腹绞痛，脉沉迟无力者。凡自霜降后，至春分前，天气严寒，水冰地冻而成杀厉之气。人触犯之，即时而病者，名为正伤寒。其不即病，寒毒藏于肌肤，至春而发者为温病，至夏而发者为热病，古人均谓之伤寒也。伤寒从表入里而传，如发病一二日间，便觉头项痛，腰脊强，发热恶寒，尺寸俱浮，为太阳经受病。若以次传经，必传于胃。如发于二三日间，便觉目疼、鼻干、不得眠、日晡潮热、不恶寒、反恶热、尺寸俱长，为阳明经受病。若以次传经，必传于胆。如发于三四日间，感觉胸胁痛而耳聋，寒热呕而口苦，尺寸俱弦，为少阳经受病。若以次传经，必传于脾。如发于四五日间，便觉腹满，嗌干，自利不渴，尺寸沉细，为太阴经受病。若以次传经，必传于肾。如发于五六日间，便觉口燥舌干而渴，尺寸俱沉，为少阴经受病。若以次传经，必传于肝。如发于六七日间，便觉烦渴囊缩，尺寸微缓，为厥阴经受病。则六经之形证已明矣。

伤寒标本：先受病为本，次传流受病为标，此为为标本之大略。若病人发热恶寒、头痛身疼，为太阳经表证，标病也。若发热烦渴、小便不利，为太阳经入府，本病。若病人目痛鼻干、不眠，为阳明经表证，标病。若烦渴欲饮，汗出恶热，为阳明经入府，本病。若潮热谵语发渴、不恶寒、反恶热、扬手掷足、斑黄狂乱，为阳明经传入胃府，实病。若病人鬓角痛而耳聋，寒热呕而口苦，为少阳经病。缘少阳居表里之间，而胆又无出入之路，故以小柴胡汤和解为大法。

若病人腹中满、嗌干、自利不渴，为阳经热邪传入太阴经，标病。若加燥渴腹满，为太阴经本病。若初起便就怕寒吐利，为太阴经直中，本病。若病人舌干口燥，大便不通，为阳经热邪传入少阴经，标病。若初起便怕寒蜷卧，腹痛，吐泻，为少阴经直中，本病。若病人囊缩、消渴、舌卷，为阳经热邪传入厥阴经，标病。若初起就怕寒、呕吐涎沫、少腹疼痛、舌卷囊缩，为厥阴经直中，本病。若总以六经言之，而不分标病本病，谬之甚矣。故曰：知标知本，万举万当。不知标本，如瞽者失杖而行，有路而不知也。

六经病证有表虚，有里虚，有表实，有里实。仲景先师用麻黄汤，为表实而设。用桂枝汤，为表虚而设。里实用承气，里虚用四逆。如《医效秘传》中记载："昔华佗治倪寻、李延俱患头疼身热。佗曰：寻当下，延当汗。或疑其异。佗曰：寻内实，延外实，是以异也。"

第一节　六经证治大法

一、太阳经

【见证法】

头项痛、腰脊强、发热恶寒，是足太阳膀胱经受证。假如先起恶寒者，本病。已后发热者，标病。若有头痛、恶寒身热，不拘日数多少，便宜发散，自然热退身凉。一般痊愈不会出现传变病症。

【辨证法】

表虚自汗者，为风伤卫气，宜实表。表实无汗者，为寒伤荣血，宜发表。

【诊脉法】

脉浮紧有力，为伤寒。脉浮缓无力，为伤风。

【用药法】

冬月正伤寒，用麻黄汤加减应用。冬月伤风，用桂枝汤加减应用。

春秋无汗，用羌活阳和汤发表；有汗，用冲和汤加减实表。夏月无汗，用神术汤；有汗，用冲和汤加减。

二、阳明经

【见证法】

目痛、鼻干、不眠、微恶寒，是足阳明胃经受证。假如先起目痛、恶寒身热者，阳明经本病。已后潮热自汗、谵语发渴、大便实者，正阳明胃腑标病。本宜解肌，标宜急下，可酌情用之。

【辨证法】

目痛、鼻干、微恶寒、身热，病在经。潮热自汗、谵语发渴、便实、不恶寒，病在腑。

【诊脉法】

脉见微洪，为经病。脉见沉数，为腑病。

【用药法】

微恶寒、自然目眶痛、鼻干不眠者，用葛根解肌汤加减应用。渴而有汗不解者，白虎汤加减应用。潮热自汗、谵语发渴、揭去衣被、扬手掷足、斑黄狂乱、不恶寒反恶热、大便实者，轻则大柴胡汤，重则三承气加减治之。

三、少阳经

【见证法】

耳聋胁痛、寒热、呕而口苦，是足少阳胆经受证。假如先起恶寒身热、耳聋胁痛者，本病。已后，呕而舌干、口苦者，标病。缘胆无出入，病在半表半里之间，只宜小柴胡一汤加减，和解表里治之。此经有三禁，不可汗、下、吐也。若治之得法，有何坏证？常须识此，宜当审焉。

【辨证法】

耳聋、胁痛、寒热、呕而口苦、舌干，便属半表半里证，不从标本从乎中治。

【诊脉法】

脉见弦数，本经证。

【用药法】

耳聋胁痛、寒热、呕而口苦、舌干者，选用小柴胡汤加减应用。

四、太阴经

【见证法】

腹满自利、津不到咽、手足温者，是足太阴脾经受证。假如先起腹满咽干者，本病。已后身目黄，标病。内有寒热所分，不可混治。临病之际，用在得宜。

【辨证法】

腹满咽干、发黄者，属腑热。自利不渴或呕吐者，属脏寒。

【诊脉法】

脉见沉而有力，宜当下。脉见沉而无力，宜当温。

【用药法】

腹满咽干、手足温、腹痛者，桂枝汤加减应用。身目黄者，茵陈汤加减应用。自利不渴或呕吐者，理中汤加减应用。重则四逆汤加减应用。

五、少阴经

【见证法】

舌干口燥，是足少阴肾经受证。假如先起舌干口燥者，本病。已后谵语、大便实者，标病。至阴经则难拘定法，或可温而或可下。阴分直中者，寒证。传经者，热证。是其发前人之所未发也。

【辨证法】

口燥舌干、渴而谵语、大便实者，知其热。泻利不渴，或恶寒腹痛者，别其寒。

【诊脉法】

脉见沉实有力，宜当下。脉见沉迟无力，宜当温。

【用药法】

口燥咽干、渴而谵语、大便实，或绕脐硬痛、或下利清水、心下硬痛者，俱是邪热燥屎使然，急用承气汤加减应用。无热恶寒、厥冷蜷卧、不渴，或腹痛呕吐、泻利沉重，或阴毒手指甲唇青、呕逆绞痛、身如被杖、面如刀刮、战栗者，俱是寒邪中里使然，急用四逆汤加减应用温之。

六、厥阴经

【见证法】

烦满囊卷者，是足厥阴肝经受证。假如先起消渴烦满者，本病。已后舌卷囊缩者，标病。亦有寒热两端，不可概作热治。

【辨证法】

烦满囊卷、消渴者，属热。口吐涎沫、不渴、厥冷者，属寒。似疟不呕、清便，必自愈。

【诊脉法】

脉沉实者，宜当下。脉沉迟者，宜当温。脉浮缓者，病自愈。

【用药法】

消渴烦满、舌卷囊缩、大便实、手足乍冷乍温者，急用承气汤加减应用。口吐涎沫，或四肢厥冷不温、过乎肘膝、不渴、小腹绞痛、呕逆者，用茱萸四逆汤温之。

第二节　伤寒六经用药要领

临床凡证有头痛恶寒，皆为伤寒，伤寒则恶寒，伤食则恶食，冬时恶寒甚。为正伤寒，天气严凝，风寒猛烈，感受之后，恶寒较重。其余时月，虽有恶寒较微，未若冬时之恶寒为甚也。虽四时皆有伤寒，治之不可一概而论。冬时气寒，腠理微密，用辛甘温，桂枝等汤以发汗解表。风与寒常相因。寒则伤荣，恶寒头痛、脉浮紧而无汗，选用麻黄汤加引经药葱茎、生姜温阳发散，开发腠理以散风寒之邪，得汗即愈。中风则伤卫，头痛恶风、脉浮缓而自汗，则用桂枝汤加大枣、生姜调和营卫，充塞腠理以散邪，汗止即愈。《内经》云：“辛甘发散为阳。”若荣卫俱伤，方用大青龙汤加引经药莱菔子、白萝卜。此汤大峻，审慎用之。冬时为正伤寒，天气严凝，风寒猛烈，触冒之者，必宜用辛温散之。

其非冬时有恶寒头痛之证，宜辛凉之剂通表里，和之则愈。羌活冲和汤，兼能代大青龙汤。一方可代三方，危险之药如坦夷。外证在阳明，则有目疼鼻干、不得眠之证，脉似洪而长，用葛根汤、解肌汤、升麻汤类治。病乎半表半里，肌肉之间，脉不浮不沉，里弦数。在少阳，则胸胁痛而耳聋，脉见弦数，以小柴胡汤加引经药小茴香杆而和之。此二经不从标本从乎中治。以小柴胡汤加葛根、芍药治少阳阳明合病。

阳明病证，为里证，大便实、无头痛恶寒也。脉见沉实不浮、谵语恶寒、六七日不大便、口燥咽干而渴，轻用大柴胡汤，重选三承气汤治疗。邪入里而实，大黄苦寒之药除下之。传来非一，病有三焦俱伤者，则痞、满、燥、实俱全，宜大承气汤加大腹皮，引经药莱菔子开积消胀。厚朴苦寒以去痞，枳实苦寒以泄满，芒硝咸寒以润燥软坚，大黄苦寒以泄实去热，病愈。邪在中焦，有燥、实、坚三证，故用调胃承气汤。以甘草和中，芒硝润燥，大黄泄实，不用枳实、厚朴以伤上焦轻清之气，调胃承气。上焦受伤，则为痞为实，用小承气汤。枳实、厚朴除痞，大黄以泄实，去芒硝则不伤下焦血分真阴，不伐其根。若大柴胡汤，则有表邪未除而里证又急，不得不下，以此汤通表里而缓治之。老弱及血气两虚之人，不宜用此。三阳之邪在里为患，春、夏、秋有不头痛、恶寒而反渴者，为温病。暑病亦然，比温病还热，治宜小柴胡汤加减。此汤春可治温疫，夏宜治暑热，秋能润肺。又宜升麻葛根汤、解肌汤、败毒散。中暑口渴者，小柴胡石膏汤、人参白虎汤，看渴微甚用之，疗效显著。

风寒表证用辛温，风热表证用辛凉；里热实证用寒凉，里寒虚证用辛热。

外感表邪为阳虚，辛温解表剂可助阳，阳气为正气，则阴邪自消。发表之药用温者，此也即经曰阳虚阴盛，汗之则愈是也。邪传里，则化热伤阴，寒之所以抑阳也。阳受其抑，则真阴得以自长。攻里方药用寒者，经曰阴虚阳盛，下之则愈。若阴经自受寒邪，则阳气不足而阴气有余，所以用辛热以助阳制阴，此温里用药辛热。

汉代与现代度量衡换算表

表1　汉代剂量单位换算

重量	容量 1 斤 =16 两
	1 两 =14 株
容量	1 斛 =10 斗
	1 斗 =10 升
	1 升 =10 合

表2　汉代与现代剂量折算

汉代			现代
重量	1 斤		250 克
	1 两		15.625 克
	1 铢		0.651 克
容量	1 斛		20000 毫升
	1 斗		2000 毫升
	1 升		200 毫升
	1 合		20 毫升
	一方寸匕	金石药末	约 2 克
		草木药末	约 1 克

表3　《伤寒论》常用药物剂量核算

《伤寒论》药物剂量			约合（克）
	半夏半升		42 克
	五味子半升		38 克
	芒硝半升		62 克
	麦冬半升		45 克
	麻仁半升		50 克
	葶苈子半升		62 克
	杏仁半升		56 克
	赤小豆一升		150 克
	吴茱萸一升		70 克
	大枣十二枚		30 克
	杏仁七十枚		22 克
	附子一枚	小者	≤ 10 克
		中等者	10 ~ 20 克
		大者	20 ~ 30 克
	栀子十四枚		7 克
	栝蒌实一枚		70 克
	乌梅三百枚		680 克

注：以上表格主要参考：

①柯雪帆，赵章忠，张萍，等.《伤寒论》和《金匮要略》中的药物剂量问题.上海中医药杂志，1983，12：36 ~ 38。

②柯雪帆，等. 现代中医药应用与研究大系・伤寒及金匮. 上海中医大学出版社，1995。

中　篇

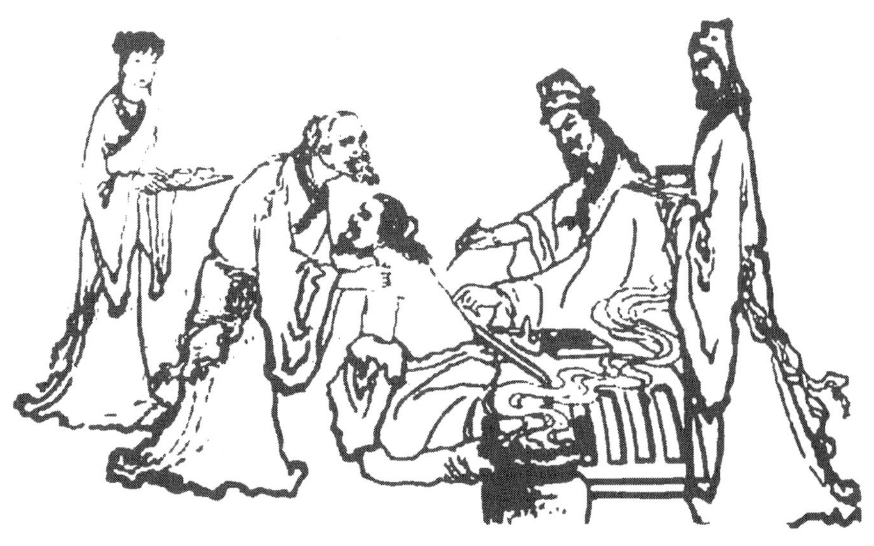

第一章　太阳病脉证针法经方总述

一、太阳经（足太阳膀胱经、手太阳小肠经）总纲

太阳之为病，脉浮、头项强痛而恶寒。头项强痛、腰脊强几几、发热恶寒、尺寸阴阳俱浮而紧者，太阳经感受风寒之邪也。

二、太阳经循行总纲

足太阳膀胱经，毗邻阳脉之海，乃诸阳之首，故多传变；十二经藩篱，受病为先。脉起目内精明，上行巅顶，下络风府，循行项背，出于足外踝，循京骨至小趾外侧，故外感风寒之邪多先犯太阳经。

三、太阳脉证针法经方总诀

太阳表证，脉象浮紧，麻黄解表，开门祛邪；病在筋者，葛根温润。

太阳腑证，膀胱失司，五苓利之；针刺之法，取穴简练，疏泄有度，谨防逆传。

太阳表实脉浮紧，麻黄开表黄将军；表虚桂枝调营卫，病邪筋伤葛根润。

外感风寒太阳证，发热恶寒身首痛。

针刺手足三阳关，麻桂虚实应分明。

仲景先师将六经各立提纲一条，如将军立旗鼓指挥士兵方向，因此选本经脉证而标之。医者临证必牢记提纲，审察病之脉证，应用相应方药针法医治。

四、太阳病证

太阳总纲提出“脉浮、头项强痛、恶寒”八字纲领，为太阳病证脉象主症。惟头项强痛，为太阳所独有特点。三阳之脉俱浮，皆有头痛症，六经受寒俱有恶寒，而见头连项强痛，为太阳受病。因太阳为诸阳之长而主阳气，头为诸阳之会，项为太阳之会。若脉浮、恶寒、发热，而头项不强痛，并非太阳之病症。若头项强痛不恶寒，脉反沉，也非太阳之脉象。

太阳病有身痛、身重、腰痛、骨节疼痛、鼻鸣干呕、呕逆、烦躁、胸满、背强、咳喝、汗出恶风、无汗而喘等症，仲景先师未列提纲而散见其他章节。因太阳为诸阳之首称为巨阳，阳病必发热。其初发病，未发热者，头项强痛，为太阳经循行，因而头连项背均为太阳病症。细审恶风恶寒，有汗无汗，发热未发热，确定表里虚实。虚证有汗为桂枝症，实证无汗为麻黄症，无汗烦躁用大青龙，干呕发热而咳选小青龙，项背强几几用葛根汤。辨证清晰，针药并用，临证医病方能效如桴鼓。

脉浮，为表证脉象。故太阳一证，有浮弱、浮缓、浮迟、浮数等脉，见于诸条。或阳浮而阴弱，或阴阳俱紧，或阴阳俱浮，或尺中脉微，要分清其表里虚实。若脉紧为伤寒，脉缓为中风，脉紧有汗为中风见寒，脉缓无汗为伤寒见风。凡见脉浮迟、浮弱选用桂枝汤，浮紧者用麻黄汤。但从脉之虚实而施治，为仲景先师临证医病定法。

病机：外邪初犯体表，正气开始抵抗，为太阳经证；若外邪随经入腑为太阳腑证。

症见：发热、汗出、烦渴，或渴欲饮水、水入即吐、小便不利、脉浮。太阳经热结于下焦，热与血瘀成太阳蓄血证。症见少腹急结或硬满，精神如狂，甚则发狂，小便自利。

太阳为开，为阳之最外，故称为巨阳。太阳开机的气化体现在卫气于体表，膀胱气化于里两个方面。开阖的具体作用在于调营卫与司腠理。如开阖失司，则首先表现为营卫失调。其中，营阴不足，阴虚则气无以化，致卫失固外开阖之权而患表虚证；卫阳被遏，营阴内郁不通，则为表实证。仲景先师对前者给予桂枝汤，纠正其开的过度；而后者给予麻黄汤，助其开的不足。可见营卫失调就是太阳本身开阖气化功能失调的过程。另外，太阳开阖的功能失常，卫气不充，则邪气易于内陷少阴，所以“实则太阳，虚则少阴”。而太阳开的机能正常与否，又取决于卫气的充盛。只有营阴足、卫气充，太阳开阖的功能才能正常进行，所以太阳开的气化功能之生理基础在于营卫之间的气化作用。另外，关于太阳开机不利、膀胱气化功能失职方面，在《伤寒论》中表现为蓄水证。由此可见，开的气化功能在太阳病中有着一定的指导意义。

太阳经络起于前额目内眦，行人体头顶及项背下肢后方，为十二经脉之首，主一身之藩篱。当风寒外邪侵犯人体，首袭于太阳经之表。病在表者，针灸针法，治宜开表透窍祛邪，为太阳经病症的治疗大法。

足太阳膀胱经有藏津液、司气化、主汗、排尿的作用，在肺气的配合下敷布于体表，称为太阳经气。所以膀胱经太阳经气有保卫体表，抗御外邪侵入的功能。

1.太阳经证：恶寒、发热、头项强痛，苔薄白，脉浮。

若头痛发热、汗出恶风，为风伤卫气，此为表虚证，宜解肌祛风、调和营卫，桂枝汤主之；若头痛发热，无汗恶寒，寒伤营血，此乃表实证，宜解表发汗、温散风寒，麻黄汤主之；头痛发热，恶寒者，此太阳表证标病也，不拘日数多少，便宜发散；若寒中经筋，项背强几几，宜发表生津、滋润经筋，葛根汤主之；若喘咳呕哕，外有表寒，内有水饮，小青龙汤主之；若发热恶寒，身疼痛，不汗出而烦躁者，大青龙汤主之。

2.太阳腑证：太阳经如果影响到膀胱腑气化功能失调，则为太阳蓄水证。

若外感风寒，发热烦渴，小便不利者，此太阳本府受病，膀胱气化失司也。治宜利小便，五苓散主之。若小便利者，不可再利，利之则引热入里，而为热结膀胱、其人如狂等症，桃核承气汤主之。又不可下，泻下之则表邪乘虚入里，而为痞满结胸、协热下痢等症。

故曰：太阳经证，切不可泻下。下之则表邪乘虚内陷而传变。又不可利小便，利之则引邪入里，引起三阴病证。临证有汗不可服麻黄汤，无汗不可服桂枝汤。有汗不可再汗，汗多不可利小便也。

太阳主表，治法以发表为主，而发表中兼顾治里。麻黄汤于发表中降气，桂枝汤于发表中滋阴，葛根汤于发表中生津，大青龙汤与麻杏甘石汤、麻翘赤豆汤发表中清火，小青龙汤与五苓散发表中利水。清火中有轻有重，利水中各有不同。

五、太阳经证针法原则

针法治手足太阳经与督脉选择要点，上下兼顾，通行阳气。其兼症可选取手足太阳经之五腧穴，斟酌局部与远隔，施行治疗。此为治病法则。太阳与少阴经脉络属，气息相通，此为太阳病针灸腧穴治疗之大法。

六、太阳经表证针法处方

首选太阳病穴，手阳关前谷透后溪、三间透合谷、液门透中渚、大椎、风池。

筋骨针法操作：合谷针3分～5分深，留捻3分钟。

见身热，则取前谷；见体重节疼，则取后溪；取通督脉的手太阳后溪穴，配通阳跷的足太阳申脉穴，又为八法主客相应，主治目内眦、耳后、颊颈、肩疾患。又因二穴属太阳，通督脉，故可疏调督脉之阳气与太阳经气，令气血通畅，邪不可犯。复取手阳明经之原穴合谷清泻阳明，开闭宣窍。中渚为手少阳三焦经所注为输，可调畅三焦气机以通利水道；大椎为手足三阳经与督脉之会，为督脉之要穴，手足三阳入脑必经之驿站，故一切外感病、阳经病均可针之；风池足少阳与阳维之会，因太阳主一身之表，主表病之头项诸疾。

第一节　桂枝汤证脉证针法经方论述

太阳中风，阳浮而阴弱。阳浮者，热自发，阴弱者，汗自出，啬啬恶寒，淅淅恶风，翕翕发热，鼻鸣干呕者，桂枝汤主之。（12）

桂枝汤脉证：发热自汗恶风，肌挛拘急悸上冲，脉浮虚缓大而无力，苔薄白、舌质暗淡红。

桂枝汤：桂枝三两（去皮），甘草二两（炙），芍药三两（炙），生姜三两（切），大枣十二枚（擘）。

上五味㕮咀，以水七升，微火煮取三升，去滓，适寒温，服一升。服已须臾，啜热稀粥一升余，以助药力，温覆令一时许，遍身漐漐微似有汗者益佳。

方解：本证属太阳中风证卫强而营弱，桂枝汤为仲景先师群方之魁，为温阳化气，调和营卫，解肌发汗之总方。具有发汗而不伤正，止汗而不留邪的功能。患者脉浮紧，发热汗不出者，不可使用。桂味辛热，辛甘发散，温阳通络。发散风邪，必以辛为主。桂枝发于肉桂科枝条，色赤性温，入心、肺、膀胱经而上行，可达肩背、胸中及双手臂，解肌，为扶上焦心阳之君药，善行四肢通于经脉，温通经脉，调营和卫；芍药甘酸微苦，益营阴敛汗，调和营气。生姜味辛，佐桂温化以解肌。大枣味甘，佐芍以和营。桂、芍相须，一治卫强，一治营弱，合则调和营卫。姜枣味辛甘，性能发散，二物为使者。《内经》所谓风淫于内，以甘缓辛散，所以姜枣为使药。姜枣具有健脾和胃之功，调和营卫，调和阴阳表里。甘草味甘性平，调和诸药，有安内攘外之功。可加适量炒小米，谷气内充健脾益胃，则外邪不复入，余邪不复留。方之妙用之处。诸药合用具有温阳解肌，调和营卫之功。

桂枝汤歌诀：

调和营卫桂枝汤，桂芍姜枣甘草良。

中风汗出脉浮缓，解肌退热滋阴阳。

桂枝适应人群特征及病症歌诀：

桂枝修长面白苍，性情急躁多健忘。

腰膝酸软易腹痛，心悸惊恐亚健康。

浅析：太阳中风证治。阳浮而阴弱，举之见浮，按之又弱。浮为太阳本脉，卫被风袭，相搏则热自发；弱为气血不充于外，卫不固而营不守，因汗自出。啬啬恶寒，汗出遇寒则毛窍聚敛，而呈畏缩状。淅淅恶风，恶风之甚。翕翕发热，是指热在肌表如火炙状。风为阳邪，若汗出徒耗其津而风邪不解，则邪壅肌肤，进而影响三焦气机宣畅，迫于肺则鼻鸣，逆于胃则干呕。十分明显，由风中肌肤致营弱卫强，为本证的基本病机，所以应用桂枝汤解肌祛风，调和营卫。

治法：温阳解肌，调和营卫。

筋骨针刺：手足三阳关前谷透后溪、束骨透京骨、三间透合谷、风池、曲池。

针法：经筋弹拨法、平补平泻法。

释义：后溪为督脉与手太阳经会穴，开通督脉关；取京骨足太阳经之原穴，风池足少阳与阳维之会；曲池为大肠经合穴，调气行气、去血中之风，功似荆芥。因太阳主一身之表，阳维主阳主表，筋骨针刺阳明原穴合谷可截太阳经之传证则病自愈。诸穴合用，可疏通督脉太阳阳气、通络解表，主治阳虚表证。

桂枝汤临证变通应用

【临床处方】桂枝10克，白芍15克，炙甘草6克，生姜9片，红枣12枚，炒小米药引60克。以水1200mL，煮沸后调至文火煎煮30分钟，取汤液450mL，分3次温服。注意避风保暖。

【加减运用】

（1）头晕、项背强痛或腹泻者，加葛根。

（2）胸满腹胀、咳喘、痰多者，加厚朴、杏仁。

（3）便秘腹痛，加大黄。

（4）浮肿阳虚自汗、小便不利者，加黄芪。

（5）食欲不振、气短懒言、脉沉细无力者，加党参。

（6）失眠或心悸腹满者，加生龙骨、生牡蛎。

（7）荨麻疹，加麻黄、浮萍。

桂枝汤为经典调和营卫、温阳解表主方，现代研究具有解热、抗炎、镇静和镇痛之功。对血压和心率、胃肠运动、免疫功能、汗腺分泌均具有双向调节作用，适用于心动悸、腹痛、自汗出、消瘦、脉弱等虚弱体质疾病的调理。

【经典方证】太阳病，头痛发热，汗出恶风者，桂枝汤主之。（13）太阳病，外证未解，脉浮弱者，当以汗解，宜桂枝汤。（42）太阳病，外证未解，不可下也，下之为逆；欲解外者，宜桂枝汤。（44）太阳病，先发汗不解，而复下之，脉浮者不愈。浮为在外，而反下之，故令不愈。今脉浮，故在外，当须解外则愈，宜桂枝汤。（45）

【方证提要】气上冲，腹中痛，自汗，发热，脉浮弱者。

【适用人群】多见于清瘦体型，脾胃虚弱四肢消瘦，颜面色白皮燥，性格急躁，易于健忘，言语急于表达。

【变通运用】亚健康症状。

（1）过敏性鼻炎、哮喘。

（2）腹痛腹泻或便秘，女性月经不调、痛经，产后自汗。

（3）男性阳痿，腰酸腰痛，四肢发凉，腰膝凉痛。

（4）痤疮、荨麻疹、湿疹，溃疡不愈合。

（5）头晕、心悸气短、脉弱，失眠多梦，烦躁易怒，如低血压、心脏病、贫血等。

【注意事项】

（1）风寒表实者慎用。

（2）阳热亢盛，吐血衄血者慎用。

（3）心动过速者当慎用。

病案

患者刘某某，62岁，因面瘫于1968年10月求治。素体阳虚畏寒，易反复感冒，左侧颜面麻木，眼睑下垂感，遇冷流泪，口眼㖞斜，口角流涎。伴有面色萎黄，气短乏力，动则汗出，四肢畏寒，舌淡苔薄，脉细弱。

【病机】太阳中风证卫强而营弱。

【治法】温阳化气，调和营卫，祛风通络。

【处方】桂枝汤合牵正散加减（桂正汤）。

桂枝12克，麻黄6克，白芍15克，防风10克，生黄芪15克，姜半夏10克，白僵蚕10克，全蝎9克，蜈蚣2条，炙甘草6克，生姜9片，大枣10枚。

每日一剂，水煎服，每次饭前温服。

【方解】桂枝温通助阳，疏通经络；麻黄发汗散寒，解表驱邪；炒白芍养血调经，敛阴止汗；防风祛风解表；黄芪扶正祛邪以固表；姜半夏燥湿化痰，消痞散结；白僵蚕祛风止痉、化痰散结；全蝎息风镇痉，通络止痛；蜈蚣息风镇痉，攻毒散结；炙甘草补脾益气，调和诸药；生姜温中祛寒健脾；大枣滋补营血。诸药合用具有温阳化气，调和营卫，祛风通络之功。

【筋骨针刺】手阳关前谷透后溪、液门透中渚、三间透合谷；风池、下关透牵正、地仓透颊车、瞳子髎透太阳。严重者患侧口腔颊黏膜刺血，可外敷鳝血牵正膏。

针2次，服中药2剂，诸症减轻。按上方继服6剂，针3次痊愈。随访半年无复发。

桂枝汤禁三条

桂枝本为解肌，若其人脉浮紧，发热汗不出者，不可与也。当须识此，勿令误也。

若酒客病，不可与桂枝汤，得之则呕，以酒客不喜甘故也。

凡服桂枝汤吐者，其后必吐脓血也。

第二节 麻黄汤证脉证针法经方论述

太阳病，头痛发热，身疼腰痛，骨节疼痛，恶风无汗而喘者，麻黄汤主之。（35）

麻黄汤脉证：恶寒发热头身痛，无汗而喘，皮肤燥，不出汗，脉浮紧，舌暗淡。

麻黄汤：麻黄三两（去节），桂枝三两（去皮），甘草一两（炙），杏仁七十个（去皮尖）。

上四味，以水九升，先煮麻黄减二升，去上沫，纳诸药，煮取二升半，去滓，温服八合。覆取微似汗，不须啜粥，如桂枝法。

方解：此证属于太阳风寒表实，营卫皆强，正邪相交证。开鬼门法源于《内经》："开鬼门，洁净府，去菀陈莝。"通过开泄毛孔，发汗祛邪，使邪随汗解。

"麻黄汤为开鬼门第一方""其在表者，汗而发之。"麻黄汤主伤寒，寒则伤荣，寒邪并于荣，则荣实而卫虚。《内经》所谓气之所并为血虚，血之所并为气虚。君药麻黄味甘苦，入肺、膀胱经而上行升散，可达周身肌表。其形中空外直，宛如毛窍骨节，能祛骨节风寒从毛窍而出，为发散风寒上品。以麻黄为轻剂，主发散，止咳上气，除寒热，振奋精神，治愈疾病。桂枝之条纵横，宛如经脉系络，温通经络而出汗，为营分散解风寒极品。杏仁味甘苦温，形如心果，助心散寒，止咳降气平喘。甘草甘平，扶正和中，调和诸药，发汗不宜太过。临床应用加葱白温阳通窍，助麻黄开表除邪。诸药合用具有发表宣肺散寒之功。

麻黄汤歌诀：

风寒表实麻黄汤，桂枝杏甘枣姜良，

头项强痛恶寒热，平喘发汗效彰彰。

麻黄适应人群特征及病征歌诀：

麻黄表寒体型壮，毛孔粗大面黑黄。

无汗身痛骨节痛，鼻塞喘咳或身肿。

浅析：太阳伤寒证治。太阳伤寒病理，总体来说是寒实于表而发病。寒为阴邪，其性凝滞，寒邪束表，毛窍闭塞，在外则无汗；肺主皮毛，表邪不得汗出，邪迫于肺而气喘；太阳为阳脉之首，主调畅一身上下表阳之气，无汗而阳气不得畅达，卫闭营郁，则见一身尽痛。麻黄八症，言痛者有四，皆因太阳经表之气郁闭，汗欲出不得所致。故方用麻黄汤开表郁，散寒凝。

治法：发表宣肺散寒。

筋骨针刺：手阳关三间透合谷、腕阳关阳池透外关，后溪、曲池、肺俞、大椎。

释义：太阳为十二经阳脉之首，主一身之藩篱。《黄帝内经·素问·阴阳离合论》指出，太阳为开，阳明为阖，少阳为枢。三经者，不得相失也，抟而勿浮，命曰一阳。太阳表实无汗，内郁而生烦躁者，手阳明经原穴合谷清泻阳明，开闭宣窍。配手少阳经络穴外关，清利三焦，疏经活络以除烦。后溪手太阳小肠经之输，通督脉。曲池手阳明之合穴，走而不守，能疏通经气，清阳明经热之郁。取足太阳膀胱经之背俞穴肺俞疏通背部经气，宣肺发表而平喘。配大椎诸阳之会，疏通诸阳经气，宣表发汗、调和营卫，功似桂枝、白芍。诸穴均用泻法，开腠理、泻热而止烦躁。

麻黄汤临证变通应用

【临床处方】麻黄9克，桂枝12克，杏仁10克，甘草6克，葱白3段。以水1000mL，煮沸后调至文火再煎煮30分钟，取汤液300mL，分2～3次温服。

【加减运用】

（1）肌肉痛、浮肿者，加白术15克；关节痛再加附子10克。

（2）银屑病患者，合桂枝茯苓丸。若汗多、怕热时，再加生石膏30克，制大黄10克。

麻黄汤为伤寒病的主方，经典的辛温解表代表方。现代研究具有发汗、解热、止咳、平喘等作用，适用于无汗发热而喘、身痛、脉浮有力的病症。

【经典方证】太阳病，或已发热，或未发热，必恶寒，体痛，呕逆，脉阴阳俱紧者。（3）太阳病，头痛发热，身疼腰痛，骨节疼痛，恶风，无汗而喘者。（35）喘而胸满者。（36）太阳病，脉浮紧，无汗，发热，身疼痛，八九日不解，表证仍在。（46）脉浮者。（51）脉浮而数者。（52）伤寒脉浮紧，不发汗，因致衄者。（55）阳明病，脉浮，无汗而喘者。（235）

【方证提要】恶寒无汗，发热，头身疼痛或喘，脉浮紧者。

【适用人群】面色黄暗，体格壮实，皮肤干燥，无光泽，有浮肿貌；平时无汗或少汗，容易感冒受凉，汗出则舒；易感到头痛发热，身体疼痛，特别是腰痛或头痛；易胸闷鼻塞咳喘等。

【变通运用】

（1）咳嗽气喘，如支气管哮喘、鼻炎、过敏咳喘等。

（2）发热疾病，如感冒、流感发热、支气管炎、咳嗽、气喘等。

（3）肢体障碍性疾病，如脑梗死、中风后遗半身不遂、帕金森病等。

（4）风湿疼痛病，如颈椎病、肩周炎、强直性脊柱炎、坐骨神经痛、关节炎等。

（5）皮肤干燥、无汗，如湿疹、荨麻疹、银屑病等。

（6）浮肿疾病，如肾炎。

（7）治痘初出而忽隐，壮热无汗者。

【注意事项】

（1）患者阳气虚衰极度消瘦者、风热感冒及严重贫血者慎用。

（2）本方不宜与咖啡、浓茶共饮。

病案

张某某，女，48岁，唐河县人，于1970年11月求治。症见外感风寒，发热，恶寒，无汗，头痛，咳嗽，舌淡苔白，脉浮紧。

【病机】太阳表实。

【治法】发汗解表、调和营卫。

【筋骨针刺】手三阳关三间透合谷、前谷透后溪，曲池、大椎、肺俞。

【处方】麻黄9克，桂枝10克，杏仁10克，白术10克，防风10克，炙甘草6克，生姜9片，大枣10枚，葱白3段。

服上方2剂，针刺2次后，避风寒，汗出热退而痊愈。

麻黄汤证为邪实于表，欲汗不得，与桂枝证有虚实之分，故万不可于麻黄证投以桂枝汤，犯“实以虚治”之忌。针药同理，用药法度严谨，针药并用如虎翼之功，风吹残云。

第三节　葛根汤证脉证针法经方论述

太阳病，项背强几几，无汗恶风，葛根汤主之。（31）

葛根汤脉证：恶寒发热，无汗身痛，项背强几几；或恶寒发热，无汗，大便稀薄，一日数次，脉浮紧。

葛根汤：葛根四两，生姜三两（切），甘草二两（炙），芍药二两，桂枝二两（去皮），麻黄三两（去节汤炮去黄汁焙干称），大枣十二枚（擘）。

上七味，以水一斗，先煮葛根、麻黄，减二升，去白沫，内诸药，煮取三升，去滓，温服一升。覆取微似汗。余如桂枝法将息及禁忌。

方解：葛根汤为麻黄汤衍生方，病在筋者润而柔之。《本草经解》：“葛根气平，禀天秋平之金气，入手太阴肺经；味甘辛无毒，得地金土之味，入足阳明燥金胃经。气味轻清，阳也”。方中重用葛根味甘气凉，解肌退热、生津柔筋、滋润筋脉为君药。麻黄祛风散寒，邪从汗出为臣药。桂枝温通经络，芍药甘缓止痛为佐药。生姜、大枣、甘草调和营卫，和解表里。诸药合用能开玄府腠理之闭。

葛根汤歌诀：

风寒伤筋项背痛，葛根汤药服之灵，

麻桂甘芍姜大枣，散寒舒筋效如风。

葛根适应人群特征及病症歌诀：

葛根体壮面暗红，太阳经阻项背痛，

二阳合证细分辨，风寒痹痛三高症。

浅析：邪客太阳、经输不利证治。桂枝加葛根汤的项背强几几，是“反汗出恶风”，属邪在肌肤而经输不利者；此是“无汗恶风”，属邪实于肌表而经输不利者，故另立葛根汤解表而散经输之邪。

治法：疏经解热。

筋骨针刺：手三阳关、前谷透后溪、液门透中渚、三间透合谷、大杼、大椎、风门、风府。

释义：后溪为手太阳小肠经之输，通督脉，督脉统摄一身阳气，三间透合谷打开阳明关，用之可效。大椎为诸阳之会，主一身之阳，取之可宣通诸阳经气，配大杼手足太阳少阳之会，主治伤寒脉浮、头项强痛而尤以项背筋急、拘疼不得屈伸为显者，有疏解项背强急之效。风门又称热府，为足太阳与督脉之会，是风寒侵入的门户。风府为督脉与足太阳和阳维脉之会，是治疗风邪侵犯脑府的要穴。二穴合用可疏调太阳与督脉经气，祛风散寒、宣肺发表。故表实证兼太阳经输不利者，用之可效。

葛根汤临证变通应用

【临床处方】葛根30克，生麻黄6克，桂枝10克，白芍20克，甘草6克，生姜9片，红枣12枚。以水1000mL，煮沸后调至文火再煎煮30分钟，取汤液300mL，分2～3次温服。

【加减运用】

（1）头痛、头面部疮疖、牙痛、耳聋耳鸣，加黄芩10克，川芎10克。

（2）腹痛及腰腿痛、阳热便秘者，合桃核承气汤。

（3）鼻渊症、鼻塞流涕，加薄荷9克，制苍耳子10克，辛夷花10克。包煎。

（4）女子痛经、闭经或月经后期、浮肿者，合桂枝茯苓丸。

葛根汤具有温和发汗，散寒舒筋之功，为古代醒酒方。现代研究具有解热镇痛、抗过敏、抗疲劳、改善微循环、温阳调经等作用，适用于恶寒发热无汗、头身痛、颈项腰背强痛、疲乏嗜睡、大便溏薄等病症。

【经典方证】太阳病，项背强几几，无汗，恶风。（31）太阳与阳明合病者，必自下利。（32）太阳病，无汗而小便反少，气上冲胸，口噤不得语，欲作刚痉。（《金匮要略·痉湿日暍病脉证》）

【方证提要】项背强，自下利，无汗，肌肉痉挛者。

【适用人群】多见于青壮年人，颈项痹阻僵硬疼痛，身强体壮、肩背部肌肉丰厚，肤色暗红，舌红，脉洪数有力。易患风湿痹症、筋伤病，有三高症，头晕头痛、口渴等症状。

【变通运用】

（1）外感发热无汗，如风寒外感。

（2）项背腰腿强痛病症，如颈痹症、胸背肌筋膜炎、风湿痹症等。

（3）颞下颌关节紊乱综合征。

（4）头晕昏沉，如中风、高血压病、脑动脉硬化症。

（5）周身肌肉酸痛，两乳红肿发热。

【注意事项】

（1）阳虚心悸多汗，心律不齐者慎用麻黄。

（2）本方宜餐后服用。

病案

张某某，男，38岁，1975年9月求治。外感项背强痛、酸胀不适，转颈困难，太阳经筋区疼痛，向无名指、小指放射痛，无汗，舌淡苔白，脉浮紧。

该患者项背部太阳经经筋循行处，风寒之邪客其经筋，项背强几几、活动受限是经筋受累、经络痹阻不通而致。舌淡苔白、脉浮而关脉弦紧，是风寒束表、经筋受累。证属太阳风寒侵袭经筋所致的表实证，选用葛根汤加减主之。

【治法】疏风散寒，柔筋通络。

【处方】舒筋痹痛汤（葛根汤加减）。

葛根30克，麻黄6克，桂枝10克，赤芍15克，姜黄15克，鸡血藤30克，炙甘草9克，生姜9片，大枣12枚。

【方解】此方以葛根解肌柔筋疏利经筋，麻黄桂枝温阳解表而祛邪，赤芍、姜黄、鸡血藤活血祛瘀、理气止痛，生姜大枣调和营卫，甘草调和诸药。

【筋骨针刺】手三阳关三间透合谷、液门透中渚、前谷透后溪，颈阳关三针、顶椎穴（颈七棘突筋结）、肩中俞、天柱、颈夹脊穴松筋治疗。

该患者针3次，服3剂治疗，上述症状明显减轻。继服6剂，针5次痊愈，随访半年无复发。

第四节　大青龙汤证脉证针法经方论述

太阳中风，脉浮紧，发热恶寒，身疼痛，不汗出而烦躁者，大青龙汤主之。（38）

大青龙汤脉证：三关脉浮紧，发热恶寒、不汗出而烦躁者，宜大青龙汤。

大青龙汤：麻黄六两（去节），桂枝二两（去皮），甘草二两（炙），大枣十枚（擘），石膏如鸡子大（碎），生姜三两（切），杏仁四十个（去皮尖）。

上七味，以水九升，先煮麻黄减二升，去上沫，内诸药，煮取三升，去滓，温服一升，取微似汗。汗出多者，温粉粉之。一服汗者，停后服。若复服，汗多亡阳遂虚，恶风烦躁、不得眠也，

方解：青龙东方甲乙木神也，应春季而主肝，主司发生之令，为繁荣之主，万物出甲开甲，则有两片枝芽。肝有两叶，以应木叶，所以谓之青龙者，以发散荣卫两伤之邪，是应肝木之体。风有阴阳，太阳中风汗出脉缓者，为中于舞动之风邪。此汗不出而脉紧，因感受风热，本

证独有烦躁，热淫于内则心神烦扰。风淫末疾则手足躁乱。风盛于表，非发汗不解。阳郁于内，非大寒不除。因此大青龙为麻黄汤倍用麻黄以发汗，加石膏以除烦。麻黄味甘温，桂枝味辛热，寒则伤荣，必以甘缓之，风则伤卫，必以辛散之。此风寒两伤，荣卫俱病，故以甘辛相合，而为发散之剂。表虚脉缓者，则以桂枝为主，此以表实腠理密，则以麻黄为主，是先麻黄后桂枝，兹麻黄为君，桂枝为臣也。甘草味甘平，杏仁味甘苦，苦甘为助，佐麻黄以发表。大枣味甘温，生姜味辛，温辛甘相合，佐桂枝以解肌。石膏味甘辛微寒，风阳邪也，寒阴邪也，风则伤阳，寒则伤阴，荣卫阴阳，为风寒两伤，则非轻剂所能独散也。必须轻重之剂以同散之，乃得阴阳之邪俱已，荣卫之气俱和，是以石膏为使，石膏为重剂，而又专达肌表者。诸药合用具有发汗解表，清热除烦之功。大青龙汤，为发汗之重剂。

大青龙汤歌诀：

伤寒表实心烦躁，青龙麻黄加石膏，
发汗解表清中宫，倍用麻甘效彰明。

浅析：大青龙汤为无汗，阳郁而烦所设。也有“不汗出”者，皮腠之间的水液凝涩不散，而出现周身沉重，甚至疼楚、两臂沉重难以抬举的情况；或手臂肿胀，其脉不紧而缓的，可用大青龙汤发泄其水毒使汗出则愈。太阳病表实无汗，故脉浮紧，发热恶寒，身疼痛，言“不汗出而烦躁”，知此烦躁是因邪实于表，表阳郁闭，热无宣泄而反扰于内所致。故用大青龙汤发表清里，此方为麻黄汤与越婢汤合用，去邪峻猛，故当慎用。若脉微弱而不紧，且见汗出恶风为太阳表虚证，慎不可服。否则阳随汗泄，胃阳虚衰，见厥逆、筋惕肉润等亡阳变证，后果严重。临证仔细辨明病症方可应用。

治法：发汗解表，清热除烦。

筋骨针刺：手阳关三间透合谷、腕阳关阳池透外关、金门、大椎、液门、尺泽、太溪。

释义：太阳表实汗不得出，内郁而生烦躁者，取足太阳经郄穴金门清热疏达阳郁。配大椎诸阳之会，疏通诸阳经气，宣表发汗。取手阳明经原穴合谷清泻阳明，开闭宣窍。配手少阳经之络穴外关，清利三焦，疏经活络。太溪滋肾水泻火除烦具有元参、石膏之功。诸穴共用泻法，开腠理、泻热、止烦躁。

大青龙汤临证变通应用

【临床处方】生麻黄9克，桂枝10克，杏仁10克，生石膏36克，炙甘草6克，生姜9片，大枣12枚。以水1200mL，先煎麻黄20分钟，去上沫，再入他药，煮沸后调至文火再煎煮30～40分钟，取汤液300mL，分2～3次温服。

大青龙汤为古代伤寒病的发汗峻方，适用于以发热、无汗、烦躁为特征的发热性疾病及皮肤病等。现代临床主要将大青龙汤应用于流感发热、支气管哮喘、慢性支气管炎。

合并感染、汗腺闭塞症、荨麻疹、痤疮等疾病，以外有表寒，里有郁热为辨证要点。

【经典方证】太阳中风，脉浮紧，发热，恶寒，身疼痛，不汗出而烦躁者。（38）

【方证提要】发热恶寒，无汗而烦躁，脉有力者。

【适用人群】体格强健的中青年，肌肉发达，皮肤粗糙黝黑或黄暗，面部有轻度浮肿貌；发热恶寒，烦躁，身疼痛，皮肤发热发烫干燥；脉轻按即得，按之有力，心肺功能健全。

【变通运用】病毒性感冒、肺炎、过敏性疾病、皮肤病等。

【注意事项】

（1）本方发汗猛烈，年老体弱、产妇、久病、大病患者，或心功能不全、失眠、高血压病、糖尿病患者、肺结核低热者，均不宜使用。

（2）误服大青龙汤导致的心悸、多汗、虚脱等，可用真武汤、桂枝甘草龙骨牡蛎汤救治，或饮用甘草红枣生姜红糖浓汤。

病案

董某某，女，43岁，于1979年11月求治。发热、无汗、身痛烦躁，肩臂痛难于抬举。自述三天前，自觉肩臂肿胀疼痛，夜间肩臂疼痛加剧，难以入眠。其人形体肥胖，舌质淡红、苔黄腻，脉象浮滑。

【病机】寒邪痹阻手三阳经络，使气血失畅，津液受阻，导致上肢气滞水凝，溢饮肌肤而胀痛。

【治法】发汗解表，行气利水。

【筋骨针刺】手阳关三针前谷透后溪、液门透中渚、三间透合谷，颈夹脊穴，肩中俞，肩三针肩髃透肩峰、肩贞透盂下结节、肩髎透肱骨大结节。

【处方】麻黄6克，桂枝10克，生石膏24克，云苓30克，赤芍30克，姜黄30克，炙甘草6克，生姜6片，丝瓜络20克为引子。

针3次，服上方3剂，上述诸症悉除，随访半年无复发。

第五节　小青龙汤证脉证针法经方论述

伤寒表不解，心下有水气，干呕，发热而咳，或渴，或利，或噎，或小便不利，少腹满，或喘者，小青龙汤主之。（40）

小青龙汤脉证：咳喘、鼻塞、打喷嚏，痰涕量多如水稀，背部冷感身恶寒，平素无汗，咳喘汗，热或不热，苔白滑，呕渴利噎，少腹满，脉滑。

小青龙汤：麻黄（去节）、桂枝、芍药、细辛、干姜、炙甘草各三两，五味子、半夏各半升。

上八味，以水一斗，先煮麻黄，减二升，去上沫，内诸药，煮取三升，去滓，温服一升。

方解：本方外散风寒，内化寒饮，有发表化里作用。若无表寒，则为内化痰饮专方。青龙象肝木之两歧，而主两伤之疾。中风见寒脉，伤寒见风脉，则为荣卫两伤，故以青龙汤主之。伤寒表不解，则麻黄汤可以发；中风表不解，则桂枝汤可以散。唯其表不解，而又心下有水气，则麻黄汤不能发，桂枝汤不能散，专设小青龙汤。伤寒表不解，心下水气上逆而干呕发热而渴，或利或噎，或小便不利少腹满，或喘者，予小青龙发汗利水。小青龙于桂枝汤去大枣，桂枝味辛热，甘草味甘平，甘辛为阳，佐麻黄表散之。表不解，应开玄府发散之。麻黄味甘辛温，为发散之主。细辛逐水气。半夏辛平除呕，《本经》云："伤寒，寒热，心下坚，下气，喉咽肿痛，头眩，胸胀，咳逆。"可见其善于消散壅滞在上之结。桂枝辛温，《本经》谓其"上气咳逆，结气，喉痹，吐吸"，能温散上焦寒邪凝滞。干姜大温既能除咳又能逐心下之水，三者所以为使者。心下有水，津液不行，则肾气燥，《内经》曰：肾苦燥，急食辛以润之。是以干姜细辛半夏为使，以散寒水逆气，收寒水，散津液，汗出而解，心下水气散行。《内经》曰：肺欲收，急食酸以收之。故用芍药、五味子为佐，以收逆气，保心肾。芍药之酸敛以护荣阴，方能去邪而不伤正。诸药合用，降逆止呕，温阳化水。

小青龙汤歌诀：

小青龙汤水凌心，喘咳呕哕腹满饮。

桂姜麻黄芍药甘，细辛半夏五味煎。

浅析：表寒挟水饮证治。太阳病寒邪外束，解表而不得，反致水饮上犯，见干呕、发热而咳等胃失和降、肺失宣肃的表寒里水证。太阳本气为寒，其寒水所化之气运行于皮表，出入于心胸。今表实而气不得运行出入，则寒水内合里饮，水邪逆乱引起三焦枢机失司，"水气"上犯心胸而致喘咳呕吐。知病兼表里，未全化水，故用小青龙外宣内散，化气外达而作汗，内散行水以利小便，是为太阳标本兼顾之治。

治法：宣肺平喘，化痰利水。

筋骨针刺：腕阳关太渊透经渠，尺泽、风门、肺俞、丰隆、太白。

释义：取太渊脉之会，手太阴肺经之原，调理肺气以助脉络之行。风门、肺俞，肺经背俞穴，可疏风解表，宣降肺气。太白为足太阴脾经原穴，健脾利湿，通调胃肠。丰隆足阳明胃经之络穴，涤痰散饮，降逆止呕。二穴原络相配，培土制水以疗咳喘。

小青龙汤临证变通应用

【临床处方】桂枝9克，炙麻黄6克，姜半夏10克，茯苓15克，细辛6克，白芍15克，五味子6克，干姜15克，炙甘草9克。以水1000mL，煮沸后调至文火再煎煮30分钟，取汤液300mL，分2～3次温服。

【加减运用】

（1）烦躁、口干者，加石膏36克。

（2）体弱、心悸、喘促者，去麻黄。

（3）见面色黄、肌肉松弛、浮肿者，合玉屏风散。

（4）长期服用激素而面色灰暗者，加附子15克。

小青龙汤为古代治疗水气咳喘病专方，有散寒化饮之功效，适用于恶寒、口不渴、痰量多清稀之病症。现代临床上小青龙汤用于治疗呼吸系统疾病如慢性气管炎、肺气肿、肺心病、支气管哮喘等，也可用于水邪内停所引起的胃病、肠易激综合征、类风湿性关节炎、红斑狼疮及其他过敏性疾病。

【经典方证】伤寒表不解，心下有水气，干呕，发热而咳，或渴，或利，或噎，或小便不利，少腹满，或喘者。（40）伤寒，心下有水气，咳而微喘，发热不渴。（41）病溢饮者，当发其汗。（《金匮要略·痰饮咳嗽病脉证并治》）咳逆倚息，短气不得卧；妇人吐涎沫。（《金匮要略·妇人杂病脉证并治》）

【方证提要】咳喘，鼻鸣，痰液及涕多而清稀如水，口不干渴者。

【适用人群】

面色多青灰色，绝少见面红光亮者；鼻涕、痰液呈水样、量多，口内清涎多，口不干渴，畏寒；舌苔白、湿润，舌面水滑。

【变通运用】

（1）以痰液清稀为特征的咳喘，如急慢性支气管炎、支气管哮喘、慢性阻塞性肺疾病等。

（2）鼻涕、眼泪清稀量多的疾病，如花粉症、过敏性鼻炎等。

（3）浮肿疾病，如特发性水肿、分泌性中耳炎、急性肺水肿等。

【注意事项】

（1）本方服用后应该口干，但不可饮用冷水。

（2）体质羸瘦者，不可多服本方。症状缓解后可改用桂甘龙牡汤、生脉散等。

病案

赵某某，男，43岁，1979年11月求治。症见咳嗽，哮喘，吐白色痰量多，心烦胸满，背恶寒，口干思饮，但饮水后胃脘不适，舌淡苔白，右关脉滑濡。

【病机】太阳风寒犯肺。

【治法】宣肺解表，平喘祛痰。

【筋骨针刺】腕阴关太渊透经渠、尺泽、肺俞、风门、膻中、丰隆、公孙。

【处方】麻黄6克，桂枝10克，姜半夏10克，云苓15克，杏仁10克，川朴10克，细辛6克，干姜10克，白芍12克，五味子6克，炙甘草6克，炒莱菔子30克。

针2次，服上药3剂，诸症减轻。继服3剂，针3次而愈。

第六节　五苓散证脉证针法经方论述

中风发热，六七日不解而烦，有表里证，渴欲饮水，水入则吐者，名曰水逆，五苓散主之。（74）

五苓散脉证：关脉伏，中焦有水气，溏泄，太阳病中寒，宜五苓散。

五苓散：猪苓、茯苓、白术各十八铢，桂枝半两，泽泻一两六铢。上五味，捣为散，以白饮和服方寸匕，日三服，多饮暖水，汗出愈。

方解：五苓散，苓为号令之令，通行津液，克伐肾邪专为号令。五苓之中，茯苓为主，故曰五苓散。茯苓色白质坚，金之象，性平味淡，入心、脾、肾经而下行。功能上通心气，枢转中焦，引心气下归丹田，以降为主，少用可升，可利小便，伐肾邪、通腰脊之血。猪苓味甘平，《素问·至真要大论》曰："淡味渗泄为阳。"茯苓甘淡为后天之阳，利水而泄下，水饮内蓄，须当渗泄之，必以甘淡为主，故以茯苓为君，猪苓为臣。白术味甘温，温阳健脾、淡渗利湿。脾恶湿，水饮内蓄，则脾气不治，益脾胜湿，必以甘为助，以白术为佐。泽泻味咸寒，《内经》曰："咸味涌泄为阴。"泄饮导溺，必以咸为助，故以泽泻为使，泽泻补阴不足，平衡阴阳。桂味辛热，辛温同阳助气化、解肌祛风。肾恶燥，水蓄不行，则肾气燥，《素问·宣明五气篇》曰："肾恶燥。"急食辛以润之，散湿润燥，故以桂枝为使。多饮暖水，令汗出愈者，以辛散水气外泄，是以汗润而解也。诸药合用具有解表、化气行水之功。

五苓散歌诀：

太阳腑病五苓用，白术泽泻猪茯苓。

气化归元官桂宜，通阳利水烦渴清。

浅析：辨汗后胃燥与蓄水证治。太阳病以法当汗，大汗出之太过，津伤胃燥，人呈烦躁不得安卧，说明土燥于中，影响上下水火之气交通。渴因失水，唯过汗虚其胃气，饮易留聚于中，故宜少少与饮，令燥得滋润，胃气调和则愈。另有一种蓄水证，乃汗后表邪未尽，邪气随经入太阳之腑，致使太阳本气受病，证见下焦小便不利、上焦微热消渴等水腑水道气化不利、津液不布症候。治宜五苓散通阳利水，水腑通而水道行，则小便利而津气布，诸症可愈。

治法：解表、化气、行水。

筋骨针刺：手阳关液门透中渚，水分、膀胱俞、三阴交，踝阴关大钟透太溪。

释义：太溪足少阴肾经原穴，调和脏腑表里助太阳气化。中渚为手少阳三焦经输穴，调畅三焦气机。水分以通利水道。再加足太阳膀胱俞、三阴交，疏调膀胱，助气化利小便。则水道通利，津气四布，诸症可获愈。

五苓散临证变通应用

【临床处方】茯苓30克，白术15克，泽泻10克，猪苓15克，桂枝10克，肉桂6克，白茅根60克。以水1000mL，煮沸后调至文火再煎煮40分钟，取汤液300mL，分2～3次温服。也可打成散剂，每次5克，每日2次。

【加减运用】

（1）低热、淋巴结肿大、胸闷恶心、食欲不振者，合小柴胡汤。

（2）腹胀、嗳气、咽喉异物感、舌苔厚腻者，合半夏厚朴汤。

（3）暑天多汗、头痛烦渴、小便涩者，加滑石15克，寒水石15克，石膏20克，甘草6克，名桂苓甘露饮。

（4）腰腿疼痛、血压高者，加怀牛膝30克、决明子10克。

（5）黄疸或胆红素偏高，加茵陈30克。

五苓散为古代水逆病的专方，经典的通阳利水剂。现代研究具有保肝、降脂、利尿等作用，适用于以口渴、吐水、腹泻、汗出而小便不利为特征的疾病。

【经典方证】太阳病，发汗后，大汗出，胃中干，烦躁不得眠，欲得饮水者……若脉浮，小便不利，微热，消渴者，五苓散主之。（71）发汗已，脉浮数，烦渴者。（72）伤寒，汗出而渴者。（73）中风发热，六七日不解而烦，有表里证，渴欲饮水，水入则吐者。（74）痞不解，其人渴而口燥烦，小便不利者。（156）霍乱，头痛发热，身疼痛，热多欲饮水者。（386）假令瘦人，脐下有悸，吐涎沫而癫眩。（《金匮要略·痰饮咳嗽病脉证并治》）

【方证提要】口渴而小便不利，或水入则吐，或汗出，或呕吐，或口燥烦，或悸动，或癫眩，或下利者。

【适用人群】

（1）虚胖型：面色多黄白，或黄暗，多无油光，腹部肌肉松软而易浮肿，多汗，身体常困重。

（2）瘦弱型：面色多黄白，或黄暗，多无油光，易头晕，多心下、脐下悸动，易腹泻，易浮肿，易出现腹水、胸腔积液。多有器质性疾病。

（3）实胖型：面多油光，腹形肥胖，按之饱满但无疼痛，能食，易腹泻或大便不成形，易疲乏。

【变通运用】

（1）浮肿疾病，如单纯性肥胖、脂肪肝、经期浮肿等。

（2）吐水表现，如急性胃炎、妊娠呕吐、幽门狭窄、新生儿呕吐等。

（3）水样便腹泻，如夏秋季胃肠炎、急性肠炎、消化不良、脂肪肝腹泻等。

（4）体腔积液病症，如腹水、心包积液、脑积水、胸腔积液、胃潴留等。

（5）口渴多饮尿频表现，如干燥综合征、尿崩症、小儿多饮症等。

（6）头痛、头晕表现，如顽固性头痛、梅尼埃病、眩晕症等。

（7）畏光、眼花、头痛表现，如青光眼、黄斑水肿、假性近视、夜盲症、急性泪囊炎。

（8）多汗渗出增生疾病，如扁平疣、脂溢性皮炎脱发、多形性红斑、水痘、带状疱疹、顽固性湿疹、口腔黏膜白斑等。

【注意事项】

（1）本方有纠正脱水作用，对于重度脱水伴有严重电解质紊乱者，本方结合补液使用。

（2）少数患者服用本方后，可出现腹泻或便秘，可减量。

（3）吐水者宜用散剂，无上消化道症状者可用汤剂。

（4）宜饮开水服用五苓散，取微汗为宜。忌食冰冷食物。

病案

柳某某，男，14岁，于1980年9月求治。症见患儿饮而多尿，形体肥胖，四肢无力，伴烦渴，舌淡苔白滑，脉沉细而滑。

【病机】太阴脾虚湿盛，膀胱失输，水饮内结，渴欲饮水，饮而多尿。

【治法】温阳化气，行气化水。

【方选】五苓散加减。

【处方】茯苓15克，焦白术10克，泽泻9克，桂枝9克，制附子6克，肉桂6克，干姜15克，益智仁9克，砂仁6克，炙甘草6克，生姜6片。

【筋骨针刺】踝阴关太溪、手阳关中渚、膀胱俞、肾俞、三阴交。

上方水煎服，共服3剂，针3次，诸症减轻。又于原方6剂，针5次痊愈。

第七节　苓桂术甘汤证脉证针法经方论述

伤寒，若吐、若下后，心下逆满，气上冲胸，起则头眩，脉沉紧，发汗则动经，身为振振摇者，茯苓桂枝白术甘草汤主之。（67）

苓桂术甘汤脉证：中虚水气上逆而心下逆满，水饮内停，蒙蔽清阳，故起则头眩。脉沉主里，脉紧主有寒饮之邪。

苓桂术甘汤：茯苓四两，桂枝三两（去皮），白术、炙甘草各二两。

上四味，以水六升，煮取三升，去滓，分温三服。

方解：此太阳转属厥阴之证。吐下后，乃肝邪之气冲心，下实上虚，故起则头眩；发汗经络空虚，引起身体振摇；因吐下引起脉象沉而紧之弦，是木邪内发。凡厥阴为病，气上冲心，此因吐下后胃中空虚，木邪因而为患。《本经》曰："茯苓，味甘平，主治胸胁逆气，忧恚，惊邪恐悸。心下结痛，寒热，烦满，咳逆，口焦舌干。利小便。"因而以茯苓之淡渗，清肺降逆为君药；白术健脾益气，而胃气可复。茯苓配白术，健脾化水，强健内在气化为臣药。桂枝温通心阳以补心血，则营气复而经络通和。桂枝配白术，能驱肌间湿之邪为佐。甘草调和营卫，则头晕目眩，肢体震颤可愈。诸药合用具有健中行水，理气降冲之功。

苓桂术甘汤歌诀：

吐下逆满气冲胸，眩晕身摇胁肋凌。

苓桂术甘温中降，利水降逆效彰灵。

浅析：误治伤中土饮邪上冲。伤寒当汗，误施吐下必重伤脾胃阳气，饮邪乘虚入胃，表邪内陷，故见心下逆满。脾胃中虚，肝木克之，挟浊阴之气上冲，蒙蔽清阳，故浊气上冲于胸，起则头眩。"脉沉紧"表明下焦寒水亦动。若误发其汗，表之阳更虚，遂见木气横犯，故身为之振振摇动，治宜苓桂术甘汤伐水通阳，固中降冲。中阳复振，阴寒自清，故无上凌克犯之患。

治法：健中行水，理气降冲。

筋骨针刺：足阴关行间透太冲、期门、风池、脾俞、丰降、阴陵泉。

释义：脾俞乃脾之精气会穴，功似茯苓，健脾利湿，调升降气机。太冲为肝经原穴，疏肝解郁，功似柴胡。期门为肝经与脾经会穴，与太冲相配，主治气逆胸满胁痛。风池为足少阳与阳维脉之会，功能疏调少阳经气，散寒清头目，既能疏散外风，又能平熄内风，功似钩藤、防风；配丰隆胃经之络穴，长于理气降逆，化痰蠲浊。阴陵泉脾经合穴，降逆利水。诸穴合用，功能疏调肝脾，泄浊阴之气。

苓桂术甘汤临证变通应用

【临床处方】茯苓20克，桂枝10克，肉桂6克，白术10克，炙甘草9克。以水1000mL，煮沸后调至文火再煎煮30～40分钟，取汤液300mL，分2～3次温服。

【加减运用】

（1）消瘦、心悸明显，状如奔豚者，加大枣30克。

（2）咳逆上气而头昏眼花者，加五味子6克。

（3）浮肿者，甘草可适当减量。

苓桂术甘汤为古代医水饮病专方，有利水、定悸、通阳功效，适用于以眩悸为特征的疾病。苓桂术甘汤临床治疗：①泌尿系统疾病，如急性肾炎、肾性高血压、遗尿、输尿管结石、肾盂肾炎。②精神性疾病，脑积水、顽固性偏头痛、精神性尿频等；③五官科疾病，中耳炎、过敏性鼻炎、假性近视、中心性视网膜炎等；④心血管疾病，本方合麻黄附子细辛汤加椒目、石菖蒲、牛膝治心包积液。

【经典方证】伤寒，若吐若下后，心下逆满，气上冲胸，起则头眩，脉沉紧，发汗则动经，身为振振摇者。（67）心下有痰饮，胸胁支满，目眩。（《金匮要略·痰饮咳嗽病脉证并治》）

【方证提要】心下逆满、气上冲胸、目眩、心悸、震颤者。

【适用人群】消瘦，面色黄，轻度浮肿或眼袋明显；舌淡红胖大、有齿痕，脉多沉缓或浮弦；易胸闷气短、心悸眩晕、腹泻、吐水或胃内有振水声，多有口渴而不能多饮水，小便少。

【变通运用】

（1）眩晕疾病，如耳源性眩晕、颈源性眩晕、高血压病性眩晕、神经性眩晕、低血压症、椎动脉供血不足等。

（2）消化道疾病，如胃下垂、消化性溃疡、慢性胃炎、神经性呕吐、胃肠神经症等。

（3）呼吸道疾病，如急慢性支气管炎、支气管哮喘、百日咳、胸膜炎等。

（4）循环系统疾病，如风湿性心脏病、冠心病、高血压性心脏病、肺源性心脏病、心律失常、心包积液、心脏神经症、心脏瓣膜病、心肌炎、低血压等。

（5）以目眩为表现的眼科疾病，如白内障、结膜炎、病毒性角膜炎、视神经萎缩及中心性浆液性脉络膜、视网膜病变等。

（6）以小便不利、浮肿为表现的病症，如特发性水肿、睾丸鞘膜积液等。

【注意事项】药宜温服，药后忌食生冷。

病案

李某某，男，62岁，1983年9月初诊。因钓鱼突然摔倒，觉头晕目眩，恶心呕吐。症见形体肥胖，咳嗽痰多白沫，大便溏薄，苔白腻，脉滑濡。

【病机】太阳转属厥阴之症，痰饮上泛。

【治法】温化痰饮。

【处方】茯苓20克，桂枝10克，白术15克，姜半夏10克，胆南星10克，赤芍30克，钩藤15克，川朴10克，干姜15克，薏苡仁30克，砂仁6克，甘草6克，生姜9片。

【筋骨针刺】风池、玉枕、百会、丰隆、公孙。

连服3剂，针2次后，上述症状明显减轻。继服上方3剂，针3次而愈，随访半年未发。

第八节　麻杏石甘汤证脉证针法经方论述

发汗后，不可更行桂枝汤，汗出而喘，无大热者，可与麻黄杏仁甘草石膏汤。（63）

麻杏石甘汤脉证：发热汗出时多时少，口渴体温低或高，咳喘气急而胸闷，苔薄腻干，脉数滑。

麻杏石甘汤：麻黄四两（去节），杏仁五十个（去皮尖），甘草二两（炙），石膏半斤（碎，绵裹）。

上四味，以水七升，煮麻黄，减二升，去上沫，内诸药，煮取二升，去滓，温服一升。

方解：麻杏石甘汤主治“汗出而喘，无大热者”。“喘”乃肺内郁热，肺气不畅的表现；“汗出”是肺气分里热外迫所致。本方麻黄、杏仁、石膏、甘草，四药相伍，可清肺平喘、宣泄郁热，为临床上治疗热饮痰喘特效方剂。麻黄味苦、辛而性温，入肺经、膀胱经而上行升散，可达周身肌表；禀天地清阳刚烈之气，成簇状节如毛发向上生长；气味俱薄，轻清而浮，阳气升发，能从至阴达阳气于上，治喘咳水气，并不会大汗亡阳。杏仁禀春温之气，而兼火土之化生，味苦、辛，微甘，味厚于气，降中有升，先入肺、胃、大肠经而降，后入肝、心经而升，清肺降逆止咳。石膏清热泻火，止渴除烦。甘草调和诸药。诸药合用治疗热饮熏蒸，汗出、烦渴、喘咳等症，具有清热利肺、宣肺平喘之功。

麻杏石甘汤歌诀：

麻杏石甘表里证，发热无汗身烦痛，

咳嗽喘急口渴饮，发汗平喘清热灵。

浅析：汗后邪热乘肺证治。一般汗后表不解，可用桂枝汤解表，但要观其脉症，汗后表无大热，症见汗出而喘，属于里热渐盛上壅于肺，里热不能用桂枝汤。故宜麻杏石甘汤，清宣肺热以定喘。

治法：清热利肺、宣肺平喘。

筋骨针刺：手阴关鱼际、肘阴关尺泽、合谷、肺俞、天突、膻中。

释义：取鱼际清泻肺热。尺泽为肺经合穴，宣肺降逆平喘。取手阳明原穴合谷，通泄阳明经热。肺俞解表宣肺。天突、膻中属任脉，膻中为上气海，气之大会。针法平补平泻治之，可调达上焦气机，主治虚喘短气。

麻杏石甘汤临证变通应用

【临床处方】生麻黄6克，杏仁10克，生石膏36克，甘草9克。以水1000mL，煮沸后调至文火再煎煮30分钟，取汤液300mL，分2～3次温服。

【加减运用】

（1）咳喘、痰黄、肺部感染者，加连翘10克，黄芩10克，山栀10克。

（2）咽痛、痰黏者，加桔梗10克，姜半夏10克。

（3）大便不通，舌苔厚者，加大黄10克。

（4）腹胀者，加枳实10克，厚朴10克。

麻杏石甘汤为古代的清热平喘方，现代研究具有退热、平喘、止咳祛痰等作用，适用于以汗出而喘、口渴烦躁为特征的病症。临床上麻杏甘石汤治疗呼吸系统疾病如肺炎、上呼吸道感染、支气管哮喘、肺脓肿、肺炎；皮肤科病如急性荨麻疹、风疹、接触性皮炎、鼻窦炎等。

【经典方证】汗出而喘，无大热者。（63）

【方证提要】汗出而喘，或鼻塞，或肤痒，痰唾黏稠。

【适用人群】体格壮实，毛发黑亮浓密，皮肤粗糙，面部或眼睑浮肿；好动怕热，口易渴，口干口苦喜冷饮；咳喘出汗，痰液鼻涕多，易咽痛。

【变通运用】

（1）以发热、咳嗽、气喘为表现，如流行性感冒、肺炎、支气管炎等。

（2）以鼻塞为表现，如花粉症、鼻窦炎、鼻衄。

（3）以眼部红、肿、痛、畏光、流泪明显及头痛、发热的眼科疾病为表现，如睑腺炎、角膜炎、结膜炎、泪囊炎等。

（4）瘙痒遇热加重皮肤病，如银屑病、接触性皮炎、荨麻疹。

（5）痔疮、肛瘘、遗尿、尿潴留等。

【注意事项】

（1）小儿佝偻病、心脏病患者慎用。

（2）患儿出汗过多、烦躁等，慎用麻黄。

病案

患者谢某某，男，68岁，于1989年11月求治。患者喘证而就医，原患有慢支、肺气肿多年，于一周前外感发热，咳嗽咯痰，胸闷气喘，端坐呼吸，呼吸困难，咳嗽咯痰伴有烦躁，大便不通，舌红苔黄，脉洪滑有力。

【病机】太阳阳明合证侵犯太阴肺经。

【治法】宣肺平喘，清热止咳。

【处方】麻黄9克，杏仁10克，生石膏36克，黄芩10克，川贝10克，川朴10克，莱菔子30克，甘草9克，白萝卜片30克。

【筋骨针刺】手阳关三间透合谷、尺泽、肺俞、定喘、膻中、丰隆。

上方水煎服，服3剂，针2次，诸症减轻。又于原方减麻黄6克，6剂，针5次痊愈。

第九节　桂甘龙骨牡蛎汤证脉证针法经方论述

火逆，下之，因烧针烦躁者，桂枝甘草龙骨牡蛎汤主之。（118）

桂甘龙骨牡蛎汤脉证：胸腹动悸，易惊，自汗、盗汗，失眠梦多，脉浮大而无力，苔少、舌质嫩红。

桂甘龙骨牡蛎汤：桂枝一两（去皮），甘草二两（炙），牡蛎、龙骨各二两（熬）。

上四味，以水五升，煮取二升半，去滓。温服八合，日三服。

方解：桂枝入心、肺、膀胱经，温补心阳，入经后下行而散，达于腹部。肉桂为桂枝树身干之皮，故性能下达，味甘、辛热，气味俱厚善沉降，可暖丹田、壮元阳、补相火之功。其色紫赤，善助君火，火逆又下之。因烧针伤阳而烦躁，用桂枝、甘草，温补心阳，甘缓以安神；龙骨、牡蛎敛神镇静，潜阳救逆。诸药合用具有滋阴泻火，潜阳安神之功。

桂甘龙骨牡蛎汤歌诀：

桂甘温阳性不同，龙牡潜阳宜生用。

火逆下之烦躁生，温化阳气安神灵。

浅析：火逆烦躁证治。误用火劫发汗而引起之逆证，名火逆。症似阳明热实，医者遂用下法，致使心阳重伤，神气外浮，因而症见烦躁。言“因烧针烦躁者”，说明此烦躁不仅是误治后的虚证，更是火乱神明的险候。故治当在桂枝甘草汤补心通阳基础上，加生龙骨、牡蛎收敛心气，潜镇心神。

治法：滋阴泻火，潜阳安神。

筋骨针刺：腕阴关神门透通里、手阴关少府、风池、踝阴关大钟透太溪、足阴关行间透太冲。

释义：神门为心经之原穴，功能疏调血脉以宁心；少府为心经荥穴，主清心导火下行；风池足少阳与阳维之会，清热解表，转枢外达；取太溪肾经原穴，滋补肾水，功似麦冬；肝经原穴太冲清肝泻火，功似川楝子；太冲与太溪滋水涵木、固护精血。诸穴合用以达滋阴泻火，潜阳安神之功。

桂枝龙骨牡蛎汤临证变通应用

【临床处方】桂枝10克，肉桂6克，白芍15克，炙甘草10克，生姜9片，红枣20克，生龙骨30克，生牡蛎30克。以水1000mL，煮沸后调至文火再煎煮30～40分钟，取汤液300mL，分2～3次温服。

【加减运用】

（1）气喘汗多，加五味子9克，山萸肉15克，人参10克，麦冬20克。

（2）食欲不振，加山药30克，焦白术10克。

本方为桂枝汤加味方，有强壮、安神作用，主治以胸腹动悸、易惊、失眠多梦、脉大而无力病症。

【经典方证】夫失精家，少腹弦急，阴头寒，目眩发落，脉极虚芤迟，为清谷、亡血、失精。脉得诸芤动微紧，男子失精、女子梦交。（《金匮要略·血痹虚劳病脉证并治》）

【方证提要】虚弱体质见精神亢奋，胸腹动悸，易惊，失眠，多梦，自汗盗汗，梦交失精，脉浮大而无力。

【适用人群】体形偏瘦，皮肤白皙湿润，毛发细软发黄；脉浮芤或空；易失眠，烦躁，惊恐不安，重者心悸，脐腹部有动悸感；男子早泄、遗精；女子梦交、带下多等；易头晕汗出，易疲劳；过劳、营养不良、缺钙缺锌、光照不足、运动少、过汗、失眠、腹泻。

【变通运用】

（1）性功能或生殖功能障碍病症，如阳痿、遗精、慢性前列腺炎。

（2）失眠、自汗，如更年期综合征、神经衰弱症、焦虑症等。

（3）以心动悸为表现的各种心脏病，如先天性心脏病、风湿性心脏病、病毒性心肌炎、心律失常等。

（4）气喘、头昏表现，如支气管哮喘、肺气肿、心源性哮喘等。

（5）自汗盗汗、脱发、抽搐表现，如儿童缺钙、癫痫等。

【注意事项】本方宜汤剂服用。

病案

患者张某某，女，年近50，于2013年5月求治。失眠多梦5年，入睡易醒，烦躁易怒，汗出异常，心悸气短，舌淡红、苔薄白，脉细弱无力。

【病机】心阳虚烦。

【治法】温补心阳，镇惊安神。

【处方】桂枝10克，白芍15克，生龙骨30克，生牡蛎30克，青皮10克，甘草15克，生黄芪15克，五味子6克，合欢皮10克，干姜6克，生姜6片，大枣9枚，小麦引子30克。

【筋骨针刺】腕阴关神门透通里、颈阳关风池、安眠、踝阴关大钟透太溪、太冲、照海。

服用上方6剂，针5次而痊愈，随访半年无复发。

第十节　小陷胸汤证脉证针法经方论述

小结胸病，正在心下，按之则痛，脉浮滑者，小陷胸汤主之。（138）

小陷胸汤脉证：上腹胸胁痛拒按，舌红苔黄腻必见，或便秘，或恶心，咳嗽气急、痰黄粘，右寸脉滑。

小陷胸汤：黄连一两，半夏半升（洗），瓜蒌实大者一枚。

上三味，以水六升，先煮瓜蒌，取三升，去滓，内诸药，煮取二升，去滓，分温三服。

小陷胸汤歌诀：

按而始痛病犹轻，脉络凝邪心下成，

夏取半升连一两，瓜蒌整个要先烹。

方解：小结胸结在心下，不及胸腹，按之知痛不甚硬者。是水与热结，凝滞成痰，留于膈上，故脉象浮滑。秽物踞清阳之位，治法泻心涤痰。用黄连除心下痞实，半夏消心下痰结，寒温并用，温热之结自平。瓜蒌实色赤形圆，中含津液，法像心形，用以为君药，助黄连之苦，以滋半夏之燥，为除烦涤痰开结宽胸之剂，故名陷胸汤。诸药合用具有清热开凝涤痰之功。

此为小结胸证治。小结胸亦属邪热内陷心下而成，但较大结胸轻浅。病位正在心下。“按之则痛”表明，心下有邪结，然不重，不按则不痛。脉浮滑为痰热之象，属痰热胶结于心下，故用小陷胸汤清热解凝涤痰。徐灵胎在《伤寒论》云：“大承气所下者燥屎；大陷胸所下者蓄水；此所下者为黄涎。涎者轻于蓄水而未成水者也。”

治法：清热开凝涤痰。

筋骨针刺：腕阴关大陵透内关、膻中、支沟、巨阙、丰隆。

释义：内关为手厥阴心包经之络穴，别走三焦经，心包主脉所生病，三焦主气所生病，而两经循行遍及整个胸腹腔间。故凡五脏六腑之气滞血阻者，取内关开郁行滞，通脉活血。膻中为心包络之募，气之会，又为脾、肾、小肠、三焦经与任脉之会，有宽胸理气、宣通上焦、宁心化痰之功。配巨阙心之募，可清心开结，通胃气以蠲痰浊。丰隆胃经之络穴，别走脾经，能疏经活络，为健脾胃祛痰化浊之要穴。加支沟手少阳三焦经之经穴，清利三焦腑气。诸穴合配，清热中重在涤痰浊以开凝结。

小陷胸汤临证变通应用

【临床处方】黄连6克，姜半夏10克，全瓜蒌30克。以水1000mL，煮沸后调至文火，再煎煮30~40分钟，取汤液300mL，分2~3次温服。

【加减运用】

（1）呕恶者，加竹茹10克，生姜9片。

（2）痰稠胶固者，加桔梗15克。

（3）胸痛、胃脘痛者，加枳实10克，枳壳10克。

（4）胸闷胁痛、四肢冷者，合四逆散。

（5）口苦、寒热往来者，合小柴胡汤。

（6）咳喘者，合麻杏石甘汤。

（7）冠心病心绞痛者，加薤白15克，川芎10克。

小陷胸汤为古代结胸病专方，有清热化痰通便功效，适用于以胸腹痛、痰黄黏稠、便秘为特征的病症。

【经典方证】小结胸病，正在心下，按之则痛，脉浮滑者。

【方证提要】胸闷痛，吐黄痰，便秘，上腹部按之痛，脉浮滑者。

【适用人群】面红油光，舌质红、舌苔黄腻，脉浮滑或洪；胸闷胸痛，咳嗽痰黄黏腻；食欲不振，便秘；按压剑突下及上腹部胀满，伴有心烦、头昏、失眠等。

【变通运用】

（1）以胸闷、咳嗽、痰黄为表现的病症，如感冒、胸膜炎、支气管炎、哮喘等。

（2）以上腹部痛、便秘为表现的疾病，如急慢性胃炎、肠梗阻、反流性食道炎等。

（3）以头昏、头痛为表现的病症，如高血压病、冠心病、眩晕症等。

【注意事项】

（1）部分患者服药后有腹泻、大便夹带黏液等症。

（2）脾虚舌淡、便溏者慎用。

病案

范某，女，36岁，2016年9月于北京中医药大学国医堂初诊。因操劳过度，饮食失节以致脘腹胀痛，心下痞微痛，烦躁不安，遂呕吐不止。呕吐之物为痰涎和胆汁，病已一周。大便秘结，小便黄。舌质红、苔黄腻，脉滑数。

【病机】痰热内阻。

【处方】小陷胸汤。

黄连9克，姜半夏10克，栝蒌仁15克，茯苓25克，川朴10克，枳壳10克，炒莱菔子30克，竹茹10克，炙甘草6克，生姜9片。

【筋骨针刺】手阳关三间透合谷、腕阴关大陵透内关内关、天枢、足三里、丰隆、内庭、陷谷。

服用上方2剂，针1次诸症减轻。继服3剂，针2次后痊愈，随访半年无复发。

第十一节　生姜泻心汤证脉证针法经方论述

伤寒，汗出解之后，胃中不和，心下痞硬，干噫食臭，胁下有水气，腹中雷鸣下利者，生姜泻心汤主之。（157）

生姜泻心汤脉证：心下痞硬，噫气而有食臭味，肠鸣有声，泻利，胁下阵痛，脉沉细。

生姜泻心汤：生姜四两（切），人参三两，半夏半升（洗），甘草三两（炙），黄芩三两，大枣十二枚（擘），黄连一两，干姜一两。

上八味，以水一斗，煮取六升，去滓，再煮取三升，温服一升，日三服。

生姜泻心汤歌诀：

汗余痞证四生姜，芩草人参三两行，

一两干姜枣十二，一连半夏半升量。

方解：小柴胡汤去柴胡加干姜、黄连，即黄连汤去桂易芩。在太阳用生姜泻心汤，未误下而心下痞硬，虽汗出表解，水犹未散，故君用生姜散之，太阳为开。法当寒热并举，攻补兼施，以和胃气，故用芩、连除心下之热。干姜散心下之痞，干姜、半夏，倍辛甘之发散，去胁下之水；半夏其色白，其味辛气温，体滑性燥，正禀阳明燥金之气化，沉而降，入肺、脾、胃经。参、甘、大枣培腹中之虚。因太阳为病在里，故不从标本，从中治也。

方中取芩、连之苦，以清上热，必得干姜之辛，始能散痞；人参味甘，大枣性味甘甜，协以保心。又君干姜、佐姜半夏，全以辛散甘苦散结开痞，降逆止呕运中焦之枢，涤痰饮之凝而水气始散。名曰泻心，实以安心也。诸药合用具有运调升降，散水消痞之功。

浅析：生姜泻心汤适用于心下痞满见胃中不和病证。伤寒汗后表解当愈，今表解后仍见胃中不和，胃纳不佳，脾运无力，致使水气食滞，寒热互阻，引起心下痞硬。心下痞当按之濡，“胃中不和”，即心下痞证间挟有食滞秽物，并非结胸之“实”“痛”，病机属于痞证。食滞气逆则干噫食臭；水气不化则横流胁下；水谷不别、行入肠间则腹中雷鸣下利。治用生姜泻心汤健脾和胃，散水消痞。

治法：运调升降，散水消痞。

筋骨针刺：中脘、内关、脾俞、足三里、足阳关内庭透陷谷。

释义：取胃募中脘与脾俞合用，属俞募针灸腧穴法，功能健脾和胃，消纳水谷，运化精微。足三里为胃之合穴，助脾胃运化而调升降气机，治水谷不别之干噫食臭，腹中雷鸣下利。配内庭、陷谷足阳明胃经之俞，调运胃肠而散水消痞。

第十二节　甘草泻心汤证脉证针法经方论述

伤寒中风，医反下之，其人下利，日数十行，谷不化，腹中雷鸣，心下痞硬而满，干呕心烦不得安。医见心下痞，谓病不尽，复下之，其痞益甚。此非结热，但以胃中虚，客气上逆，故使硬也。甘草泻心汤主之。（158）

甘草泻心汤脉证：上火之口腔溃疡，下寒之大便溏泻，中焦之脾胃痞满，脉洪数或濡缓。

甘草泻心汤：甘草四两（炙），黄芩三两，干姜三两，半夏半斤（洗），大枣十二枚（擘），黄连一两。

上六味，以水一斗，煮取六升，去滓，再煎取三升，温服一升，日三服。

甘草泻心汤歌诀：

下余痞作腹雷鸣，甘四姜芩三两平，
一两黄连半升夏，枣枚十二掰同烹。

方解：此方为心下痞中虚下利证治，半夏泻心汤加重甘草剂量而成。病于阳明用甘草泻心汤，以两番误下，胃中空虚，其痞益甚，故倍甘草以建中，而缓客气之上逆，仍是从中治之法。本方重用甘草，味甘气平，生寒炙温，可升可降。土味之药无处不到，和胃健脾。以益中州之虚，缓客气之逆，以泻心除烦。又佐以人参、大枣则补中益气；半夏辛降和胃，消痞止呕；芩连清客热，消痞硬；干姜温中寒，使中气健运，散中宫下药之寒。寒热消散，胃气不痞，则病乃愈。诸药合用具有和中降逆消痞之功。

浅析：心下痞中虚下利证治。太阳表证，不论伤寒或中风，均应酌情施以汗解。今医反下之，损伤脾胃，邪热乘虚内陷，寒热错杂于心下，气机升降受阻，见心下痞满；中焦痞塞，上下水火不交，且脾阳不升，携寒水下注肠间，则见肠鸣下利日数十行、水谷不别等；胃逆不降，助火上炎，则干呕心烦不得安。因胃本无热实，如此误下，必致中虚邪陷，客于心下而成痞硬。治用甘草泻心汤，调中补虚，降逆消痞。

治法：健胃和中，降逆消痞。

筋骨针刺：足三里、腕阴关大陵透内关、天枢、中脘、陷谷、足阳关内庭透陷谷。

释义：心下胃中虚，阴阳升降失常，清浊相混，寒热夹杂，痞塞心下，取胃之合穴足三里，内关手厥阴心包经之络、别走三焦、通阴维脉。功能舒肝和胃，调气开郁，通脉活络，令气血调畅、镇痉止痛，是治疗上、中二焦疾患的要穴。胃募中脘穴，正在胃中，为六腑之会。主温运中宫，补脏腑虚损，功能消纳水谷、运化精微。胃之腧穴陷谷健脾和胃、降邪止利，令气机升降复常。天枢为六腑合穴和阳明气结之穴，可通天下地，疏通六腑之气；内庭胃经之荥，二穴同取针用补法，可调中益气而降逆消痞。

甘草泻心汤变通运用

【临床处方】姜半夏10克，黄芩10克，党参10克，黄连6克，炙甘草15克，干姜15克，大枣12枚，炒小米90克。以水1200mL，煮沸后调至文火再煎煮40分钟，取汤液300mL，分2～3次温服。

甘草泻心汤为古代狐惑病的专方。狐惑之为病，状如伤寒，默默欲眠，目不得闭，卧起不安，蚀于喉为惑，蚀于阴为狐，不欲饮食，恶闻食臭，其面目乍赤、乍黑、乍白，蚀于上部则声喝。现代研究该方具有黏膜修复功效，适用于以消化道、生殖道、眼睛等黏膜充血、口腔糜烂、溃疡为特征的疾病。

【加减运用】

（1）伴有糖尿病头昏、肩痛、口渴者，加葛根30克。

（2）便秘、舌苔厚，或有高血压病、衄血者，加大黄10克。

【经典方证】其人下利，日数十行，谷不化，腹中雷鸣，心下痞硬而满，干呕心烦不得安。（158）

【方证提要】口腔、咽喉、直肠、阴道黏膜糜烂者。

【适用人群】青壮年人多见。营养状况好，唇舌暗红，脉滑或数；大多有焦虑、紧张、心悸、睡眠障碍等，月经期溃疡多发或加重；容易出现上腹部不适疼痛、腹泻等。

【变通运用】

（1）腹泻疾病，如溃疡性结肠炎、肠溃疡、肠炎、胃溃疡、艾滋病等。

（2）口腔溃疡为表现病症，如白塞病、复发性口腔溃疡、手足口病、宫颈糜烂、痔疮出血等。

（3）失眠、烦躁为表现病症，如精神分裂症、抑郁症、焦虑症、神经症、更年期综合征等。

（4）渗出较多疾病，如湿疹、带状疱疹、银屑病等。

【注意事项】方中甘草用量一般多在10克以上，可用30克。但甘草多用，可导致反酸、腹胀及浮肿、血压升高等。

第十三节　半夏泻心汤证脉证针法经方论述

伤寒五六日，呕而发热者，柴胡汤证具，而以他药下之，柴胡证仍在者，复与柴胡汤。此虽已下之，不为逆，必蒸蒸而振，却发热汗出而解。若心下满而硬痛者，此为结胸也，大陷胸汤主之。但满而不痛者，此为痞，柴胡不中与之，宜半夏泻心汤。（149）

半夏泻心汤脉证：恶心呕吐腹泻鸣，上腹满闷胀疼轻，舌苔薄腻或黄腻，烦躁内热失眠梦，关脉滑。

半夏泻心汤：黄芩三两，人参三两，甘草三两（炙），黄连一两，半夏半升（洗），干姜三两，大枣十二枚（擘）。

上七味，以水一斗，煮取六升，去滓，再煮，取三升，温服一升，日三服。

半夏泻心汤歌诀：

三两姜参炙草芩，一连痞证呕多寻。

半升半夏枣十二，去滓重煎守古箴。

方解：临证少阳用半夏泻心，以误下成痞，邪不在表，脾胃之气损伤，故以人参、甘草、大枣以补之。用参、甘、大枣者，调损伤脾胃，以壮少阳之枢。半夏，正当夏半五月而生。当此之时，地气上升，而天地相遇，阳长至极而欲阖，可谓阴阳开阖之机，祛痰止呕，除散痞气。干姜温脾益气；黄芩、黄连苦寒而降胃气之逆。用黄连、干姜之大寒大热者，为之两解，取其苦先入心，辛以散邪。干姜助半夏之辛，黄芩协黄连之苦，痞硬自散。七药和合，共奏辛开、苦降，以调和脾胃之气的目的。

浅析：《内经》曰："腰以上为阳"，故三阳俱有心胸之病。仲景先师立泻心汤，以分治三阳。在太阳以生姜为君者，有微寓解肌之义。以未误下而心下成痞，虽汗出表解，水气犹未散，在阳明用甘草为君者，以两番妄下，胃中空虚，其痞益甚，故倍甘草以建中，而缓客邪上逆，为治中之法。在少阳用姜半夏为君者，以误下而成痞，邪去半表，则柴胡汤不中与之，又未全入里，则黄芩汤亦不中与之。未经下而胸胁苦满，是里之表证，用柴胡汤解表。心下满而胸胁不满，是里之半里证，故制此汤和里，稍变柴胡半表之治，推重少阳半里之意。名曰泻心，实以泻胆也。

柴胡证误下后的三种转归及治法。伤寒五、六日，病多传入少阳。"呕而发热"为柴胡主证，治宜小柴胡汤和解少阳。若反误以他药下之，可出现三种情况：一是下后柴胡证仍在，说明未因误下生变，仍具枢解之机，故可再与柴胡汤枢解少阳之邪。因下后正气已伤抗邪力不足，正气得药力之助，则能使邪气还表，可见"战汗"之形，继而汗出病愈；二是下后热邪内陷，与心下之饮搏结而成大结胸证，见心下硬满而痛等，治宜大陷胸汤泻热开结逐水；三是下后中虚，气机升降失常，气滞于中，心下但满不痛，腹满而呕伴发热，少阳热邪内陷，故治宜半夏泻心汤消寒热痞塞之气，降逆止呕，益胃安中。

治法： 疏经降逆，建中消痞。

筋骨针刺： 腕阴关大陵透内关、足三里、膈俞、脾俞、足阳关内庭透陷谷。

释义： 寒热夹杂，气滞于中而痞塞心下者，取胃之合穴足三里。内关手厥阴心包经之络，别走三焦、通阴维脉，功能舒肝和胃、调气开郁、通脉活络，令气血调畅、镇痉止痛，是治疗上、中二焦疾患的要穴。配膈俞血之会，行血调气、宽胸降逆而消心下痞满。脾俞为膀胱经背俞，输转沟通脏腑经络之气以调畅表里，又可运脾和中。且与胃经荥穴内庭相配，补荥调俞以健运气机升降之本。

半夏泻心汤变通运用

【临床处方】姜半夏10克，黄芩10克，干姜15克，党参10克，黄连5克，炙甘草10克，大枣10克。以水1000mL，煮沸后调至文火，再煎煮30～40分钟，取汤液300mL，分2～3次温服。

半夏泻心汤为古代治疗痞证的专方，传统的降逆和胃止呕除痞方。现代研究具有调节胃肠功能、保护胃黏膜、抗溃疡发生、抑制幽门螺杆菌等作用，适用于以心下痞、呕吐、下利而烦为表现的病症。

【经典方证】呕而肠鸣，心下痞者。（《金匮要备十七》）

【方证提要】上腹部满闷不适，按之无抵抗，恶心呕吐，腹泻肠鸣，食欲不振者。

【适用人群】营养状况较好，唇红，舌红苔多黄腻，大多数为青壮年患者；容易出现口腔黏膜溃疡，女性月经期溃疡多发或加重；伴有消化道症状，如上腹部不适疼痛、有腹泻倾向等；有焦虑倾向，大多伴有睡眠障碍，情绪多急躁，或心悸、早搏、胸闷等。

【变通运用】

（1）以上腹部满闷不适、恶心为表现，如胃炎、胃及十二指肠溃疡、胆汁反流性胃炎、慢性胆囊炎等。

（2）以腹泻为表现，如慢性肠炎、消化不良、肠易激综合征。

【注意事项】

（1）黄连用量不宜过大，以防抑制食欲。

（2）甘草多用可能导致反酸、腹胀及浮肿等。

病案

夏某某，女，43岁，农民，2016年7月20日初诊。患者一月前因吃生冷食物导致恶心呕吐，食欲不振，近一月来病情逐渐加重，除恶心外，经常呕吐，甚则呕清水，心悸、夜不安寐，体质消瘦，神疲乏力，苔腻而润，脉沉细无力，左关脉弦滑。

【病机】痰饮内停，胃气上逆。

【治法】除湿化痰，和胃降逆。

【处方】姜半夏10克，茯苓10克，川朴10克，炒枳壳10克，苏梗10克，川连6克，炒麦芽30克，炒竹茹10克，砂仁6克，干姜10克，生姜9片，炒小米90克。

水煎服，3剂，每日1剂，煎约300mL，温度适宜，早晚分服，每次服10～20mL，约10分钟后未出现呕吐，再服20mL。

患者服药3日后，恶心、呕吐症状基本消失，能进少量小米粥，夜眠亦稳。故在原法佐以和胃，6剂水煎服，每日1剂，仍按原方法服用。

【筋骨针刺】腕阳关大陵透内关、中脘、足三里、公孙、太冲。

服药5剂，针刺3次痊愈，随访半年无复发。

第十四节　大黄黄连泻心汤证脉证针法经方论述

心下痞，按之濡，其脉关上浮者，大黄黄连泻心汤主之。（154）

大黄黄连泻心汤脉证：关浮太过为实满，宜大黄黄连泻心汤。

大黄黄连泻心汤：大黄二两，黄连一两。

上二味，以麻沸汤二升渍之，须臾，绞去滓，分温再服。

方解：心下痞见关上浮脉证治。无形热邪塞心下，气机升降失职，势必影响上下水火的交融。关以候中，关上以候胸中。故关上脉浮为心胸热烦之象，乃中焦阻塞，下水无以上济，心火偏盛使然。治用大黄黄连泻心汤清降火热，此方妙在不用煮而用渍。旨在取无形之气薄而不取其有形之味厚，则轻扬之性自可清降火气而无泻实之嫌。

浅析：濡者湿也，此因妄下汗不得出，热不得越，结于心下而成痞。胃火炽于内，故心下有汗，而按之者，知其濡湿。结于胸下病症，因症发于阳，热邪留于上焦，因而寸脉浮象。头为诸阳之会，火热炎上而头汗出，余处无汗。此心下痞，因症发于阴，热邪蓄于中焦，故其脉独关上浮，而汗出于心下。心下为胃口之气。尺寸不浮而关上脉浮，此浮为胃实热之脉象，不能为浮为在表矣。子能令母实，故心下之痞不解，母实而兼泻其子，治太阳阳明并病治法。经云："泻心者，泻其实耳。热有虚实，客邪内陷为实，藏气自病为虚。"黄连苦燥，能解离宫虚火，不能除胃家实邪。君大黄泻下荡涤，则客邪协内实而踞心下。故用一君一臣，以麻沸汤煎其汁，乘其锐气而急下之，除客邪须急也。

治法：清降火热，益阴生津。

筋骨针刺：手阴关少府、腕阴关神门透通里、大陵透内关、中脘、天枢、足三里、足阴关大钟透太溪。

少府为心经荥穴，主清心导火下行，可清降少阴火热。神门手少阴心经以输代原穴，疏通心气、调养血脉。取胃之合穴足三里。内关手厥阴心包经之络、别走三焦、通阴维脉，功能舒肝和胃、调气开郁、通脉活络，令气血调畅、镇痉止痛，是治疗上、中二焦疾患的要穴。中脘和胃降逆，升清降浊。天枢为六腑合穴阳明气结穴，通天下地，疏通六腑之气。太溪肾经原穴，补肾滋阴使心肾交通，令火降津生。

第十五节　附子泻心汤证脉证针法经方论述

心下痞，而复恶寒汗出者，附子泻心汤主之。（155）

附子泻心汤脉证：里急后重便不通，脘痞上腹部胀疼，甚或昏厥心烦乱，舌苔黄腻额冷汗，或有肢冷血压降，脉沉微弱兼恶寒。

附子泻心汤：大黄二两，黄连一两，黄芩一两，附子一枚（炮，去皮，破，别煮取汁）。

上四味，切三味，以麻沸汤二升渍之，须臾，绞去滓，内附子汁，分温再服。

附子泻心汤歌诀：

一枚附子泻心汤，一两连芩二大黄，

汗出恶寒心下痞，专煎轻渍要参详。

方解：热痞于心下，仍用苦寒以清之，恶寒汗出，卫阳已虚，故加附子以补之。黄连，以其苦先入心，中空外坚，能疏通诸药之寒热，故为泻心之主剂。浸三黄而专煎附子，以扶阳为重，以温其积寒，此乃寒热并用不相悖，扶正祛邪之法。诸药合用具有交通心肾，扶阳消痞之功。

浅析：心下痞兼表阳虚证治。为心下痞，则表邪内陷心下，寒热之气错杂。见恶寒汗出而不发热者，乃少阴水火不交，真阳虚衰，元气不足，寒水无阳以化，进而呈太阳本寒外露，表阳难以自守之象，故治宜附子泻心汤。方中附子重扶元阳，温阳化气而固表；三黄渍之其性轻扬以开气；芩连之苦，借大黄可导心泻火，以釜底抽薪之要旨。

治法：交通心肾，扶阳消痞。

筋骨针灸：针神门、内关、肾俞、太溪。灸气海、中脘、足三里。

释义：神门为心经原穴，调心安神而清降火热；太溪肾经原穴，补肾滋阴使心肾交通。取肾俞膀胱经之背俞穴，配太溪肾经之原穴，补肾壮水滋阴。因少阴本热虚衰而恶寒汗出者，灸中脘，温阳壮元，助命门之火。灸气海，振扶阳气，又可调气分闭滞而消痞，宜治心下痞兼阳虚证。取胃之合穴足三里，调运中土，益津血之源，大补元气，功似人参、黄芪。

附子泻心汤临证变通应用

【临床处方】生大黄6克，黄连6克，黄芩9克，制附子15克。以水1000mL，煮沸后调至文火再煎煮15～20分钟，取汤液300mL，分2～3次温服。或沸水泡三黄。

【加减运用】

（1）心悸，烦躁不安，出冷汗者，加肉桂10克。

（2）大便不成形，舌胖大，加干姜10克，甘草6克。

（3）口腔溃疡，加甘草20克。

附子泻心汤为古代的急救方。现代研究多用于吐血、伤食、晕厥等急症，有通阳泻痞功效，适用于心下痞、恶寒、精神萎靡、自汗等病症。

【经典方证】心下痞而复恶寒，汗出者。（155）

【方证提要】精神萎靡、心下痞、恶寒汗出者。

【适用人群】体格比较壮实，而色黄暗或苍白，皮肤湿冷、手足厥冷，舌苔干腻，脉沉；血压下降，神情淡漠或嗜睡，或烦躁不安，言语不清，怕冷畏寒；主诉胸痛、头痛头晕，腹痛腹泻，心悸心慌，或呕血、便血、鼻衄、皮下出血，口舌生疮，盗汗自汗等。

【变通运用】

（1）以上腹部不适为主诉的病症，如心肌梗死、慢性胃炎、胃及十二指肠溃疡等。

（2）以出血为表现的病症，如上消化道出血、鼻衄、血小板减少性紫癜等。

（3）以头痛、烦躁，甚至精神异常为表现的病症，如高血压病、中风等。

（4）以腹泻为表现的头面部炎症，如痤疮、口腔溃疡等。

【注意事项】黄连、黄芩、大黄的用量不宜过大。

病案

刘某，男，26岁，2016年8月16日初诊。患口腔溃疡，伴有口流稀涎，曾多处诊治，迄今未愈。平素腹胀便溏，怕冷，汗出明显，小便正常。查口腔左侧黏膜有一溃疡如黄豆大小，表面灰白，周围淡红。舌质红、边缘不整，苔白。

【病机】脾肾阳虚湿盛。

【处方】附子泻心汤加味。

大黄9克（后下），黄连6克，黄芩9克，附子6克，车前子15克，莱菔子15克，淡竹叶6克，甘草6克。3剂，水煎服。

【筋骨针刺】腕阴关神门透通里、三阴交、足阴关太白透公孙、太溪。

针3次，3剂药尽，诸症明显减轻。上方大黄减6克，加茯苓15克，生薏苡仁30克。针3次，服6剂，溃疡即愈，随访病愈半年未复发。

第二章　阳明病脉证针法经方总述

一、阳明经足（足阳明胃经、手阳明大肠经）总纲

阳明之为病，胃家实也，脉洪大。

二、阳明经循行总纲

足阳明经络，乃两阳合明行于前也。胃府者，居于中州之土，万物所归，气血化源也。其经脉为多气多血也，起于眶下承泣，循于面颊结于四白，下行颈前结于人迎，行胸腹之前结于天枢，行下肢胫前结于府之合穴三里也，于踝前结于冲阳，循足背结于内庭，行次趾终于厉兑。经曰：尺寸俱长，阳明受病也。

三、阳明脉证针法经方总诀

阳明腑证，实热为病，脉象洪大，燥热伤液，
通下为宗，清下存津，针法疏泄，关合为本。

四、阳明病证

病机：是正邪斗争热盛阶段。太阳之邪不解，热邪向里传而成，或由误治伤津，胃肠干燥，大便燥结。分经证与腑证两类。

1.太阳经证：阳明热邪弥漫全身，尚未结成燥屎。身热、汗出，口渴喜饮，心烦，舌苔黄燥，脉洪大。

2.太阳腑证：胃肠燥热成实，大便秘结不下。身热，日晡潮热，汗出连绵，便秘，腹满疼痛拒按，烦躁、谵语，甚则神志不清，或循衣摸床，惕而不安，脉沉实有力，舌苔黄燥或苔黄起芒刺。

阳明病机有四大要点：其一，太阳病发汗过多，伤其津液，致胃中干燥，表邪乘胃燥传里化热；其二，少阳病误汗、误利小便，致阳明化燥；其三，胃肠本有郁热或实邪，表热与之交并而致燥结成为阳明胃实；其四，由三阴转实而成。

阳明为阖，两阳合而盛大为阳明；阳明病证多实证多热证，治则宜通宜下宜清为法。阳明为气血生发之源，胃为阳明之土，胃腑在三阴三阳之中属于阳明，因此，其生理功能及病理变化都以阳明之生理特性为核心。《素问·阴阳离合论》谓："是故三阳之离合也……阳明为阖。"仲景先师分别给予白虎、承气以解除阳明阖机的异常。此外，如阳明阖机不及，开之太过，则容易转虚而成太阴，所谓"实则阳明，虚则太阴"。由于湿热阻滞，影响膀胱气化不利，膀胱开阖功能受到影响又会加重阳明湿热，治疗则采取利膀胱而除湿热，所谓开太阳则所以阖阳明也。因此，阳明阖机并不是孤立的，而是与太阳开机有着密切联系。此外，阳明阖的机能健全与否，关键又在于胃气的健全与否，胃气虚则转为阳明虚寒证，胃气过亢则成为里热炽盛的阳明经、腑证。

病在胃实，治则当以通下为正法矣。然阳明居中，阳明治法有三：清、吐、下三法，病位需辨在胸与腹，阳明病以通为顺。在胸者，涌而吐之，瓜蒂汤主之；在腹者，初硬燥坚，攻而下之，大小承气主之；郁热者，清而除之，栀子豉汤主之。亦有涌吐为要，清火为稳，攻下是为末。然诸法皆因清火而设，则清火是阳明治法之要。

临床若出现前额痛、目痛鼻干、不得眠，此阳明经标病也。阳明治则，清、下二法，在经者宜清，在腑宜下。若热结在里，表里俱热，口渴引饮，脉洪大，白虎汤主之；若身热烦渴，汗出恶热，此阳明经本病也，宜清邪热；若潮热自汗，谵语发渴，不恶寒反恶热，扬手掷足，斑黄便硬者，此阳明胃腑本实也，治宜攻而下之，大小承气汤主之。故曰：在腑当平热，腑实则宜下。

趺阳脉迟而缓，胃气如经也。趺阳脉浮而数，浮则伤胃，数则动脾，此非本病，医特下之所为也。荣卫内陷，其数先微，脉反但浮，其人必大便硬，气噫而除。何以言之？本以数脉动脾，其数先微，故知脾气不治，大便硬，气噫而除。今脉反浮，其数改微，邪气独留，心中则饥，邪热不杀谷，潮热发渴，数脉当迟缓，脉因前后度数如法，病者则饥。数脉不时，则生恶疮也。

五、阳明经针法治疗原则

当以阳明病提纲证为主，掌握整体，始为阖法。临证诊得阳明经之盛热，症见身热、汗自出、不恶寒、反恶热、大渴引饮、鼻干不得卧、脉洪大等。治则：清泻阳明、宜通胃气。

六、阳明经针法处方

手阳关三间透合谷、曲池、天枢、大肠俞、足阳关内庭透陷谷、足三里、阳池、阳陵泉、照海。

筋骨针法操作：合谷针3分～5分深，留捻3分钟。曲池针5分～1寸深，留捻3分钟。内庭针3分深，留捻3分钟。

三阳皆是阳热证，阳明针治，先取天枢、大肠俞为主要配穴。胃经天枢穴系大肠之募，主治腹满胀痛、胃肠积滞；背之俞穴大肠俞，二穴俞募相配，有调理大肠气机主津液作用，逐秽通肠，消导积滞等。针用泻法，主治阳明热实之燥热津伤、大便秘结。证见正阳阳明者，逆气而泄，则刺曲池而与足三里相配；若见太阳阳明者，于前二穴宜平补平泻法，疏导阳明腑气而通积滞。足三里为阳明胃经合穴及六腑下合穴，调大肠津液而解热，同时补背之俞穴脾俞，运脾行津，令热解津生当愈。若见少阳阳明者，于前二穴加三焦经之原穴阳池，利三焦、调气机、通关开窍；配足少阳胆经之合穴阳陵泉，清胆热泻郁火，通腑气而行积滞。四穴合配，以除少阳阳明见胃中燥烦实、大便难之证。见身热，加胃经荥穴内庭以清阳明壮热，同时补肾经照海穴，滋阴生津、泻火通便，则阳明实热可除。下针腧穴配用有方，即为合法。其加减穴，在阳明病之主治针灸腧穴外，见体重节痛，则刺三间透合谷而与内庭透陷谷相配；又总刺三间透合谷与冲阳透解溪，始合规律。若阳明病兼见它经证候者，则宜于它经与本经所联系的穴道求之，始能有的放矢，即可得桴鼓之效。

第一节　大承气汤证脉证针法经方论述

阳明病，脉迟，虽汗出不恶寒者，其身必重，短气，腹满而喘。有潮热者，此外欲解，可攻里也。手足濈然汗出者，此大便已硬也，大承气汤主之。（208）

大承气汤脉证：坚满拒按腹胀痛，烦躁谵语神失清，便秘潮汗口舌干，脉实洪大承气灵。

大承气汤：大黄四两，厚朴半斤，枳实五枚，芒硝三合。

上四味，以水一斗，先煮二物，取五升，去滓，纳大黄，更煮取二升，去滓，纳芒硝，更上微火一两沸，分温再服，得下，余勿服。

浅析：阳明腑实脉证下法分轻重使用。阳明病见脉迟，应脉证合参而决断虚实。汗出不恶寒者，知已内传阳明，汗出津气外溢之象，壮热伤气，周身气血壅滞，故其身必重。热结于中州，气机阻滞则短气，治宜剂轻量少。里热化燥成实，腹满不通，势必上逆而喘。脉迟应是燥热内结，热塞气滞，致使脉道受阻，必实而有力。脉证见此仍不可攻，须必见身热变为潮热，知热邪尽入胃府成实，乃可重通里而下之。见手足濈然汗出脉证俱备，需投大承气重下存阴。若汗出伴恶寒，热邪盛而热不潮，不宜用大承气。虽见腹大虚胀之热证，但因热未见潮，汗未见于手足，知未到使用大承气的程度，用小承气汤轻下之。此法度严谨，脉证相合，用药详辨精细而治之。

治法：清泻阳明，宜通胃气。

筋骨针刺：手阳关三间透合谷、足阳关内庭透陷谷、腹阴关中脘、天枢、支沟。

释义：针胃募中脘理气调胃，清热化滞；配天枢大肠之募，疏泄大肠蕴热以通腑气。配足阳明之荥穴内庭，主泻阳明之积热，理气消胀。诸穴合观，对阳明腑证初结尤见热盛者，下针即效。取支沟、手少阳三焦经之经穴，针法迎而夺之，功能清利三焦，开泻火郁，通腑气、行积滞以攻“内实”之证。

方解：大承气汤之方，为临证回生救急之奇方，有泻火救阴之功。伤寒邪气入胃者，谓之入腑。胃为水谷之海，荣卫之源，水谷会聚于胃，变化而为荣卫。邪气入于胃脘，胃中郁滞，胃腑积聚，糟粕秘结，壅阻为实证，致正气不得舒顺。《本经》曰：“通可去滞，泄可去邪，塞而不利，闭而不通，以汤荡涤。使塞者利而闭者通，正气得以舒顺。”以承气名之，宜下必以苦，宜补必以酸，言酸收而苦泄也。《本经》曰：“枳实苦寒，主大风在皮肤中，除寒热结，止痢，长肌肉，利五脏”，以苦寒为主，溃坚破结，以枳实为君。厚朴，《本经》曰：“言味苦温，主中风、伤寒、惊悸、气血痹，死肌，去三虫。”《内经》曰：“燥淫于内，治以苦温。”泄满除燥，则以苦温为辅，故以厚朴为臣。《本经》曰：“芒硝味咸寒，主百病，除寒热邪气，破留血，结固、留癖。”《内经》曰：“热淫于内，治以咸寒。”人伤于寒，则为病热。热气聚于胃，则谓之实，咸寒之物，以除消热实，故芒硝为佐。《本经》曰：“大黄味苦寒，主下瘀血、血闭、寒热，破癥瘕积聚、留饮、宿食，荡涤肠胃，推陈出新，通利水道，调中化食，安和五脏。”《内经》曰：“燥淫所胜，以苦下之，热气内胜，则津液消而肠胃燥，苦寒之物，以荡涤燥热。”故以大黄为使，以大黄有将军之号也。承气汤下药也，大承气用水一斗，先煮枳、朴，煮取五升，内大黄，煮取三升，内硝者，以药之为性，生者锐而先行，熟者气钝而和缓。仲景先师欲使芒硝先化燥屎，大黄继通地道，而后枳、朴除其痞满。缓于制剂者，正以急于攻下也。作者临证以白萝卜善消积滞，开肠通气之功，为引经药。诸药合用如将军率精兵，遇顽敌，过关斩将而旗开大捷。

大承气汤歌诀：

大黄四两朴半斤，枳五硝三急下云，

枳朴先熬黄后入，去滓硝入火微熏。

大承气汤临证变通应用

【临床处方】生大黄10克，厚朴10克，枳实10克，枳壳10克，芒硝20克，莱菔子30克，白萝卜300克。以水1200mL，先煮枳实、枳壳、厚朴，沸后文火煮30分钟；入大黄，再煎煮15分钟，去药渣，得汤液300mL；将芒硝倒入，搅至溶化，分2～3次温服。大便畅通后停服。

大承气汤为古代急症用主方。现在药理研究具有峻下热结的功效，有兴奋肠道，促进肠蠕动、增加肠容积和肠血流量、保护肠黏膜屏障，防治内毒素血症和多器官功能损害的作用。常用于发热性疾病或危重外伤后的极期，以脘痞、腹满、舌燥、便秘、神昏为特征。

【经典方证】伤寒，若吐若下后，不解，不大便五六日，上至十余日，日晡所发潮热，不恶寒，独语如见鬼状。若剧者，发则不识人，循衣摸床，惕而不安。微喘直视，脉弦者生，涩者死。微者，但发热谵语者，大承气汤主之。若一服利，则止后服。（212）阳明病，脉迟，虽汗出不恶寒者，其身必重，短气，腹满而喘，有潮热者……手足濈然汗出者。（208）大下后，六七日不大便，烦不解，腹满痛者。（241）病人小便不利，大便乍难乍易，时有微热，喘冒不能卧者。（242）伤寒六七日，目中不了了，睛不和，无表里证，大便难，身微热者，此为实也，急下之，宜大承气汤。（252）阳明病，发热汗多者。（253）发汗不解，腹满痛者。（254）腹满不减，减不足言。（255）下利……脉滑而数者。（256）少阴病，得之二三日，口燥咽干者。（320）少阴病，自利清水，色纯青，心下必痛，口干燥者。（321）少阴病，六七日，腹胀不大便者。（322）下利，三部脉皆平，按之心下坚者；下利，脉迟而滑者；下利，脉反滑者。（《伤寒论·辨可下病脉证并治》）

【方证提要】腹满痛，不大便，谵语神昏，或烦躁不安或头剧痛，发热多汗，脉滑数，口干燥者。

【适用人群】全腹部高度胀满，用手按压有明显的腹部板硬紧张现象。大便秘结，有数日不解者，矢气极为臭秽，或泻下物臭秽稀水或黏液便；昏睡或昏迷，谵语，或烦躁不安，其病势肠阻急腹；舌红起芒刺或裂纹，舌苔黄厚而干燥或腻浊或焦黑如锅状者；脉象沉实有力，或滑数，或脉数而软。

【变通运用】

（1）以腹部高度胀满疼痛、大便不通为表现病症，如粘连性肠梗阻、蛔虫性肠梗阻、粪石性肠梗阻等。

（2）以烦躁、大便不通为表现的病症，如躁狂抑郁性精神病等。

（3）治咳嗽，声如洪钟。

（4）治食入即吐。

（5）治头晕，人昏乱无主，三五日一发，头晕之症。

【注意事项】

（1）服用注意点：①只能服用头煎。如再次煎煮，汤液会变得苦涩，不利排便。②必须空腹服用。服后一小时内不宜进食，否则，影响泻下效果。③中病即止，不可久服。

（2）煎法要点：①先煮枳、朴；②后下大黄；③芒硝溶服。因硝、黄煎煮过久，会减缓泻下作用。

（3）舌苔薄白，提示肠道内无积滞，大黄要慎用。

（4）大承气汤虽属攻下剂，但不拘泥于大便干结，有的患者可以泻下稀水甚至黏液，但并不影响使用本方。关键是腹痛拒按，或腹部高度胀满。

（5）孕妇忌用或禁用。

病案

岳某某，男，52岁，于2016年8月求治。症见形体壮实，大便秘结，潮热汗出，身痛、身重，不恶寒，短气、喘息，腹胀满，腹痛拒按，烦躁口渴，昼夜思睡，甚则神昏谵语，舌苔黄腻干燥、舌质红，脉沉弦数。

【病机】阳明里实。

【治法】泻实退热，急下存阴。

【处方】大黄（后下）10克，厚朴10克，枳实10克，大腹皮20克，芒硝（分冲）15克，桃核10克，甘草6克，蜂蜜3匙。

【筋骨针刺】手足阳关合谷、内庭、支沟、天枢、足三里。

上药服1剂，针1次，大便通，热退身凉。上方去芒硝、大黄6克，加莱菔子20克，白术10克。继服3剂，筋骨针刺2次，两周后体重减轻9斤。

第二节　小承气汤证脉证针法经方论述

阳明病，其人多汗，以津液外出，胃中燥，大便必硬，硬则谵语，小承气汤主之。若一服谵语止者，更莫复服。（213）

小承气汤脉证：胃中燥、大便干（或初硬后溏）、小便数、谵语、潮热或无潮热者；燥屎不甚坚硬，微烦而稍缓者；脐腹胀满，按之有弹力，舌苔厚腻，脉滑实。

小承气汤：大黄四两，厚朴二两（炙去皮），枳实三枚（大者，炙）。

上三味，以水四升，煮取一升二合，去滓，分温二服。

方解：小承气则三物同煎，不分次第，求地道之通；不用芒硝之峻，且远于大黄之锐矣，故称为微和之剂。大黄清热泻下，枳实、川朴善除其胸腹痞满。诸药合用具有泻热通腑，滋阴生津之功。

小承气汤歌诀：

小承大黄枳朴良，肠道微结好商量，
阳明下法分轻重，妙在同煎功效强。

浅析：多汗津伤谵语证治。阳明病，法多汗。汗多津液外出则胃中干燥，进而热实于胃而燥结在肠，故大便必硬。硬则腑气不通，浊热上扰心神而见谵语。此尽管属阳明腑证，但无潮热、腹痛、拒按等大热大实之象，知便硬谵语的程度不重，且症候相因不杂，未生他变，故治用小承气汤，使热下便通则谵语可止。止者无须再服，恐伤正气。

治法：泻热通腑，滋阴生津。

筋骨针刺：足阳关内庭透陷谷、大肠俞、上巨虚、列缺、内关、足三里、照海。

释义：大肠俞为膀胱经之背俞穴，通调大肠，逐秽泻热以生津液；上巨虚为阳明大肠经之下合穴，主治腹胀便燥，二穴均泻可调理肠胃、润燥通便以除谵语。肺为水之上源，肾又为水脏，汗多津伤致胃燥便硬，又当取列缺，手太阴肺经之络穴、别走手阳明大肠，开上窍引津下行以清热润燥、宣肺止咳，功似桔梗。内关为手厥阴心包经之络穴、别走三焦经，心包主脉所生病，三焦主气所生病，而两经循行遍及整个胸腹腔间。故凡五脏六腑之气滞血阻者，取内关开郁行滞，通脉活血。胃经合穴足三里，为胃之枢纽，调运气血，健脾益胃，升清降浊、大补元气，功似人参、黄芪；配肾经照海壮水生津以泻热通肠，可益阴荣血，助津行身，对本证尤能济事。

病案

陈某，男，13岁。2017年5月过端午节时多吃了3个粽子，第二天胃痛腹胀，啼哭不止。询知大便已3日未解，解衣观腹，腹胀如鼓，以手按其腹则哭叫不已。脉沉滑有力，舌苔黄白杂腻。

【病机】阳明腑实。

【治法】疏通肠胃，调畅气机。

【处方】大黄6克，枳实9克，厚朴9克，焦三仙30克，莱菔子15克，生姜6片。

【筋骨针刺】内关、支沟、天枢、足阳关内庭透陷谷、足三里。

针1次，1剂药服后约一个时辰，腹中气动有声，旋即大便作泄，泻下酸臭物甚多，连下两次，腹痛止而思睡。次日痊愈，其家属感激不已。

第三节　调胃承气汤证脉证针法经方论述

阳明病，不吐不下，心烦者，可与调胃承气汤。（207）

调胃承气汤脉证：见阳明病，不吐不下，心烦。若仅见尺脉微动者，为邪盛于里，宜攻下而解，可用调胃承气汤。

调胃承气汤：大黄四两（清酒洗），芒硝半斤，炙甘草二两。

上三味，切以水三升，煮二物至一升，去滓，内芒硝，更上微火一二沸，温顿服之，以调胃气。

方解：《本经》谓："大黄，味苦寒，主下瘀血、血闭、寒热，破癥瘕积聚、留饮、宿食，荡涤肠胃，推陈出新，通利水道，调中化食，安和五脏"。芒硝，味苦寒，主逐六腑积聚，软坚通便。这两味药都能清除肠胃蓄结。甘草和中。泻下之力较大承气汤弱，为泻热和胃之剂。诸药合用具有清泻阳明，调胃化滞之功。

调胃承气汤歌诀：

调和胃气炙甘功，硝用半升地道通，

草二大黄四两足，法中之法妙无穷。

浅析：汗后热邪入胃证治。太阳病三日，以法当汗，一般汗出则表解。今汗而不解，更见蒸蒸发热者，说明病象胃阳素盛，汗后邪陷与燥气相合，其势蒸蒸，自内达外，故宜用调胃承气汤，泻热和胃，遏止其势，可免燥结满痛之变。

治法：清泻阳明，调胃化滞。

筋骨针刺：手足阳关三间透合谷、内庭透陷谷、腹阴关中脘、肘阴关曲池、天枢。

释义：针胃募中脘理气调胃，清热化滞；配天枢大肠之募，疏泄大肠蕴热以通腑气。次取手阳明之合穴曲池，清热调胃降逆；配足阳明之荥穴内庭，主泻阳明之积热，理气消胀。诸穴合用，对阳明腑证初结尤见热盛者，针之可效。

病案

王某某，男，38岁，2016年8月来诊。消瘦，患慢性痢疾月余，大便每日三四次，兼挟黏液，有下坠感，伴腹胀肠鸣。舌质红、苔黄，脉弦。

【病机】热结阳明，胃肠气机不利。

【治法】调畅气机，通因通用。

【处方】大黄6克，黄连9克，葛根30克，白芍10克，白术10克，青皮10克，炙甘草9克，生姜9片。

【筋骨针刺】手足阳关三间透合谷、内庭透陷谷、腹阴关中脘、足三里、天枢。

针1次，服药2剂后，大便泻出黄黑色粪垢甚多，顿觉腹中宽适。上方减大黄3克，加炒麦芽30克，继服2剂，针2次，诸症皆消而痊愈。

第四节　白虎汤证脉证针法经方论述

伤寒脉浮滑，此以表有热，里有寒，白虎汤主之。（176）

白虎汤脉证：高热烦躁神不清，强烈渴感石膏证。脉滑数或洪大。

白虎汤方：知母六两，石膏一斤（碎），甘草二两，粳米六合。

上四味，以水一斗，煮米熟汤成，去滓，温服一升，日三服。

方解：白虎主西方兑金，用以名汤者，秋金得令，而暑清阳解，此四时之序也。石膏大寒，寒能胜热，味甘归脾，性沉而主降，已备中土生金之体，色白通肺，质重而含津，已具生水之用。知母入肺、胃、肾经而下行，气寒主降，味辛能润，泻肺火而润肾燥，滋肺金生水之源。《本经》云："主消渴，补不足，益气。"甘草土中泻火，缓寒药之寒，用为舟楫，沉降之性，始得流连于胃。粳米稼穑作甘，培形气而生津血，用以奠安中宫，阴寒之品无伤脾损胃之虑矣。饮入于胃，输脾归肺，水精四布，烦渴可除也。诸药合用具有清热生津之功。

白虎汤歌诀：

白虎汤用石膏偎，知母甘草粳米陪。

浅析：三阳合病以热盛为主证治。阳明经脉行于腹，太阳经脉行于背，少阳经脉行身之侧。故腹满身重难以转侧，为概言三阳热证；胃热盛则口不知五味；循经上蒸则面垢，甚则神昏谵语；热迫膀胱则遗尿。于此可知三阳合病尤以阳明里热最为显著。若发表，必热邪独盛于里而谵语甚；若攻里，则本非里实，下后必阴竭阳脱而见额上生汗，手足逆冷。故汗下均非其治。今从“自汗出”领悟，唯有白虎清凉一法，治从阳明，始得太阳少阳之总归，则三阳之热俱除。

治法：除烦止渴，清热生津。

筋骨针刺：手阳关三间透合谷、曲池、复溜、太溪、足阳关内庭透陷谷。

释义：阳明之脉上颈贯颊、挟口环唇。重泻手阳明之原穴合谷，清经中邪热，开闭宣窍，主治口不仁、面垢、谵语不止，亦可清三阳合病之盛热。补足少阴肾经之经穴复溜，滋阴补肾；配合谷又能止汗，固欲竭之阴津。阳明者两阳合明，病则邪热弥漫，势非太阳、少阳可比，故复用曲池手阳明大肠经之合穴，合主逆气而泄；内庭足阳明胃经之荥穴，荥主身热。相配主清泻手足阳明盛热之势。此独取阳明，即所以治三阳合病。

白虎汤临证变通应用

【临床处方】石膏36克，知母30克，粳米60克或山药30克，甘草9克。以水1000mL，先煎石膏30分钟，后入他药。煮沸后调至文火再煎煮30～40分钟，取汤液300mL，分2～3次温服。

【加减运用】

（1）消瘦、口渴、食欲不振者，加人参10克，玉竹10克，石斛10克。

（2）关节疼痛、汗出、怕风者，加桂枝10克，防风10克。

（3）关节疼痛，口中黏，舌苔厚腻者，加苍术10克，茯苓15克。

（4）身热不退，发斑，吐血衄血，谵妄躁扰者，加水牛角10克，生地黄20克，玄参30克。

（5）甲亢，合小柴胡汤。

白虎汤为古代的急症用方，传统的清气热方。现代研究具有解热、抗炎、解渴、止汗等作用，适用于以恶热、自汗、大渴、脉滑而厥为特征的病症。

【经典方证】伤寒，脉浮滑。（176）三阳合病，腹满身重，难以转侧，口不仁，面垢，谵语遗尿；发汗则谵语；下之则额上生汗，手足

逆冷。若自汗出者。白虎汤主之。（219）伤寒，脉滑而厥者。（350）

【方证提要】恶热，自汗出，脉浮滑者。

【适用人群】体形中等或消瘦，神志大多清楚但烦躁，皮肤白皙湿润，汗出不止，随拭随出，肌肤之如烙，腹部按之坚满，脉滑数或洪大；或有高热，汗出不解，口渴感明显，喜冷饮，恶热；口腔干燥，舌苔少津。

【变通运用】

（1）以高热为表现的病症，如乙脑、大叶性肺炎、流行性出血热等发热性疾病的极期。

（2）以新陈代谢亢进、脉滑数为表现的病症，如甲亢、糖尿病等代谢病。

（3）以出血为表现的病症，如血小板减少性紫癜、白血病等血液病。

（4）以口渴多汗为表现的病症，如牙周炎、牙髓炎等。

（5）治上消证。

（6）治心下一寸间发生疮疾，红肿痛甚。

（7）治牙龈红肿痛甚，喜饮冷。

（8）治两乳红肿痛甚。

（9）治谵语遗尿，口不仁而面垢，三阳并病。

【注意事项】

（1）皮肤黯黑，或黄肿，或满面红光者慎用。

（2）脉沉细，口不干渴，恶寒无汗者，忌用。

病案 1

何某，女，28岁，2016年3月初诊。症见身重乏力，双下肢尤其沉重。胸中闷胀，腹部胀满。口干舌渴，面红目赤，脚手燥热。大便干结，数日一行。舌淡苔黄，脉弦数。

【病机】阳明热盛。

【治法】清泻阳明，滋阴清热。

【处方】生石膏30克（先煎），知母15克，郁金10克，玉竹10克，大黄9克，粳米30克，甘草6克。

【筋骨针刺】足阳关内庭透陷谷、足三里、曲池、三阴交、足阴关大钟透太溪。

针2次，2剂水煎服，症状减轻。按上方继服3剂，针3次。诸症皆消。随访半年未复发。

病案 2

2017年7月，张某某，建筑工人。因天气热在楼顶长时间劳作，突然感到心烦、头昏、口渴、恶心，微恶寒发热，四肢发凉，脉象洪大。当地一位中医辨为桂枝汤症，把热证诊断为寒证，服桂枝汤，药到病增。

误服药后，胸口热灼，口渴饮冷，大汗淋漓。应验了《伤寒论》中“伤寒例第三”的警语“桂枝下咽，阳盛则毙”。本例虽然没致“毙”，却留下了一个每年夏天七月出现心烦、口渴、头昏、身重、微恶寒发热、四肢发凉、发热，脉象洪大的白虎汤症状。

仔细诊断后，发现患者为人参白虎汤证。用人参10克，石膏36克，知母15克，甘草9克，粳米60克。3剂，用药后病痊愈，随访一年未复发。

【案解】头昏、身重、微恶寒、手足微凉，似桂枝汤症状，但实际为白虎汤症状，结合发热、口渴、汗出、脉洪大，予白虎汤而痊愈。

本案提示，临证莫忘“三因制宜”。不同季节，气候特点不同。莫忘时令因素，炎暑隆冬需加时令药。

随着时代的发展，生活条件发生质的改变。目前，人处炎夏，家中、上车、办公室均有空调，整天处在冷气之中，感受寒凉之气侵袭，适用桂枝汤的病症越来越多，但时令未变，人们还不能脱离大自然形成的大环境。所以，在夏至以后到白露期间，治病需要桂枝汤类辛温药剂时，要加上黄芩、生石膏之类的夏季时令药；若属阴虚内热体质者，需加石斛、芦根之类的养阴生津药，防止阴阳偏胜。其余春秋季节临床上也要考虑时令因素，不过夏冬二季更突出些，临证用药要因时而变。

第五节　桃核承气汤证脉证针法经方论述

太阳病不解，热结膀胱，其人如狂，血自下，下者愈。其外不解者，尚未可攻，当先解其外，外解已，但少腹急结者，乃可攻之，宜桃核承气汤。（106）

桃核承气汤脉证：少腹急痛按之甚，出血紫黑易凝，如狂不安大黄证，舌燥红，唇面暗红。脉弦涩。

桃核承气汤：桃核五十枚（去皮尖），桂枝二两（去皮），芒硝二两，甘草二两（炙），大黄四两。

上五味，以水七升，煮取二升半，去滓。内芒硝，更上火，微沸下火，先食温服五合，日三服，当微利。

方解：阳气结而不化，则阴血蓄而不行，故少腹急结。气血交并，则魂魄不藏，故其人如狂。治病必求其本，气留不行，故君大黄之走而不守者，以行其逆气；甘草之甘平者，以调和其正气。血结而不行，故用芒硝之咸以软之，桂枝之辛以散之，桃核之苦以泄之。气行血濡，则小腹自舒，神气自安。此又承气之变剂也。此方治女子月事不调，先期作痛与经闭不行疗效较好。诸药合用具有活血逐瘀，疏经泻热之功。

桃核承气汤歌诀：

五十桃核四两黄，桂硝二两草同行。

膀胱热结如狂证，外解方攻用此汤。

浅析：当经邪入腑致小腹瘀血病证。太阳表邪不解，邪气循经入腑化热结于膀胱。膀胱为水府，血本无所容蓄，即“膀胱者，州都之官，津液藏焉”。然膀胱者胞之室，胞为血海，居膀胱之外。热结膀胱，熏蒸胞中之血不循其常，溢入回肠而成少腹急结。瘀血初结，若血能自下，则热随血出，其病可愈。若少腹急结已成，非药不足以攻下，治宜选用桃核承气汤活血散瘀，大黄清热泻火、芒硝软坚散结而泻热通便。

治法：活血逐瘀，疏经泻热。

筋骨针刺：气海、关元、天枢、踝阴关大钟透太溪、昆仑、足阳关内庭透陷谷。

释义：关元为足三阴与任脉之会，正在胞中，关元穴补气之功似人参，但又能行气活血化瘀；天枢大肠之募，通腑调肠，行气导滞。二穴重用泻法，可祛胞中瘀血之热结。因证属经邪入腑而来，取肾经原穴太溪，补肾壮水以制热；内庭为足阳明之荥穴，荥主身热，且治郁烦，取之可以疏通表里经气，泻热行血。筋骨针刺清热利湿治膀胱热结。诸穴相配，统主肾与膀胱表里相通之疾。

桃核承气汤临证变通应用

【临床处方】桃核10克，制大黄15克，桂枝10克，炙甘草6克，芒硝15克。以水1000mL，煮沸后调至文火再煎煮40分钟，取汤液300mL，冲入芒硝，分2～3次温服。

【加减运用】

（1）失眠、抑郁，合柴胡加龙骨牡蛎汤。

（2）肌肤甲错、疾病慢性化者，合桂枝茯苓丸。

核桃承气汤为经典蓄血病主方。泻下逐瘀，适用于少腹急结、其人如狂为特征的疾病。现代临床应用本方治疗周期性精神分裂症、脑外伤后遗症、缺血型脑中风、慢性肾炎、慢性盆腔炎、糖尿病、高脂血症、前列腺炎等病，而症见少腹急结、神志改变、小便自利、舌质紫暗或有瘀斑瘀点者。

【经典方证】其人如狂……少腹急结者。（106）

【方证提要】少腹急结，其人烦躁不安，便秘，或月经不调者。

【变通运用】

（1）狂躁疾病，如精神分裂症、抑郁症、躁狂症等。

（2）以剧烈头痛为表现的病症，如脑内出血、高血压病等。

（3）以面红、大小便不通为表现的病症，如糖尿病肾病、肾病综合征、流行性出血热等。

（4）下腹痛，盆腔瘀血，产后恶露不止，急性盆腔炎，痛经，闭经等。

（5）男科，如前列腺炎、睾丸炎、前列腺肥大等。

（6）以头面部充血为表现的病症，如睑腺炎、痤疮、毛囊炎、牙龈出血、龋齿疼痛等。

【注意事项】体质虚弱者慎用。

病案

秦某，女，47岁。2017年8月27日初诊。该患者平素郁郁寡欢，因受惊吓而夜卧不安，独自骂詈。经治无效，而来求治。面色潮红，双目直视，唇紫舌黯，气息短促，语无伦次，狂言伤人，时而手脚乱舞。二便正常，脉弦滑。

【病机】肝气郁结，下焦蓄血。

【治法】疏肝解郁，疏经泻热。

【处方】桃核承气汤合柴胡龙骨牡蛎汤加减。

桃仁10克，大黄10克（后下），桂枝6克，柴胡12克，黄芩10克，郁金10克，生龙骨30克，生牡蛎30克，甘草6克，芒硝10克（冲服）。

【筋骨针刺】腕阴关大陵透内关、神门透通里、印堂、内庭、足阴关行间透太冲。

针2次，服上方2剂后，大便数次通畅，诸症明显减轻。上方减大黄3克，加青皮10克，继服9剂，针6次而病愈。随访半年无复发。

第六节　竹叶石膏汤证脉证针法经方论述

伤寒解后，虚羸少气，气逆欲吐者，竹叶石膏汤主之。（397）

竹叶石膏汤脉证：热汗渴嗽呕，神萎憔悴瘦，舌红少苔舌面干，脉虚数。

竹叶石膏汤：竹叶二把，石膏一斤，人参三两，粳米半升，半夏半升，甘草二两（炙），麦冬一升（去心）。

上七味，以水一斗，煮取六升，去滓，内粳米，煮至米熟，汤成，去米，温服一升，日三服。

方解：病机在肝胃两经。凡胃不和，则卧不安，如肝火旺则上走空窍，亦不得睡。肾主五液，入心为汗，血之与汗，异名同类，是汗为血也。心主血而肝藏血，人卧则血归于肝。目合即汗出者，肝有相火，窍闭则火无从泻，血不得归肝，心不得主血，故发而为汗。此汗不由心，故名之为盗汗耳。用竹叶为引导，以其禀东方之青色，入通于肝。大寒之气，足以泻肝家之火。石膏，《本经》谓其“主中风寒热，心下逆气”，最善重镇肃降。麦门冬，《本经》谓其“主治心腹结气，伤中伤饱，胃络脉绝，羸瘦短气”。用麦冬佐人参以通血脉，《本经》谓“人参，味甘、微寒，主补五脏，安精神，定魂魄，止惊悸，除邪气。”佐白虎以回津，以止盗汗。半夏生于泥水阴中之物，性燥而行阴阳，使阴阳自和，秉承阴气，能通行阴之道，其味辛，能散阳跷之满，用以引卫气从阳入阴，阴阳通，其卧立至，其汗自止矣。诸药合用具有调阴阳和升降之功。

浅析：太阳经病内烦病证。太阳病误吐津气已伤，表邪渐微而里热已显，故见不欲近衣。吐后内生热烦，证属气液两伤，阴不和阳。选用竹叶石膏汤益气生津，以清热宁烦。

治法：调阴阳和升降。

筋骨针刺：腕阴关神门透通里、内关、大陵、足三里、三阴交、踝阴关大钟透太溪。

释义：内关为手厥阴之络，通阴维脉。功能调气开郁，通脉活络，对邪滞而气机不畅者尤宜。巨阙为任脉穴，又心之募。神门、通里宁心安神，能调心火下降，理气宽胸。天枢为大肠募穴，足少阴与冲脉之会；胃经合穴足三里，为胃之枢纽，调运气血，健脾益胃，升清降浊。二穴通腑调肠、降冲逆、调津液，以治吐后之热烦。太溪为肾经之原穴，补肾阴而壮水。此诸穴均为任脉与足阳明胃经穴，这四个穴位，益气生津又兼培本固源，补中有治，治中有补。

第三章　少阳病脉证针法经方总述

一、少阳经（足少阳胆经，手少阳三焦经）总纲

少阳病证口苦、咽干、目眩，脉弦细。

二、少阳经循行总纲

足少阳经络，乃后有太阳，前有阳明，居二阳之间，主半表半里。胆为清净之府，通达三焦，无论病在经府，治法疏通三焦经络枢纽气机。其脉起于目外眦，上行鬓角结于颞部率谷，络贯耳中，下循胸胁日月，行于侧身连带脉，髋结五枢达环跳，下行膝旁阳陵泉，行于踝上悬钟，下结足踝丘墟，通足背临泣，终四趾窍阴。

三、少阳脉证针法经方总诀

少阳病症，三焦为宗。上热下郁，胁肋疼痛。
口苦咽干，脉象长弦。枢机不利，百病丛生。
治疗大法，和解为宗。疏利三焦，柴胡首用。
三关针法，上下呼应。通关开门，气机调通。

四、少阳病证

病机：为半表半里之病证。少阳病或来自太阳，可初起即为少阳经

病，因气血虚衰，邪气入内，与正气相搏结于本经。

主症：口苦、咽干、目眩，往来寒热，胸胁苦满，默默不欲饮食，心烦喜呕，苔白滑，脉弦。

《素问·阴阳离合论》云："少阳为枢。三经者，不得相失也，搏而勿浮，命曰一阳。"指出少阳所处位置在表里之间，主宰人体阳气升降为转化枢纽，其三焦气机通畅，才能保证气血津液在人体表里正常出入。一旦少阳枢机不能通利，就会表现为人体阳气生升不足，随之便容易出现气机失疏相关病证。

少阳受病，尺寸俱弦也。其症头颞晕痛口苦、咽干、目眩、耳聋耳鸣、寒热往来、胸胁疼痛等，皆属少阳病症。少阳治则：有三禁，一不可汗，二不可下，三不可利小便也，只宜和解主之。

法当调和疏泄为宗，清彻表里，和解内外，调三焦枢机不利。小柴胡善调三焦气机，解虚火上行，主寒热往来，邪在半表；大柴胡善解相火热结，以转少阳之枢，清彻半表半里之邪，主病在半表半里兼里实，呕不止，心下迫急，郁郁微烦者。辅枳芍行气敛阴，以大黄之勇，行开阳明。柴桂汤主太阳兼少阳，发热微恶寒，心下支结，微呕，四肢烦疼。

五、少阳经病证治疗大法

少阳之治，仲景先师设小柴胡为主方，取其枢达三焦、和解少阳之功。

少阳经络分布人体两侧，经筋行于两侧筋膜间隙。主司人体气机升降，转枢之功。"少阳为枢"，少阳为人体气机升降出入之枢纽，具有调节人体内外上下气机运动的功能，其实质在于肝胆之气疏泄和三焦气道畅达。少阳枢机的气化功能，表现为枢转表里，调拨内外的功能。其规律为虚则内陷三阴，实则转出三阳。枢转方向取决于人体正气的强弱，在《伤寒论》里，正强则转出阳明，正弱则内陷三阴。少阳与厥阴相表里，因此更易陷入。所谓"实则少阳，虚则厥阴"如原文第97条"血弱气尽，理开，邪气因人，与正气相搏结于胁下。正邪分争，往来寒热，休作有时，……小柴胡汤主之。"正说明了病邪之所以内陷，是因为“血弱气尽”。正气减弱之故，小柴胡汤用人参便是这个道理。少阳包括足少阳胆经和手少阳三焦经两条经脉，胆经为出阴入阳之枢、为阴转阳之起点，为三阳初始之阳。少阳之阳不亢不烈，犹如旭日东升，对人体起着温煦的作用，称为少火、一阳。另外，少阳枢转的功能还取决于胆气的升发，如果胆气升发健旺，则病转出三阳；失司，则导致中气升降失调，而病深入三阴。吴鞠通指出：“盖胆为少阳，主升阳气之先，输转一身之阳气，体本阳也。”少阳分系胆与三焦。胆腑附于肝，内藏精汁，主疏泄而利胃肠。认为“凡脏腑十二经之气化，皆必借肝胆之气化以鼓舞之，始能调畅而不病”。因此肝胆调节周身气机，尤以胆为中心。且胆寄相火，宣布三焦，流畅通达，充斥表里，温煦周身，正是枢之本性。三焦主气化，决渎水道，主持诸气，游行相火，历经五脏六腑。因此三焦作为脏腑之间的联系，气化的播散，营卫水谷诸气周流的通路，有机地调整各脏腑间的密切协作。由此可见，若病至少阳，则易致胆火失和，水道不利，上下阻滞，累及脏腑，则正气不能振奋以御邪，上下脏腑不能相济。其原因不在正虚不举，而在气郁不伸，故少阳病可见气滞火郁、寒热虚实相兼之复杂病症。

少阳为枢其病可牵一发而动全身，因此以“和”法调和少阳枢机作为治疗大法。和法具有转枢运阳，疏解郁滞，回复枢机平衡，调节脏腑机能，以达整体之协和之作用。

针法治疗原则：泻三门为调解少阳，疏通三焦气机。

六、少阳经针法处方

液门透中渚、阳池透外关、章门透大包、期门透乳根、丘墟、临泣、行间透太冲。

少阳为一阳初生，本气为火，火在少阳。如火之始燃，病则炎炎。火热炎上，上走空窍，故以口苦、咽干、目眩为纲，旨在讲少阳本经本气自生所生。三焦为调整全身气机之枢纽，元气之别使，言其治：内连脏腑，外络皮毛，疏通一身上下内外之气机，无所不至。针法治疗，得少阳病症，取手足少阳经择其主穴，开三关，中渚、合谷、后溪，泻三门期门、章门、京门，透三焦临泣、丘墟、阳关以疏利经筋，疏通经络，通达三焦气机。如取足少阳之足临泣与手少阳之外关为主，随证配治。取液门、中渚，荥输之穴打开三焦之第一关门；阳池为手少阳三焦经真气聚集之原穴，阳池透外关为原穴透络穴，是调理少阳枢机，三焦气机之要穴。与阳池原络相配，疏经通络，调和少阳内外之枢。同时，肝胆二经互为表里，病则少阳胆火挟厥阴风木相因为患。取章门脾之募，足厥阴与足少阳之会穴，可调肝理气，运脾通络。丘墟为足少阳胆经原穴，清泻胆火，引热下行。太冲为足厥阴肝经之原穴，疏肝理气，调风木之郁。二穴相配，令肝胆气机舒畅，又为少阳本气之治。四穴相依，又相辅相成，主治少阳，又统治表里，可谓理法贯通。

第一节　小柴胡汤证脉证针法经方论述

伤寒五六日，中风，往来寒热，胸胁苦满，默默不欲饮食，心烦喜呕。或胸中烦而不呕，或渴，或腹中痛，或胁下痞硬，或心下悸，小便不利，或不渴，身有微热，或咳者，小柴胡汤主之。（96）

柴胡汤脉证：上腹痞痛胸胁满，发热持续往热寒，纳差口苦心烦呕，苔黄白腻脉多弦。

小柴胡汤：柴胡半斤，黄芩三两，人参三两，甘草三两（炙），生姜三两（切），半夏半升（洗），大枣十二枚（擘）。

上七味，以水一斗二升，煮取六升，去滓，再煎取三升，温服一升，日三服。

方解：此为调畅少阳枢机之剂，和解表里，调畅气机之总方也。伤寒邪气在表者，必渍形以为汗；邪气在里者，必荡涤以为利。其于不外不内，半表半里，既非发汗之所宜，又非吐下之所对，是当和解表里，调畅少阳枢机，则三焦通达、百病俱安。柴胡入肝、胆经而上行，行于胸胁，可达巅顶。柴胡感一阳之气而生，故能直入少阳，引清气上升而行春令，为治寒热往来之第一品药。《本经》：“柴胡，味苦平。主心腹、肠胃中结气，饮食积聚，寒热邪气，推陈致新，久服轻身，明目益精。”故取柴胡之轻清微苦微寒者，以解表邪，枢转内外。以人参之微甘微温者，预补其正气，使里气和而外邪勿得入也。半夏感一阴之气而生，故能开结气、降逆气、除痰饮，为呕家第一品药，其口苦、咽干、目眩、目赤、头汗、心烦等症，皆虚火游行于半里。《本经》云：“黄芩味苦平。主诸热黄疸，肠澼，泄利，逐水，下血闭。”故用黄芩之苦寒以清之。既用甘、枣之甘以缓之，亦以提防三阴之受邪也。胁居一身之半，为少阳之枢，邪结于胁，则枢机不利，所以胸胁苦满默默不欲食也。引用生姜、半夏之辛散，可辅佐柴胡、黄芩而祛邪，又可行甘、枣之泥滞，和胃止呕，疏泄胸胁苦满。诸药合用具有疏利肝胆，条达气机，和解少阳之功。

小柴胡汤歌诀：

小柴胡汤和解功，半夏人参甘草从。

更加黄芩生姜枣，少阳百病此方宗。

柴胡适应人群特征及病症歌诀：

柴胡少阳和解症，清瘦抑郁多伤情。

肝胆瘀滞胃肠病，女子痛经偏头痛。

浅析：辨阳微结与阴结脉证。伤寒五、六日多见病传少阳，郁热上蒸则头汗出；表未罢则微恶寒；邪居少阳，肝胆气郁，疏泄不利，致使阳郁气闭，症见手足冷、心下满、口不欲食、大便硬，“脉细”指沉紧而弦细，为少阳脉象。因阳热之邪微结，枢机不利，气滞不行所致，故证见表里，与少阴之纯阴结不同。纯阴结之脉沉、汗出、不能食、大便硬等，属阴寒凝结真阳虚微的反映，少阴脏器虚寒见症。而阳微结属少阳肝胆气郁病机，病是半在里半在外。脉虽见沉紧，也不能妄断为少阴病。其沉为里有邪结，紧为弦紧，属结于少阳的脉象。进而再详审其症，阴经止于喉下，故少阴阴结证不得有头汗出。至此，对阳微结之似阴而又不同于纯阴结之脉证，治用小柴胡汤疏解少阳气机，疏泄肝胆郁滞，使其上下表里宣和。若服汤后余热未净，尚有里气不调者，又当调理肝胆和胃通便，令其“得屎而解”。

治法：疏利肝胆，条达气机，和解少阳。

筋骨针刺：手阳关液门透中渚、足阳关侠溪透足临泣、踝阴关丘墟、会宗、外关、足阴关行间透太冲、胸阴关期门透乳根、章门。

释义：足临泣、外关属八法针灸腧穴，作为少阳病的常用要穴，具有疏泄肝胆郁滞，调畅少阳气机的作用。章门穴为足少阳胆经，与带脉通。带脉系于命门，横贯腹中神阙，约束诸脉，络于督脉，使之贯通上下。手少阳三焦经交出足少阳之后，入缺盆布胸中散络心包，下膈循属三焦。故取此二穴枢解少阳，调气开郁，疏通经气，以治阳微结证。又少阳与厥阴表里相通，肝郁气滞亦是本证三焦枢机不利，故取肝经原穴太冲，期门肝之募穴，章门脾之募穴，开三关，泻三门，疏泄少阳三焦气机，调肝舒气利胆。此取原络针刺，原穴本系内脏出于肘膝四关以下的要穴，为脉气旺盛之处；络穴则是交与表里阴阳经之间的起点。故功能疏经活络，而解郁开结。病传少阳见胸满胁痛者，取足少阳胆经原穴丘墟，配手少阳三焦经郄穴会宗，主治颈项强痛、胸胁胀满，针用平补平泻手法，能疏通少阳经气而和解表里。

小柴胡汤临证变通应用

【临床处方】柴胡15克，黄芩10克，姜半夏10克，党参10克，甘草6克，生姜9片，红枣10枚。以水1000mL，煮沸后调至文火再煎煮30分钟，取汤液300mL，分2～3次温服。

感冒发热者，柴胡量应取大量，并根据病情日服3次，以得汗为度；恶心呕吐者，服药量不宜过大。

【加减运用】

（1）咽喉或食道异物感，痰多或多涎者，合半夏厚朴汤。

（2）尿量减少、浮肿、口渴，肿瘤放化疗后，肾炎、急性胃肠炎、伤暑患者，合五苓散。

（3）自身免疫性疾病，合五苓散、当归芍药散等。

（4）发热迁延不愈、自汗者，加桂枝10克，白芍15克。

（5）咳嗽痰黏伴胸胁苦满、心下压痛者，加黄连6克，瓜蒌30克。

（6）烦热而关节疼痛者，加栀子柏皮汤。

（7）淋巴结肿大及淋巴细胞增多者，加连翘10克，银花10克。

（8）咳喘病迁延不愈，咯少量白黏痰者，加沙参15克。

（9）咽喉疼痛者，加桔梗10克，射干10克。

（10）皮肤过敏，身痒、目痒、头痛者，加荆芥10克，防风10克。

小柴胡汤为古代解表退热剂，经典和解方。为治疗三焦枢机不利，寒热往来，肝郁气滞，咽喉不适，胁肋疼痛，月经不调等相关病症之常用方。现代研究具有解热、抗炎、免疫调节等作用，适用于以往来寒热、胸胁苦满、心烦喜呕、默默不欲饮食为特征的病症。

【经典方证】伤寒五六日，中风，往来寒热，胸胁苦满，默默不欲饮食，心烦喜呕。或胸中烦而不呕，或渴，或腹中痛，或胁下痞硬，或心下悸、小便不利，或不渴、身有微热，或咳者。（96）往来寒热，休作有时，默默不欲饮食。（97）伤寒四五日，身热恶风，颈项强，胁下满，手足温而渴者。（99）妇人中风，七八日续得寒热，发作有时，经水适断者。（144）妇人在草褥，自发露得风，四肢苦烦热，头痛者。（《金匮要略·妇人产后病脉证治》）发潮热，大便溏，小便自可，胸胁满不去者。（229）胁下硬满，不大便而呕，舌上白苔者。（230）胁下硬满，干呕不能食，往来寒热，尚未吐下，脉沉紧者。（266）呕而发热者。（379）诸黄，腹痛而呕者。（《金匮要略·黄疸病脉证并治》）产妇郁冒……大便坚，呕不能食。（《金匮要略·妇人产后病脉证治》）

【方证提要】往来寒热，或疾病休作有时，胸胁苦满，心烦喜呕，默默不欲饮食，或发黄，或腹痛，或咳，或心下悸，或渴，或郁冒者。

【适用人群】体形偏瘦，面色青黄，皮肤干燥，表情淡漠；食欲不振，乏力怕冷，失眠多梦，胸胁苦满胀痛，乳房胀痛结块。

【变通运用】

（1）发热表现，如反复感冒，咳嗽，鼻炎，咽炎，支气管哮喘，扁桃体炎等。

（2）食欲不振、恶心呕吐病症，如慢性胃炎、慢性胆囊炎、胃溃疡、结肠炎等。

（3）淋巴结肿大疾病，如淋巴结炎、淋巴结核。

（4）过敏性疾病，如过敏性皮炎、湿疹等。

（5）五官科炎症，如腮腺炎、口腔炎、中耳炎、虹膜炎等。

（6）自身免疫性疾病，如风湿性关节炎、强直性脊柱炎等。

（7）抑郁疾病，如抑郁症、更年期综合征。

病案 1

李某某，女，49岁。因生气引起胸胁痛、乳房胀痛，于2017年5月而求诊。表情抑郁，主诉偏头痛，午后低热，乳房胀痛，有结块，胁肋胀满，经行前后不定期，舌淡红苔薄黄，脉弦数。

【病机】少阳郁久化火。

【治法】疏肝解郁，通络止痛。

【处方】柴胡调肝汤（小柴胡汤加减）。

柴胡12克，黄芩10克，姜栀子10克，姜半夏10克，赤芍30克，丹皮10克，青皮10克，橘核15克，荔枝核10克，贝母10克，昆布10克，川朴10克，郁金10克，生姜6片。

【筋骨针刺】手阳关液门透中渚、足阳关侠溪透临泣、胸阴关期门透乳根、章门透大包、足阴关行间透太冲。

针3次，6剂。水煎服，每日3次，每次一杯。诸症减轻，按上方继服6服，针6次痊愈。随访半年无复发。

病案 2

唐某，女，50岁，2017年10月6日于北京中医药大学国医堂初诊。平日性急易怒。近2月来夜间入寐困难，口苦咽干，失眠多梦，动则乏力，手指僵硬，腰酸腿疼，下肢畏寒。舌暗红、苔薄白，脉沉细。

【病机】肝郁肾虚，阴阳失调。

【治法】养血通络，调和阴阳。

【处方】小柴胡汤加龙骨、牡蛎。

柴胡10克，黄芩9克，姜半夏9克，白术10克，丹参30克，合欢皮15克，知母10克，生龙骨30克，生牡蛎30克，炙甘草9克，小麦引子30克。

【筋骨针刺】腕阴关神门透通里、液门透中渚、风池、章门、太溪、足阴关行间透太冲。

服用上方3剂，针2次，上述症状好转。继服上方6剂，针3次，气机畅、阴阳调而诸症除。

第二节　大柴胡汤证脉证针法经方论述

太阳病，过经十余日，反二三下之，后四五日，柴胡证仍在者，先与小柴胡汤，呕不止、心下急、郁郁微烦者，为未解也，与大柴胡汤，下之则愈。（103）

大柴胡汤脉证：大柴胡汤四重点，颈短体壮肩膀圆，上腹胀痛按加重。本证多见中老年，轻则不适有抵抗，重则压痛肌紧挛，心下痞痛坚满，恶心呕吐嗳气烦，舌质暗红苔黄厚，精神抑郁多失眠，溲黄便秘，脉弦滑。

大柴胡汤：柴胡半斤，半夏半升（洗），黄芩三两，生姜五两（切），枳实四枚（枚），芍药三两，大枣十二枚（擘）。大黄二两（酒浸）。

上八味，以水一斗二升，煮取六升，去滓，再煎。温服一升，日三服。

方解：此为少阳半表半里气分之症。本方治三焦无形之热邪。柴胡味苦平微寒，伤寒至于可下，则为热气有余，应火而归心，苦先入心，解热之剂，以苦为主。大热之气，寒以取之，清除邪热，以寒为助。故以柴胡为君，黄芩味苦寒为臣，《内经》曰："酸苦涌泄为阴"。泄实折热，必以酸苦。以枳实芍药为佐，取芍药味酸苦微寒，枳实味苦寒之性。半夏味辛温，生姜味辛温，大枣味甘温。辛者散也，散逆气者，必以辛；甘者缓也，缓正气者，必以甘，故以半夏、生姜、大枣为之使药。《本经》云："大黄苦寒，主下瘀血，血闭，寒热，破癥瘕积聚，留饮宿食，荡涤肠胃，推陈出新。"故加大黄，功于荡涤。诸药合用具有疏调肝胆，清热导滞之功。

大柴胡汤歌诀：

大柴胡汤三阳证，寒热烦躁腑胀痛。

小柴胡汤枳芍黄，疏解通下服之灵。

浅析：少阳兼阳明证治。太阳本经而传入少阳现柴胡二经兼证，法当和解少阳。今反二、三下之，柴胡证仍在者，可先与小柴胡汤枢解少阳。尽管柴胡证仍在，有从少阳外解之机。医者临证误下者，病已深入，邪从阳明化热化燥，表现出呕不止、心下急、郁郁微烦等少阳未罢、阳明里实已显的见症。病兼少阳阳明二经，故单纯用小柴胡汤不能尽解。唯宜用大柴胡汤二经兼顾，导热以泻下则愈。此方证所治之胃脘痛乃邪热内结，肝郁气滞所致。临床辨证中常见：胃脘疼痛，时轻时重，恶心欲呕，恶寒身热，大便不通，小便黄赤，舌质红苔黄腻，脉沉弦或弦细数。

治法：疏调肝胆，清热导滞。

筋骨针刺：手阳关液门透中渚、临泣、足阴关行间透太冲、章门、天枢、支沟。

释义：取临泣足少阳胆经之荥，功能清热养阴，疏泄肝胆之郁，主治胸胁胀痛，心烦咳呕等；章门乃脾之募穴，功能宽胸利膈。青龙摆尾针法弹拨二穴，以泻肝胆，疏通三焦枢机，可止呕泻热、开郁除烦。继之取支沟手少阳三焦经之经穴，可以清利三焦，通关开窍，疏经导滞。

大柴胡汤临证变通应用

【临床处方】柴胡15克，黄芩10克，姜半夏10克，枳壳10克，白芍15克，制大黄10克，生姜9片，红枣10枚。以水1000mL，煮沸后调至文火再煎煮30分钟，取汤液300mL，分次温服。

【加减运用】

（1）烦躁、心下痞、脉滑数、出血倾向者，加黄连6克。

（2）面部充血、小腹压痛、小腿皮肤干燥、舌暗者，合桂枝茯苓丸。

（3）焦虑、腹满胀气者，合栀子10克，厚朴10克。

（4）咽喉有异物感者，合半夏厚朴汤。

（5）哮喘痰稠难咯者，合排脓散。

（6）胸痛、痰黄、便秘者，加瓜蒌30克，黄连6克。

大柴胡汤为古代治疗宿食病的专方，传统的和解清热攻里方。现代研究具有止痛、除胀、通便、降逆、清热之功效，还有利胆保肝、降脂、降压、增强胃肠动力、免疫调节、抗炎、抗过敏、抗内毒素、抑菌等作用。适用于以上腹部按之满痛为特征的病症的治疗和实热性体质的调理。

【经典方证】呕不止，心下急，郁郁微烦者。（103）伤寒十余日，热结在里，复往来寒热者。（136）伤寒发热，汗出不解，心中痞硬，呕吐而下利者。（165）按之心下满痛者。（《金匮要略·腹满寒疝食病脉证治》）

【方证提要】呕吐，郁郁微烦，寒热往来或发热汗出不解，心下按之满痛者。

【适用人群】中年男性多见，体格壮实，膀宽腰圆，表情庄严。常有头痛、眩晕、乏力，失眠多梦、焦虑，口苦咽干，胸腹部胀满压痛，嗳气、恶心、呕吐、便秘等。

【变通运用】

（1）以上腹部胀满疼痛为表现病症，如胆囊炎、胆石症、胰腺炎、胃食管反流症、胃及十二指肠溃疡、厌食、消化不良等。

（2）以便秘、腹痛为表现的病症，如肠梗阻、习惯性便秘等。

（3）以咳嗽气喘，伴上腹部胀满、反复发作的呼吸道疾病，如支气管哮喘、肺炎等。

（4）以头痛、头昏、便秘为表现的病疾，如高血压病、脑出血、肥胖症、脑萎缩、焦虑症、抑郁症、老年性痴呆等。

（5）以发热为表现的病症，如感冒、流行性感冒等。

【注意事项】

（1）体质虚弱、消瘦、贫血者慎用。

（2）服药见效后，可减量服用。

病案

孙某，男，37岁，2017年7月12日诊治。症见形体消瘦，面色青黑，表情痛苦，胃脘剧痛，大汗淋漓，呕吐酸水，胸胁苦满，不欲饮食，大便干结，舌质红苔黄腻，脉弦洪。

【病机】邪热内结，肝郁气滞。

【治法】泻热通便，疏肝理气。

【处方】柴胡12克，黄芩10克，郁金10克，姜半夏9克，白芍15克，枳实10克，厚朴10克，大黄9克（后下），甘草6克，生姜5片。

【筋骨针刺】手阳关液门透中渚、外关、支沟、天枢、足三里、足阴关行间透太冲、足临泣。

服药1剂，泻下如脓之黑便，胃痛大减。针刺上穴，继服药1剂，胃脘部已转隐痛，大便日3行，呕吐止，继以柴胡四逆散加理气健胃之品以善其后。

第三节　柴胡桂枝汤证脉证针法经方论述

伤寒六七日，发热，微恶寒，肢节烦疼，微呕，心下支结，外证未去者，柴胡桂枝汤主之。（146）

柴胡桂枝汤脉证：柴胡体质见自汗，鼻塞，腹痛，关节酸，肌肉挛。桂枝体质胸胁满，纳差喜呕伴心烦，苔薄白或薄黄腻，舌质暗红或暗淡，脉弦数。

柴胡桂枝汤：柴胡四两，桂枝一两半，甘草一两，炙黄芩一两半，人参一两半，半夏二合半，白芍一两半，生姜一两半，大枣六枚。

上九味，以水七升，煮取三升，去滓，温服一升。

方解：柴胡桂枝汤和解少阳，调和营卫。本方取小柴胡汤与桂枝汤原方各半量组成。小柴胡汤和解少阳枢机，扶正达邪，以治少阳半表半里之邪热；桂枝汤解肌祛风，调和营卫，以治太阳之风寒表邪。本方表里双解，是治疗邪犯太阳与少阳的和解轻剂。温服后汗出周身，内外全愈者，姜桂之功。诸药合用具有和解少阳，疏通表里之功。

柴胡桂枝汤歌诀：

柴胡桂枝为轻剂，两方各用半量宜。
和解少阳兼解表，太少并病是病机。

浅析：太阳少阳并病证治。伤寒六、七日属病传之期，“发热微恶寒，支节烦疼”等，为表证欲解未解之象。“微呕”，属“呕”之轻者，“心下支结”，支为身体两侧，即心下两侧胀闷不舒，属“胸胁苦满”之轻者。是病入少阳，程度尚浅，同时外症尚在。治用小柴胡汤与桂枝汤合方减量。因病势向内，故柴胡量偏重以助其转枢之功，名柴胡桂枝汤两解太少之邪。

治法：和解少阳，疏通表里。

筋骨针刺：手阳关液门透中渚、腕阳关阳池透外关、腕骨、金门、足阳关侠溪透足临泣。

病兼太少两经，故先取中渚为手少阳三焦经所注为俞，可调畅三焦气机以通利水道，配足太阳膀胱经郄穴金门，解热发表以治太阳。继之取足少阳胆经输穴足临泣，配手少阳三焦经络穴外关主治少阳，清热开郁，疏经止痛。二穴为八脉交会穴，经交而穴通，枢解半表半里之邪，以消微呕，心下支结。

柴胡桂枝汤临证变通应用

【临床处方】柴胡15克，桂枝10克，干姜9克，天花粉30克，黄芩10克，牡蛎30克，炙甘草9克。以水1000mL，煮沸后调至文火再煎煮30～40分钟，取汤液600mL，分2～3次温服。

【加减运用】

（1）面黄、月经不调者，或眩晕、腹痛、浮肿者，合当归芍药散。

（2）口渴而浮肿者，合五苓散。

（3）腹痛、腹胀者，合四逆散。

柴胡桂枝汤为古代的调和阴阳、疏理气机的要方，传统的和解化饮散结方。现代研究认为该方具有恢复身心疲劳的功效，适用于以疾病迁延不愈、胸腹动悸、口渴而食欲不振、腹泻等为特征的病症。

【经典方证】伤寒五六日，已发汗而复下之，胸胁满微结，小便不利，渴而不呕，但头汗出，往来寒热，心烦者。（147）治疟寒多，微有热，或但寒不热。（《金匮要略·疟病脉证并治》）

【方证提要】往来寒热，胸胁苦满，汗出，口渴，便溏，心烦者。

【适用人群】体格中等或偏瘦，表情淡漠；易出汗，多失眠，易惊悸，脐跳明显，口干渴但喝水不解渴，上腹部多按之不适。多见于因过度疲劳、大量汗出而饮食无规律的中青年女性。

【变通运用】

（1）迁延反复、时发时止的发热性疾病，如感冒、疟疾、不明原因低烧不退。

（2）以胸闷咳嗽为表现的病症，如肺结核、肺炎、支气管炎、支气管哮喘等。

（3）以腹泻为表现的病症，如慢性肝炎、慢性胆囊炎、慢性胃炎、结肠炎、消化性溃疡等。

（4）自身免疫性疾病如甲亢、类风湿关节炎、强直性脊柱炎、系统性红斑狼疮等。

（5）以失眠为表现的病症，如癫痫、更年期综合征、神经衰弱症等。

【注意事项】临床上有使用本方导致间质性肺炎的报道，建议服药3个月后进行X片检查。

病案

患者余某，女，50岁，于2017年6月初诊。症见间断性发热半年余。近1月余，白天自汗，伴烦躁，或夜晚时冷时热、夜间盗汗，伴肩背酸痛，入睡困难、失眠梦多，胃胀纳差、二便可，绝经半年。患者口干不欲饮，口苦咽干，舌质淡红，舌苔薄白微腻，脉弦数。

【病机】太阳少阳合病。

【治法】调和营卫，和解枢机。

【处方】醋柴胡15克，黄芩10克，姜半夏10克，知母10克，桂枝10克，白芍15克，茯苓12克，百合15克，生姜6片，大枣10枚，炙甘草6克。

【筋骨针刺】腕阳关神门透通里、外关、手阳关液门透中渚、章门、足阴关行间透太冲、踝阴关大钟透太溪、足临泣。

患者服药3剂，针4次后，诸症减轻。继服6次，针3次后随访已痊愈。

第四节　柴胡加龙骨牡蛎汤证脉证针法经方论述

伤寒八九日，下之，胸满烦惊，小便不利，谵语，一身尽重，不可转侧者，柴胡加龙骨牡蛎汤主之。（107）

柴胡加龙骨牡蛎汤脉证：精神症状明显，幻觉易惊失眠，舌红苔黄厚腻，脐腹动悸感。能够治谵语，亦可愈癫痫，脉弦细或弦数。

柴胡加龙骨牡蛎汤：半夏二合（洗），柴胡四两，人参、龙骨、黄芩、铅丹、牡蛎（熬）、茯苓、桂枝（去皮）、生姜（切）各一两半，大枣六枚（擘），大黄二两。

上十二味，以水八升，煮取四升，内大黄，切如棋子，更煮一二沸，去滓，温服一升。

方解：肢体困沉，是病在阳明而无气以动；不可转侧，是关少阳而枢机不利所致。此为少阳阳明并病。故取小柴胡之半，以除胸满心烦之半里，转少阳之枢；辅大黄泻下之功，以开通降阳明气机。满者忌甘，故去甘草；小便不利，故加茯苓助阳化气。惊悸者须重以镇怯，铅丹禀于乾金之体，受癸水之气，能清上焦无形之烦满，中焦有形之热结，入心而安神，且以入肝而滋阴血。龙骨入心、肝经，敛降而微升；入肺、大肠经而敛降，重能镇惊而平木，有潜阳安神，强筋壮骨作用；牡蛎坚不可破，其性守而不移，可以镇惊，而寒可以除烦热，且咸能润下。佐茯苓以利水，又能软坚；佐大黄以清胃也。半夏引阳入阴，能治目不瞑，亦安神之品，故少用为佐。人参能通血脉；桂枝能行营气，肢体困沉不可转侧者，在所必须，故虽胸满谵语而不去也。此方柴胡方加龙牡，亦以血气之属，同类相求。诸药合用具有清泻火郁，安神定惊之功。

柴胡加龙骨牡蛎汤歌诀：

参苓龙牡桂丹铅，芩夏柴黄姜枣全。

枣六余皆一两半，大黄二两后同煎。

浅析：误下邪热内陷证治。伤寒八九日属内传之期，误下后，表邪迅速内陷化热，邪陷少阳，火郁之邪循经上扰，故胸满烦惊；少阳枢机不利，三焦决渎失职，故小便不利；热邪入胃，则谵语；下后气机不畅，湿被热邪所困，壅滞于中，故见一身困沉，不可转侧。治宜柴胡加龙骨牡蛎汤疏解内外，泻热祛烦，镇惊潜阳，使气机调畅，诸症可愈。

治法：清泻火郁，安神定惊。

筋骨针刺：手阳关液门透中渚、阳池透外关、腕阴关大陵透内关、神门透通里、太溪、临泣。

释义：取大陵心包络俞穴，清心安神，以疗胸满烦惊；配外关手少阳三焦经之络穴，别走心包，通阳维脉，疏经活络，可宣泄少阳火郁，调畅三焦气机以助大陵；太溪为足少阴经之原穴，有滋肾水以上济心火；与神门相配具有水火相济，宁心安神之功。取胆经腧穴足临泣，疗少阳气火交郁，通带脉；与外关主客相应，增强清肝利胆、泻热潜阳、疏经止痛作用。

柴胡加龙骨牡蛎汤临证变通应用

【临床处方】柴胡15克，姜半夏10克，党参10克，黄芩10克，茯苓10克，桂枝10克，生龙骨30克，生牡蛎30克，制大黄10克，干姜6克，红枣10枚，炙甘草6克。以水1200mL，煮沸后调至文火再煎煮30～40分钟，取汤液300mL，分2～3次温服。

【加减运用】

（1）烦躁、少腹部疼痛、便秘者，加桃核15克，芒硝10克，甘草5克。

（2）脑梗死或烦躁失眠、舌紫、面暗红者，合桂枝茯苓丸。

（3）焦虑不安、胸闷腹胀者，合栀子15克，厚朴15克，枳壳15克。

（4）腹泻、消瘦、食欲不振者，去大黄，加甘草5克。

柴胡加龙骨牡蛎汤为古代的精神神志心理病要方，安神定惊解郁方。现代研究具有抗抑郁、改善焦虑情绪、镇静、安眠、抗癫痫等作用，适用于以胸满、烦、惊、身重为特征的病症。

【经典方证】伤寒八九日，下之，胸满烦惊，小便不利，谵语，一身尽重，不可转侧者。（107）

【方证提要】胸满，脐部动悸，烦、惊，睡眠障碍，小便不利，谵语，身重难以转侧，苔黄腻，脉长弦或脉滑有力者。

【适用人群】多见中老年人，面色萎黄，头晕目眩，耳鸣耳聋，失眠多梦，气短心悸，神疲乏力，胁肋胀满，或脐跳明显等。

【变通运用】

（1）抑郁病症，如抑郁症、恐惧症、焦虑失眠症等。

（2）精神障碍病症，如精神分裂症、老年性痴呆、脑萎缩等。

（3）动作迟缓、抽动震颤病症，如帕金森病、脑损伤、癫痫等。

（4）闭经、更年期综合征、脱发、痤疮等。

（5）心慌动悸、心律不齐、心脏神经症、房颤、早搏等。

【注意事项】个别患者可出现腹泻腹痛，停药后即可缓解。

病案

梅某某，女，55岁，2017年5月于北京中医药大学国医堂求治。患者头晕目眩，烦躁易怒，口苦咽干，失眠多梦，胁肋胀满，食欲不振，大便干燥，舌淡红、苔薄白腻，脉弦细。

【病机】少阳受邪，胆木失荣。

【治法】和解少阳，疏利肝胆。

【处方】调神汤（柴胡加龙骨牡蛎汤加减）。

柴胡12克，生龙骨30克，生牡蛎30克，姜栀子10克，青皮10克，川朴10克，茯神15克，合欢皮15克，姜半夏9克，夜交藤9克，炙甘草9克，生姜9片，红枣12枚。

【筋骨针刺】手阳关液门透中渚、风池、腕阴关神门透通里、大陵透内关、足阴关行间透太冲、太溪、临泣。

患者针3次，服药3剂而痊愈，随访半年未复发。

第五节　黄连汤证脉证针法经方论述

伤寒胸中有热，胃中有邪气，腹中痛，欲呕吐者，黄连汤主之。（173）

黄连汤脉证：烦悸热汗恶风，脘痞呕泻腹痛，舌苔厚腻、质暗红，脉滑数。

黄连汤：黄连、桂枝（去皮）、干姜、甘草（炙）各三两，人参二两，半夏半升（洗），大枣十二枚（擘）。

方解：黄连汤中黄连味大苦、气大寒，味厚气薄，归心、肝、胃、大肠经，可至中焦达脾胃，为清中焦湿热之要药。君以黄连清泄胸中积热；臣以干姜温脾祛寒，更用桂枝辛温以助干姜温中散寒兼温经止痛，宣通脾胃阴阳以和合；佐以半夏和胃降逆，合桂、姜之辛散，与黄连之苦降，升降气机，交通上下，以破寒热交错之阻；佐人参、大枣、甘草健脾养胃，兼助姜、桂复中阳，并能制黄连苦寒伤胃。全方具有清热祛寒，交通上下，安中止呕之功。

黄连汤歌诀：

腹痛呕吐藉枢能，二两参甘夏半升，
连桂干姜各三两，枣枚九片炒层层。

浅析：伤寒见上热下寒证治。伤寒本当发汗，里虚有寒者当舍表救里。本方治“胃中有邪气”，是指脾胃阳虚，水寒之邪内盛，气机升降失常，致使阴阳不交。火盛于上则胸中有热；水凝于下则腹中痛；欲呕吐者，其胃气不和，不能降逆则呕。里气不和，表气闭郁，因而治用黄连汤。黄连味苦清热泻火，主清胸中之热；参、枣、姜、甘、夏益脾胃而和阳，以固气机升降之本，清上和下之功；桂枝下气散寒，宣表通里。全方为寒温并用之治。

治法：清热宽胸，调中益气。

筋骨针刺：腕阴关大陵透内关、内庭透陷谷、足三里、太白、冲阳。

释义：内关为心包经之络穴、别走三焦，功能调气开郁，清心降火，以防燥热之变；内庭为足阳明之荥穴，荥主身热，且治郁烦；足三里胃之合、健中益气，主胃中虚冷，水谷不别；取脾经之输穴太白，胃经之原穴冲阳。针用补法，能补益中气，健运脾胃，升降气机，则上下交合，其病可愈。

黄连汤临证变通应用

【临床处方】黄连6克，党参10克，姜半夏10克，肉桂6克，干姜15克，生姜6片，大枣10枚，甘草6克。以水1000mL，煮沸后调至文火再煎煮30～40分钟，取汤液300mL，分3～5次温服。

【加减运用】

（1）不欲食而舌淡红者，肉桂用量大于黄连。

（2）心烦而脉滑者，黄连用量大于肉桂。

黄连汤为古代治疗寒热夹杂呕吐的主方，有清上温下、和胃降逆之功效。现代研究具有降低血糖、控制异常心律、促进胃排空、镇静等作用，适用于腹痛呕吐者。

【经典方证】伤寒，胸中有热，胃中有邪气，腹中痛，欲呕吐者。（173）

【方证提要】腹中痛，欲呕吐，心烦失眠者。

【适用人群】体形偏瘦，肤色黄暗，唇舌黯淡，或舌暗红而苔白厚；腹部多扁平，胃脘不适，食欲不振，多伴有烦躁、心悸、自汗、失眠等症状。

【变通运用】

（1）以腹痛、腹泻为主的病症，如胆囊炎腹泻、糖尿病腹泻等。

（2）以呕吐为表现的消化道疾病，如急性胃炎、食物中毒、反流性食管炎、十二指肠梗阻等。

（3）以失眠多梦为表现的病症，如神经症、焦虑症、抑郁症等。

（4）心悸病症，如心肌炎、心律不齐等。

【注意事项】呕吐者，宜少量频服。

病案

黄某，男，56岁，农民，2018年8月于北中医国医堂就诊。患者患口疮发炎已两周，灼热疼痛。口腔糜烂，痛灼热，遇冷疼痛加剧，以致难以进食，口干黏不欲饮水，便先干后溏，小便短赤。舌尖鲜红、苔黄，脉弦数。

【病机】心火内盛，脾胃湿热。

【治法】清热解毒，健脾燥湿。

【处方】大黄黄连泻心汤加味。

大黄10克，黄连6克，黄芩10克，栀子10克，甘草6克，麦冬15克，淡竹叶10克。

【筋骨针刺】少冲、腕阴关神门透通里、足阳关内庭透陷谷、合谷、太溪、太冲、太白。

患者服药2剂，针2次后，溃疡明显减轻。上方去大黄，继服3剂，针3次而病愈。

【按】患者患口疮病属脾胃有热，如《素问·至真要大论篇》云："诸痛痒疮，皆属于心。"故治疗以大黄清胃泻热，下气开结，导热从大便而出；淡竹叶清心利尿。二药合用，共奏"釜底抽薪"。黄连泻心火清胃热，配合黄芩以清上炎之火，燥脾经湿热多配甘草，护胃解疮疡之毒；火热内盛，久必伤阴，故加麦冬养阴清热。热清则疮疡自愈。

第四章　太阴病证脉证针法经方总述

一、太阴经（足太阴脾经，手太阴肺经）总纲

太阴主症，腹满而吐，食不下，自下利，时腹自痛，脉缓弱。

二、太阴经循行总纲

足太阴脾经，为三阴之首，其脉始于左足内踝大指隐白，经公孙，行内踝上交三阴之交，行膝下阴陵之泉，上行腹下冲门，行身前，上行胁下大包，络喉连舌。

三、太阴脉证针法经方总诀

太阴脾脏，气血之源。太阴为开，阴土湿困。
寒气中盛，法当温中。三阴宜灸，阳气中升。
扶阳健脾，祛湿理中。

四、太阴病证

病机：直中或因误治，主要是中焦阳虚气衰，寒湿不运，脾胃机能衰减，虽三阴皆属里证，但太阴比少阴、厥阴轻浅，是里虚寒证的开始阶段。因与阳明互为表里，发病常互相影响，实证多反映胃肠，虚证多

反映脾，故有实则阳明，虚则太阴之说。

主症：腹满呕吐，食欲不振，腹泻时痛，喜温喜按，口不渴，舌淡苔白，脉迟或缓。

《素问·阴阳离合论》："是故三阴之离合也，太阴为开，厥阴为合，少阴为枢。"本章主要论述太阴病脉证针法经方应用。所谓太阴为开，是由于阳明为阳气的合机，阳明开始合，那么阳气开始转入沉降收藏，这些沉降的阳气总要有个归属之处。此时太阴之门应时而开，迎接阳热转入收藏。

此时要太阴开机、阳明合机密切配合。若不应时开机，则阳热不能入里温煦内脏，内脏则出现"腹满、吐哕、食不下、自利"等虚寒症状。治则要用温法，服用四逆汤类方，补充阳热能量温暖内脏，理中汤、小建中汤之类温阳健脾。

太阴为开，脾主运化水湿，为气机运化的枢纽，是阴中之表。其开机的气化作用是主运化敷布，即布精气及升清降浊的作用。如果开太过则产生吐利，仲景先师用温阳之法以恢复太阴脾经之机能，正气得固则太阴开机不致内陷。故277条说："自利不渴者，属太阴，以其脏有寒故也，当温之，宜服四逆辈。"太阴开机不利，也可引起各种病变，如脾不能为胃行其津液则引起脾约证。故247条说："趺阳脉浮而涩，浮则胃气强，涩则小便数；浮涩相搏，大便则鞕，其脾为约，麻子仁丸主之。"如果脾的输布功能失职，则产生运化失职的阴黄证，这也是太阴开的功能失职所致。如259条"伤寒发汗已，身目为黄，所以然者，以寒湿在里不解故也，以为不可下也，于寒湿中求之。"就是太阴脾阳亏虚，转输不利的太阴寒湿发黄。仲景先师指出"于寒湿中求之"，就是说其治疗当从恢复脾的运化中去探求。总之，太阴开阖机能的健全与否，决定于脾的功能的健旺，中气的正常与否。如果脾气衰减，病就容易内陷，发展成为全身虚寒的少阴寒化证，甚至侵扰心包，内陷厥阴。

太阴为三阴之首，与阳明病变部位相同，与阳明共主中土，但虚实各异。虚则太阴，实则阳明。

太阴主内，为阴中至阴。太阴脾土多为虚寒，正治大法温补脾土以理中，散寒扶阳为正法；健脾利湿为辅法。若寒邪直犯本经，引发腹痛，上吐或下利者，治宜温之。腹满咽干，此传经之邪也，又宜和之。若寒邪客于中土，不渴下利者，理中汤温之；若表热里寒，下利清谷，则为中寒，四逆救其里，不可解表，防汗出胀满；若汗出腹胀以厚朴生姜甘草半夏人参汤以解之；若脾虚湿盛，膀胱气化失司，以五苓散主之。然太阴为开亦可中风，太阴本无下症，因太阴妄下而腹满时痛者，为阳邪内陷，桂枝加芍药汤主之。若误汗误下之，胸下实满为寒邪结胸者，三物白散以散之。此仲景先师为太阴误汗误下所立救逆之大法。

五、太阴经针法

太阴多虚多湿，湿气重浊易困太阴脾经。太阴为病，即湿气为病。脾困不得健运，则饮留湿滞而腹满。因而太阴治法应健脾燥湿益胃为宗。

配穴：针太白、公孙、内庭、冲阳。灸脾俞、中脘、肾俞、足三里、脾俞、三阴交。

太阴之为病，针灸治疗仲景先师提出三阴宜灸。针法重灸为治疗大法，以提纲证为主，针灸并施。再配治取脾经之五输穴，见体重节痛则取太白，太白与公孙原络配合以除胃经湿热；中脘正应胃中，为胃之募、腑之会，主消纳水谷，运化精微，针可调中行滞，灸能温中散饮；脾俞为膀胱经之背俞穴，功能健脾利湿益气，为水湿内困、脾阳不振的要穴，对脘腹胀满、喜温喜按、纳差便溏、四肢困乏等寒湿夹虚者，灸有显效。二穴针灸兼施，温中燥湿，扶土益气，脾温则气运而水湿自化。次取胃经合穴足三里，调运上下，和胃降逆止呕。配内庭足阳明胃经之荥穴，荥主身热，能清内热，调胃降逆；复取胃经原穴冲阳，泻阳明亢盛的壮火，滋养胃阴以生津，令热邪去津液恢复则愈。

若见心下满，则取隐白；见身热则取大都；见喘咳寒热则取商丘；见逆气而泄，则取阴陵泉，始合规律。掌握了规律法则，临证以变通应用。如手太阴肺经与手阳明大肠经相表里，取太渊则宜与偏历相配；足太阴脾经与足阳明胃经相表里，取太白则宜与丰隆相配，可统治太阴与阳明表里见证。

第一节　理中丸证脉证针法经方论述

大病瘥后，喜唾，久不了了，胸上有寒，当以丸药温之，宜理中丸。（396）

理中丸脉证：脘腹绵绵作痛，喜温喜按，呕吐，大便稀溏，脘痞食少，畏寒肢冷，口不渴，舌淡苔白润，脉沉细或沉迟无力；便血、吐血、衄血或崩漏等，血色暗淡、质清稀。

理中丸：人参三两，甘草三两（炙），白术三两，干姜三两。

上四味，捣筛，蜜和丸，如鸡子黄许大，以沸汤数合，和一丸，碎研，温服之。日三四，夜二服。腹中未热，益至三四丸。然不及汤。汤法，以四物根据两数切，用水八升，煮取三升，去滓。温服一升，日三服。

方解：理中汤丸主治腹满而痛，吐利相关病证，均可取效。故选用白术培脾土之虚，人参益中宫之气，干姜散胃中之寒，甘草缓三焦之急。且干姜得白术，能除满止吐；人参得甘草，能疗痛止利。诸药合用具有温散寒湿，涩肠止利，温中健脾，振奋脾阳之功。

浅析：辨心下痞下利不止证治。伤寒服汤药见下利不止，则所服为泻下药。下后损伤脾胃，邪陷心下，寒热错杂痞塞不通，宜服甘草泻心汤痞利可愈。医者误作里有实结而行攻下，于是利不止。医者认为下后中虚有寒，用理中汤温中，则下利益甚。原因在于“此利在下焦”，属下利过甚导致大肠滑脱失禁，治用赤石脂禹余粮汤固脱止利；若固涩利仍不止者，为清浊不分而水走大肠，治又当利其小便，泌别止利。经曰：“利小便而实大便。”总之，误下致利者，可有心下痞作利；中焦虚寒作利；下焦滑脱作利；泌别失职作利等。临证依据脉证，方能有的放矢，当仔细辨别。

治法：温散寒湿，涩肠止利，温中健脾，振奋脾阳。

筋骨针灸：针关元、肾俞、天枢、足三里、中脘、脾俞、公孙。灸中脘、关元、神阙、肾俞。

肾主封藏，司二阴，下焦滑脱作利，属肾虚不固，大肠失禁。灸小肠募穴关元，补元益火，且能分清别浊而利小便；继而用肾俞补肾壮阳，与大肠募穴天枢同取，针用补法，又可温散寒湿涩肠止利。足三里为胃经合穴，中脘胃之募穴，两穴合用能和胃止痛。脾俞乃脾之精气聚会之所，健脾益气利湿，消纳水谷，调运升降气机，振奋中阳。公孙足太阴脾经之络，别走胃经，通冲脉，脾之经脉，有健脾益胃、通调冲脉、消除痞疾之功。

病案

王某，女，45岁。2018年9月初诊。患水肿，面部轻微浮肿，面色淡黄，唇色不荣，神疲乏力，气短懒言。近日腹胀满，冷痛，喜暖喜按，大便溏薄，舌淡苔白，脉象沉细无力。

【病机】太阴里虚寒。

【治法】温中健脾，振奋脾阳。

【处方】党参10克，焦白术15克，茯苓30克，陈皮10克，干姜30克，砂仁6克，炒山药30克，炙甘草6克，生姜9片，炒小米90克。

【筋骨针灸】针太白、公孙、足三里、气海。灸中脘、脾俞、关元、肾俞30～60分钟。

针灸2次，服3剂，症状明显减轻。继按方针灸5次，服中药6剂而痊愈，随访半年无复发。

第二节　小建中汤证脉证针法经方论述

伤寒二三日，心中悸而烦者，小建中汤主之。（102）

小建中汤脉证：虚弱型，慢腹痛，烦热起，心悸动，腹肌紧张、腹扁平，苔少、舌质嫩。

小建中汤：桂枝（去皮），甘草二两（炙），生姜三两（切），芍药六两，胶饴一升，大枣十二枚（擘）。

上六味，以水七升，煮取三升，去滓，内饴，更上微火消解，温服一升，日三服。呕家，不可用建中汤，以甜故也。

小建中汤歌决：

里寒腹痛小建中，桂枝芍倍饴妙用。

心烦肝郁口咽干，阴虚劳热有奇功。

方解：此方为桂枝汤变方，桂枝汤外能调和荣卫，内能健脾益胃，有调和阴阳的作用。若倍芍药可酸甘化阴以补荣，以泻木邪之干脾，又能土中平木以缓血脉拘急；妙在加饴糖一升，大能缓中补虚，奉心化血。取酸苦以平肝藏之火，辛甘以调脾家之急，善治心悸而烦与虚劳腹痛之证。脾者土也，应中央，处四脏之中，为中州，治中焦，生养荣卫，通行津液。脾胃不和，则荣卫失所养，津液失行，以此汤温建中脏，是以建中汤名焉。胶饴味甘温，甘草味甘平，脾欲缓，急食甘以缓之。健脾者，必以甘为主，故以胶饴为君，甘草为臣；桂辛热，辛散也。芍药味酸微寒，酸收也，寒泄也。津液不逮，收而行之，是以桂芍为佐。生姜味辛温，大枣味甘温，胃者卫之源，脾者荣之本。姜枣同用，健脾温中，调和营卫。

浅析：伤寒病症由脾胃中虚，营卫失和，中虚表欲入里证治。始病伤寒，二三日使见心中悸烦者，乃是脾虚心血不足，进而表邪凑之，扰而作烦之象，治当健中益气生血。中焦受气取汁，变化而赤为血，健中即所以生血定悸也。治用小建中汤补脾益气生血。

治法：健脾温中，调和营卫。

释义：内关为心包经之络穴，别走三焦，通阴维脉。而阴维脉又发于肾经的筑宾穴，上行入腹、循胁肋上胸膈，故取内关穴用补法，和脾胃、通脉络、调气滞而止腹痛。有补虚缓急之效。邪居少阳，继而取光明足少阳胆经之络穴，别走肝经，功能疏泻肝胆经热，配外关手少阳之络，通阳维脉，内可疏调胸腹间之气血以清半里之邪，外可助少阳主枢以利太阳之开。

筋骨针灸：针太白、太冲、大陵、公孙、内关。灸中脘、脾俞、足三里。

释义：“四肢皆禀气于脾胃，而不得至经，必因于脾乃得禀也”。说明脾主运化精微，输送水谷之精气以营养四肢百骸。血虽源于谷气，但须经过脾的吸收运化才能生成。太白足太阴脾经之俞，亦即原穴，补益中焦，运脾生血以定悸；大陵心包之俞穴，亦即原穴，可以疏通心络安神定悸以祛烦。气为血之帅，脾所统之血，心主之血脉，又须赖气的营运而荣于周身，所以继取公孙、内关八法相配。健脾益气，通脉调滞，为补中有效治法。

小建中汤临证变通应用

【临床处方】桂枝10克，生白芍15克，炙甘草9克，生姜9片，大枣12枚，饴糖30克，炒小米60克。以水1000mL，煮沸后调至文火再煎煮40分钟，取汤液300mL，将饴糖溶入药液，分2～3次温服。

【加减运用】

（1）面色黄、肌肉松弛、浮肿貌者，加黄芪15克。

（2）食欲不振、面色憔悴者，加人参10克或党参15克。

（3）痛经、产后调理者，加当归15克。

（4）疼痛剧烈者，加川芎10克。

小建中汤为经典的理虚方。现代研究它具有解痉止痛功效，适用于以消瘦、慢性腹痛、大便干结为特征的虚弱性病症。

【经典方证】腹中急痛。（100）心中悸而烦者。（102）虚劳里急，悸，衄，腹中痛，梦失精，四肢酸痛，手足烦热，咽干口燥。（《金匮要略·血痹虚劳病脉证并治》，男子黄，小便自利。（《金匮要略·黄疸病脉证并治》）妇人腹中痛。（《金匮要略·妇人杂病脉证并治》）

【方证提要】消瘦，乏力，腹中痛，心中悸而烦，或衄，或手足烦热，或失精，或咽干口燥者。

【适用人群】体形消瘦，年轻时皮肤白皙而细腻，中年以后皮肤干枯发黄，头发细黄、稀少；脉缓无力；舌质嫩，苔薄白；易饥饿，食量小，好甜食；性格比较开朗，但易烦躁，特别在饥饿时；易疲劳，肢体易酸痛等，易心悸、出汗；易腹痛，大便干结，甚至如栗状。

【变通运用】

（1）慢性腹痛性疾病，如慢性胃炎、胃及十二指肠溃疡、胃癌、胃下垂、慢性肠炎、肠易激综合征、胃肠神经症、慢性腹膜炎等。

（2）便秘性疾病，如习惯性便秘、婴幼儿便秘、不完全性肠梗阻、结肠冗长、巨结肠病等。

（3）以消瘦、面色黄、食欲不振为表现的病症，如慢性肝炎、肝硬化、黄疸等。

（4）腹痛、紫癜性疾病，如过敏性紫癜。

（5）以消瘦、乏力为表现的病症，如低血压、低血糖、贫血、失眠症、神经衰弱症等。

（6）以疼痛为表现的病症，如消瘦女性的乳腺增生症、痛经等。

（7）以消瘦、面色苍白为表现的病症，如小儿的低体重、营养不良、食欲不振、贫血、神经性尿频、头痛等。

【注意事项】

（1）肥胖者，发热、恶寒、无汗者，烦躁、口渴，舌红、苔黄腻者，慎用。

（2）高血糖者，可适当减少饴糖用量或不用。

（3）部分患者服用本方时，可出现肠鸣、腹泻等，减少白芍用量。

（4）症状缓解后，可减半服用1～2月。

病案

刘某某，女，63岁，2019年12月于北京中医药大学国医堂初诊。腹部隐痛一年余，体质消瘦，面色萎黄。伴心悸气短，神疲乏力，腹部胀满，喜按揉，食少便溏，舌淡苔白，脉细弱。

【治法】健脾温中，调和营卫。

【筋骨针灸】针太白、公孙、内关、足三里。灸中脘、脾俞。

桂枝10克，黄芪15克，焦白术10克，生白芍15克，炙甘草9克，生姜9片，大枣12枚，饴糖30克，炒小米60克。

针灸2次，服3剂药后诸症悉除而痊愈。

【按】此腹中痛者，先用小建中汤，不瘥者，用小柴胡汤调理。凡腹痛用芍药者，因相火为患。若因于虚寒者，有建中、理中之别。或问：腹痛既与小建中温之，用小柴胡凉之，先热后寒，仲景先师曰：不瘥者，但未愈，非更甚也。先之以建中，解肌而发表，止痛在芍药；继之以柴胡，补中以逐邪，止痛在人参。按柴胡加减法，腹中痛者，去黄芩加芍药，其功倍于建中。可知阳脉仍涩，用人参以助桂枝；阴脉仍弦，用柴胡以助芍药，服建中即愈。

第五章　少阴病脉证针法经方总述

一、少阴经（足少阴肾经，手少阴心经）总纲

少阴之为病，脉微细，但欲寐也。

二、少阴经循行总纲

足少阴肾经，为阴经之根源。其脉始于足心涌泉，行内踝下照海，经太溪行下肢内后缘，结膝后阴谷，上行阴部结于横骨，上贯脊督，行胸前终于肓俞，循喉咙，络舌本，注于心中。

三、少阴脉证针法经方总诀

少阴司心肾，阳虚阴寒症。脉象微细弱，治法扶元阳。
四逆为上乘，元阳气不足。肾俞命关元，扶阳针法灸。
温针散寒气，少年肾阴虚。太溪调枢阴，滋阴养精神。

四、少阴病证

病机：阳虚里寒，心肾功能衰减。心肾为水火之本，阴阳之根，因外邪犯少阴，即可从阴化寒，又可从阳化热。

1.寒化证

（1）阳虚寒证：无热恶寒，手足逆冷，但欲寐，或自利而渴，欲吐不吐，心烦。小便色白，舌淡苔白，脉数。

（2）阴盛格阳：手足逆冷，下利清谷，身反不恶寒，面色赤，脉微欲绝。

2.热化证

（1）阴虚热证：口燥咽干，心烦不得眠，小便黄，舌红绛，脉细数。

（2）阴虚水停：咳而呕、渴，心烦不得眠，小便不利，舌红苔少，脉弦细数。

少阴为枢，又称为阴枢。少阴枢机非常重要，它既是三阴之枢，又是水火共调之枢纽。少阴肾水能滋厥阴之肝木，少阴心火能温太阴脾土，少阴在表里之间为枢。少阴阴枢作用体现在：少阴病若得肾气复苏，便能从阴出阳，转危为安。临床上少阴病并不一定都是危重症，当视其寒化热化的枢机转化而定，这是少阴病机的中心环节，也是阴阳枢转的机要。如肾气充盛，少阴枢机转运正常，则转出阳而病情轻；如肾气衰微，则从阴寒化而病势险。因此，少阴枢机能否维持正常，其关键在于肾气的盛与衰。

少阴为枢，为阴中之阳，为三阴经之源，善调三焦枢机之阴。因其表证源于里，热证起于寒。太阴偏于虚寒，厥阴偏于寒热夹杂。故治表证应先调其里，热证应从寒治，阴以阳为用，扶肾之元阳，以存少阴之真阴。若阳盛阴虚，心烦不得卧，见于二三日中，可用芩、连者。少阴肾本无实证，实证必转属阳明。由少阴之虚，知其虚，得其机。少年少阴多阴虚，老年少阴多阳虚。知其阴之虚，审而滋补之，审其阳之虚，温而扶之。

少阴病，当分寒热而治。然寒热二证，皆令有厥，以阳热内伏，致手足冷也。阴寒独胜，亦手足冷也。然寒证亦有渴者，以少阴主水，肾虚水燥而渴，欲引水自救，故少阴虚寒，临证常见渴症。

若一二日，无热恶寒，足冷倦卧，或厥逆，脉沉细无力者，为阳衰阴盛证，治宜回阳救逆，四逆汤主之；若五六日而发，口燥舌干，脉沉有力者，此少阴经逆传至阳明热邪所致，为少阴兼燥实证，治宜承气汤下之；大多少阴伤寒，常因劳欲损伤肾元而致，脉沉弱无力，为阳虚水泛证，治宜真武汤温之，切不可妄投凉药；若脉沉足冷，骨节痛，为阳虚身痛证，急宜温肾以扶元阳，附子汤主之。经曰：少阴病，始得之，其脉沉，其症反热，此少阴自受风寒以起病，当汗之。若一日，则用麻黄附子细辛汤。二日，则用麻黄附子甘草汤。切要记其日子用药。若三日后，不可妄汗也。经曰：误发少阴汗者，必动阴血，死不治。

五、少阴经针灸处方

太溪、神门、关元、气海、肾俞、命门。

按： 少阴为枢，为调三阴经病机枢纽。仲景先师倡导三阴宜灸，为少阴经病症针灸治疗大法。至于针灸，则宜按少阴病提纲脉证针灸腧穴，即诊得脉微细，但欲寐与自利而渴，小便色白等症候，取太溪。太溪为少阴肾经之枢纽要穴，善调少阴之枢机，滋肾水、济心火、涵肝木。见肾水亏虚，水火失济，失眠多梦则取神门与太溪相应。神门为手少阴心经之枢纽要穴。少阴肾水本热而标寒，心肾原穴上下互动，水火相济，以天的六气，配人的六经，手少阴心、足少阴肾，微者肾气不能鼓荡，细者心血不能充盈。心肾二脏，一少阴心经居于上焦，火热炎上，为阳中之阳；而少阴肾经居于下焦，肾水润泽，为阴中之阴。然未济之水火不能生化，唯水上滋以行阳，火下降以行阴，成水火既济，则上下阴阳平衡，生化不息。且心肾之中，肾为阴阳之根。正如张景岳所说："善补阳者必欲阴中求阳，则阳得阴助而生化无穷；善补阴者必欲阳中求阴，则阴得阳升而泉源不竭。"关元、气海均为任脉穴，任脉为阴脉之海，起于中极之下，上循腹里，上关元，能主生化之本、气血之源。灸关元，足三阴经与任脉之会、小肠之募，既能益命门真火而扶振元阳，又能调补三阴助其经气上升。气海为生气之海，灸能益元真不足，壮一身阳气，凡属气病是其职权。太溪为足少阴肾经，以输代原穴，配肾俞、命门，功能补肾、益气、填精。神门为手少阴心经以输代原穴，调养血脉而安神志。肾主阳气，心主血脉，此心肾两源同取，使阴阳相贯，气血周流。四穴合观，补阴阳之根，助气血之源，实为重要。

第一节　真武汤证脉证针法经方论述

太阳病，发汗，汗出不解，其人仍发热，心下悸，头眩，身瞤动，振振欲擗地者，真武汤主之。（82）

真武汤脉证：真武汤证神亦萎，下身清冷倦欲寐，更见畏寒四肢冷，脉微弱沉伏细推。

真武汤：茯苓三两，芍药三两，白术二两，生姜三两，附子一枚（炮，去皮，破八片）。

上五味，以水八升，煮取三升，去滓，温服七合，日三服。

方解：真武汤又称玄武汤，真武为北方坎水之神也。本方有扶阳祛寒镇水之功，所以名为真武汤。方中君药大热之附子，以奠阴中之阳，能下行入丹田；佐芍药之酸苦，以收炎上之气；茯苓淡渗，止润下之体；白术甘温，制水邪之溢；生姜辛温，散四肢之水。使少阴之枢机有主，则开阖得宜，小便得利，下利自止，腹中四肢之邪解矣。若兼咳者，是水气射肺所致，细辛之辛温，佐生姜以散肺中水气，五味子敛肺止咳而咳自除。若兼呕者，是水气在胃，因中焦不和，四肢亦不治，由于太阴湿化不宣也，则加重生姜用量以和胃降逆，更可加吴茱萸、半夏以助温胃止呕。诸药合用具有温肾扶阳，化气利水之功。

真武汤歌诀：

真武汤壮肾中阳，茯苓术芍附生姜。

少阴腹痛有水气，悸眩瞤惕保安康。

浅析：少阴阳虚水停证治。少阴病，值二、三日阳气用事并未得其化，至四、五日阴经主气而增剧。少阴阳虚气化无力，水寒内停于下，故见自下利、寒水上泛，或咳或呕，小便不利；阳虚水寒之气，困及中土而寒凝气滞，泛溢四肢，则以腹痛、四肢沉重疼痛或水肿。治以真武汤温阳化气利水。水气为病，变动不居，水至之处皆可为患，而呈或然之症，当随症加减施治。

治法：温肾扶阳，化气利水。

筋骨针灸：针太溪。灸气海、肾俞、膀胱俞、命门。

释义：少阴为枢，太溪为少阴原穴，为开关调枢之机关要道，为滋阴助阳，增补元阳之要穴。灸任脉穴气海，为元气之海，功能扶阳益气，补元真不足，对脏腑虚损偏于气虚者尤宜；膀胱俞灸能补肾培元，助膀胱气化而利小便。联系命门真阳，功能补肾壮阳，和中益气，以治阳虚致厥。取肾俞培益下元、滋补肾阴。

真武汤临证变通应用

【临床处方】茯苓30克，白芍15克，干姜15克，白术15克，生姜9片，制附子15～60克。以水1500mL，制附子60克必先煎2小时，再放入其他药物。煮沸后调至文火再煎40分钟后，得汤药300mL，分2～3次温服。

【加减运用】

（1）血压不稳、心功能不全者，加红参10克，肉桂10克。

（2）汗出、失眠多梦、惊恐不安者，加油桂6克，甘草6克，龙骨30克，牡蛎30克。

（3）肤色黄暗、腹胀、畏寒者，加麻黄6克，甘草6克。

真武汤是古代水气病用方，经典的温阳利水方。现代研究认为它具有强心、兴奋下丘脑——垂体——肾上腺轴、改善肾功能等作用，适用于以精神萎靡、畏寒肢冷、脉沉细无力、浮肿或震颤为特征的病症。

【经典方证】发汗，汗出不解，其人仍发热，心下悸，头眩，身瞤动，振振欲擗地者。（82）腹痛，小便不利，四肢沉重疼痛，自下利者，此为有水气。其人或咳，或小便不利，或下利，或呕者。（316）

【方证提要】心下悸，头眩，身瞤动，振振欲擗地者；腹痛，小便不利，四肢沉重疼痛，自下利者。

【适用人群】面色黄或苍白，无光泽，反应迟钝，或浮肿貌；或有肢体震颤，步态不稳，甚至无法站立；或有头晕、心悸、乏力、多汗；

脉沉细，舌胖大，苔滑；大多患有脑心肾疾病、消化系统及内分泌系统疾病，重要脏器常有功能损害。中老年人多见。

【变通运用】

（1）以虚脱为表现的病症，如休克、心衰、低血压、发汗过多等。

（2）以眩晕、震颤为表现的病症，如高血压病、脑动脉硬化症、共济失调等。

（3）以浮肿、体腔积液为表现的病症，如慢性肾病、肝硬化腹水、充血性心力衰竭等。

（4）以功能低下为特征的疾病，如甲状腺功能减退症、更年期腹泻、更年期失眠等。

（5）以腹泻为表现的病症，如溃疡性结肠炎、慢性肠炎、慢性阑尾炎等。

【注意事项】

（1）皮肤黯黑、黄肿，或满面红光者慎用。

（2）附子用量如达15克以上时，应先煎30分钟；如达60克以上时，必须先煎2小时以上。

病案 1

男，48岁，2017年10月于北京中医药大学国医堂初诊。面色皖白，腰骶部沉痛，下肢冷痛，形寒肢冷，阳痿不举，因而离异。多伴大便溏薄，夜尿频繁，舌淡苔白，脉沉细无力。

【治法】温肾助阳，益火制阴。

【处方】炮附子15克，肉桂9克，干姜15克，焦白术15克，巴戟天30克，肉苁蓉15克，淫羊藿30克，覆盆子15克，锁阳15克，炒白芍10克，云苓10克，炒山药30克，炙甘草9克。

【筋骨针灸】针太溪、肾俞、三阴交。灸气海、肾俞、命门。

针3次，服3剂，诸症明显减轻。继上方服9剂，针7次，神阙、命门外贴吴氏复元膏以固其本，痊愈，随访半年无复发。

病案2

于某，女，43岁，于2017年3月于北京中医药大学国医堂初诊。多次服西药无效，患者形体肥胖，少腹冷痛，月经淋漓不尽、经色淡红，颜面肿胀，小便不利、大便溏薄，面色皖白，唇淡无华，舌淡胖有齿痕、苔薄白，脉沉细无力。

【治法】温肾助阳，益火制阴。

【处方】炮附子15克，白术15克，炮姜炭15克，炒白芍10克，黄芪30克，云苓10克，炒山药30克，炒黄芩10克，炙甘草9克。

【筋骨针灸】针太溪、肾俞、三阴交。灸气海、关元。

针3次，服6剂，血止。阳气渐复，阴霾逐散，尿量遂增，颜面肢肿消，四肢转温，腹部冷痛好转，月经应期而至，其量适中。上方继服6剂，炮姜换用干姜10克，追访半年，月经正常。

第二节　四逆汤证脉证针法经方论述

病发热头痛，脉反沉，若不瘥，身体疼痛，当救其里，宜四逆汤。（92）

若重发汗，复加烧针者，四逆汤主之。（29）

四逆汤脉证：细软沉伏脉微弱，或浮大中空无力，畏寒肢厥下身冷，精神萎靡欲寐卧，舌体胖嫩舌质暗、苔腻白滑。

四逆汤：生附子一枚，干姜一两半，炙甘草二两。

上三味，以水三升，煮取一升二合，去滓，分温再服。强人可大附子一枚，干姜三两。

方解：四逆汤温经扶阳，可加人参生气津益血阴。四逆者，四肢逆冷而不温也。四肢者，诸阳之本，阳气不足，阴寒加之，阳气不达四肢，是致手足不温，而成四逆也。此汤升发阳气，散却阴寒，温经暖肌，是以四逆名之，故理中只理中州脾胃之虚寒，四逆能佐理三焦阴阳之厥逆也。后人加附子于理中，名曰附子理中汤，不知理中不须附子，而附子之功不专在理中矣。盖脾为后天，肾为先天，少阴之火所以生太阴之土。脾为五脏之母，少阴为太阴之母，与四逆之为剂，重于理中也。谓生附配干姜，补中有发。附子得生姜而能发散，附子非干姜则不热；得甘草则性缓，使药力持久且缓解姜附之燥烈。诸药合用具有复阳温中，益阴濡筋之功。

四逆汤歌诀：

四逆汤用草姜附，加阳救逆叹神奇。

脉微欲绝可复元，四肢厥逆可回阳。

浅析：在第29条中记载误汗变证随证治之举例。太阳与少阴为表里。伤寒脉浮当无汗，然病本少阴阴阳两虚，阳虚不能固摄，则外见自汗出而微恶寒，下见小便数；汗出便数则阴虚于下而津泄于外，致心火之热炎上故心烦，进而邪从热化；循少阴经脉下行，至足灼筋，故脚挛急。医者误认为太阳中风而反与桂枝欲攻其表，则少阴阳虚愈甚，致手足厥逆。同时，已虚之阴又被辛温之剂耗散，其热循经上扰，故咽中干，阴阳俱虚已甚，必水火不交，中土不和，见肾燥心烦而吐逆。若徒以大剂回阳，必有愈耗真阴之弊，然阳虚致厥又需先复，故唯宜甘草干姜汤甘辛以缓，令阳气渐复而不伤阴，则厥愈足温。继之更作芍药甘草汤，酸甘化阴，令阴复筋濡则其脚即伸，如此阴阳调和，其病可愈。又病本阴阳俱虚，治疗尤当切合病机，若辛温太过，则伤阴化热化燥，以致胃气不和而谵语，治可少与调胃承气汤调和胃气；若发汗太过，甚至误以烧针劫迫使大汗出，而造成亡阳者，又当用四逆汤回阳救逆。总之，临证要掌握病机，论治要强调六经脉证相参辨证，做到知常达变，尤为重要。

治法：复阳温中，益阴濡筋。

筋骨针灸：针踝阴关太溪、三阴交、足三里。灸关元、肾俞、命门。

太溪为肾经原穴，补肾阴而壮水。三阴交为肝、脾、肾三经之会，功能调补三阴以滋肾、益脾、养肝，和血脉濡筋骨。加关元任脉与足三阴之会，为三焦元气所发；联系命门真阳，功能补肾壮阳，和中益气，以治阳虚致厥。益阴濡筋者，取肾俞培益下元、滋补肾阴。取胃经合穴足三里，调和胃气、益兴脾阳，培后天之本。诸穴同取，手法阳中隐阴、先补后泻。

四逆汤临证变通应用

【临床处方】制附子15～60克，油桂6克，干姜15克，炙甘草9克。以水1000mL，先煎附子30～120分钟，再入他药。煮沸后调至文火再煎煮30～40分钟，取汤液300mL，分2～3次温服。

【加减运用】

（1）黄疸晦暗，加茵陈30克。

（2）心功能不全，心悸、舌暗者，加肉桂6克，炙甘草增加至15克。

（3）呕吐、腹泻、食欲不振、脱水者，加人参10克。

（4）吐血、便血、皮下出血者，或心下痞者，合泻心汤。

四逆汤为古代霍乱病急救方，经典的回阳救逆剂。现代研究它具有强心、升压、抗休克作用，适用于以下利清谷、四肢厥冷、脉微欲绝为特征的急危重症。

【经典方证】下利清谷不止，身疼痛者。（91）脉浮而迟，表热里寒，下利清谷者。（225）少阴病，脉沉者。（323）少阴病……若膈上有寒饮，干呕者。（324）大汗出，热不去，内拘急，四肢疼，又下利厥逆而恶寒者。（353）大汗，若大下利而厥冷者。（354）下利腹胀满，身体疼痛者。（372）吐利，汗出，发热，恶寒，四肢拘急，手足厥冷者。（388）既吐且利，小便复利而大汗出，下利清谷，内寒外热，脉微欲绝者。（389）

【方证提要】脉微欲绝，四肢厥逆而恶寒，下利清谷不止，腹胀满者。

【适用人群】面色多晦暗、黯黄，神疲乏力，面带倦容，易疲倦，眼睑浮肿，唇色黯淡，肌肉松软，皮肤干燥；平时畏寒喜暖，四肢常冷，尤其下半身冷为著；大便常稀溏，小便清长，口不干渴；舌质淡胖而暗，伴齿痕，舌苔白厚，或黑润，或白滑；脉沉细微。

【变通运用】

（1）各种休克，如失血性休克、心源性休克等。

（2）心功能不全或衰竭者。

（3）肾功能不全者，如慢性肾炎、尿毒症。

（4）肝功能不全者，如慢性肝炎、肝硬化腹水。

（5）腹泻不止导致脉沉者，如急性胃肠炎、霍乱、慢性腹泻。

【注意事项】

（1）附子有毒，为减毒增效，一是久煎，超过15克时需要煎煮30分钟以上，30克时必须1小时以上；二是与干姜、甘草同煎，降低毒副作用。

（2）面色红润、口臭声粗、大便燥结、小便短赤、脉数滑有力、舌质红瘦、苔焦黄或黄腻者，慎用本方。

（3）身体瘦弱者、老人、儿童，附子用量不宜盲目加大。

病案

张某，男，64岁，2018年3月18日于北京中医药大学国医堂就诊。形体高大肥胖，面色萎黄，胸腹满闷，心慌自汗，心前区彻痛，手脚逆冷，失眠烦躁，纳差食少，踝下水肿，便难淋漓，舌紫胖、苔腻白，脉结代。

【病机】心阳不振，寒凝心络，气机不利。

【治法】温阳通络，疏通气机。

【处方】制附片60克（先煎2小时），干姜45克，肉桂6克，淫羊藿30克，三七参10克，丹参30克，云苓30克，猪苓15克，黄芪15克，炙甘草15克，生姜9片，大枣10枚。

【筋骨针灸】针大陵透内关、鸠尾透膻中、期门透虚里。灸气海、神阙、肾俞。

针1次，服方1剂，心悸自汗、胸闷胁痛消失，余症皆轻。药中病所，上方续服6剂，配合筋骨针6次。神阙、膻中外贴吴氏复元膏以固其本，诸症悉除，随访半年无复发。

第三节　通脉四逆汤证脉证针法经方论述

少阴病，下利清谷，里寒外热，手足厥逆，脉微欲绝，身反不恶寒，其人面赤色，或腹痛，或干呕，或咽痛，或利止脉不出者，通脉四逆汤主之。（317）

通脉四逆汤脉证：腹痛绵绵，胀闷不堪，经用泻药未见效，而痛愈重，喜热饮而恶寒，四肢厥冷，六脉沉细。

通脉四逆汤：甘草二两（炙），附子大者一枚（生用，去皮，破八片），干姜三两（强人可四两）。

上三味，以水三升，煮取一升二合，去滓，分温再服，其脉即出者愈。

通脉四逆汤歌诀：

通脉回阳四逆汤，生附一枚草干姜。

外热里寒脉微绝，九段葱白脉通阳。

方解：本方即四逆汤原方加大剂量所组成。附子用大者一枚，相较原方用了“大枚”附子加强温阳之效，干姜由一两半增到三两，则扶阳力大，消阴功显。若其人面赤者，为戴阳之象，加葱白九段以通阳破阴；腹中痛者，为肝脾之阴不和之证，去葱白之走阳，加芍药以和阴；呕者，胃因寒而生饮，加生姜温胃散饮以止呕；咽痛者，少阴经脉不利，故去芍药之酸收，加桔梗以利咽；利止脉不出者，主亡血，故去桔梗之开，加人参以补血生脉。诸药合用具有益火温中，回阳复脉之功。

浅析：少阴病阴盛格阳证治。下利清谷见于少阴病，是为阳虚里寒已重。病至虚极，脏气衰微，往往真阳外浮而内里一片沉寒，外见“身反不恶寒，其人面色赤”的假热；内呈“手足厥逆、脉微欲绝”的真寒。如此生阳既离，亡在顷刻，当于脉气欲绝未绝之际，急投通脉四逆汤生阳复脉。脾虚腹痛或胃寒而干呕，少阴虚本经而咽痛，见阴阳衰竭而利止脉微欲绝等，均可用本方救治。

治法：益火温中，回阳复脉。

筋骨针灸：针神门、关元、肾俞、命门、脾俞、太溪。灸肾俞、气海、命门。每日一次，七次为一疗程。

释义：关元居脐下丹田，主诸虚百损，尤其能补救元真不足、脏气衰微。心与小肠相表里，关元为小肠募穴，生血养心，通阳复脉。取肾俞培益下元、滋补肾阴。联系命门真阳，功能补肾壮阳，和中益气。配灸背之俞穴脾俞，能振扶脾阳，益气统血。复针取太溪、神门，为手、足少阴之两原穴，交通心肾，调治水火阴阳，引外浮之阳归于下元。

第四节　茯苓四逆汤证脉证针法经方论述

发汗，若下之，病仍不解，烦躁者，茯苓四逆汤主之。（69）

茯苓四逆汤脉证：时胃脘痛，泛酸，腹胀，欲呕，吐涎沫，心烦，口中和不思饮，小便少，时心悸，苔白根腻，脉沉细弦。

茯苓四逆汤：茯苓四两，人参一两，干姜一两半，甘草二两（炙），附子一枚（生用，去皮，破八片）。

上五味，以水五升，煮取三升，去滓，温服七合，日三服。

方解：用四逆汤以补少阴之阳，阳长则阴消，阴不迫阳而烦躁可自止；人参、茯苓以补益中气，俾正气足则邪自去。此方近似附子汤，以补脾肾为专任，故能匡正消阴。诸药合用具有调和升降，除烦解躁之功。

浅析：汗下后呈烦躁辨治。少阴为水火之脏、阴阳之属，今少阴本虚，又患太阳之表，治当表里兼顾，误汗误下，汗伤心阳，下伤肾阴，阴虚阳无所恋则烦，阳虚阴无所化则躁。如此肾躁心烦，水火不交，阴阳两虚变证，仲景先师用茯苓四逆一方，旨在回阳益阴，尚可补救。

治法：回阳益阴，除烦安神。

筋骨针刺：神门、照海、列缺、太渊、太溪、三阴交。

释义：照海肾经穴，通阴跷脉，补肾壮水而益阴，功似熟地；列缺为肺经络穴，通任脉，任脉为阴脉之海，肺为水之上源，肾又为水脏，故取之生津，清肃肺气、宣肺止咳，功似桔梗、杏仁，以济肾躁；同时，心主血脉，肺朝百脉，取太渊手太阴肺经之俞，亦即原穴，为脉之会；配神门手少阴心经之俞，亦即原穴，补心通阳，养血脉宁神志。四穴配伍，则水升火降，扶阳益阴，故烦躁可除。

病案

夏某，女，76岁，2018年6月来诊。周身潮热，午后加重，坐卧不安，失眠多梦，阵发汗出，已半月。伴心悸，纳差，大便溏薄。舌红胖大、苔黄，脉左沉滑数软，右滑数寸弱。

此本高年正虚，复以凉药重伤其阳，阳失其守，浮越于外而见燥热不安。

【治法】回阳潜纳，滋阴除烦。

【处方】茯苓四逆汤加味。

附子15克（先煎2小时），干姜10克，肉桂6克，知母15克，淫羊藿30克，红参10克，砂仁6克，茯苓25克，炙甘草6克。

【筋骨针灸】针神门、太溪、照海、关元、肾俞。灸气海、肾俞。

水煎服3剂，针2次。精神、食欲有好转，燥热未发，余症亦明显减轻。继服上方6剂，针灸5次，外贴吴氏复元贴膏以复元固本而愈。

第五节　麻黄附子细辛汤证脉证针法经方论述

少阴病，始得之，反发热，脉沉者，麻黄附子细辛汤主之。（301）

麻黄附子细辛汤脉证：无汗恶寒较明显，神萎倦怠感，面晦乏泽，手足冷，脉沉迟细弱，舌淡苔白润。

麻黄附子细辛汤：麻黄二两，附子一枚（炮，去皮，破八片），细辛二两。

上三味，以水一斗，先煮麻黄，减二升，去上沫，内诸药，煮取三升，去滓，温服一升，日三服。

方解：本方主要用于治疗风寒之邪，太阳经阳虚，少阴病阳虚人群。风本阳邪，虽在少阴中而即发，不拘于五六日之期。用细辛、麻黄者，所以治风，非以治寒也。麻黄散太阳在表之寒，细辛散少阴在里之寒。重用附子大枚，补少阴之阳，《本经》云："附子温热，主寒湿痿躄拘挛，膝痛，不能步行。"用附子者，所以固本，非热因热用也。少阴为阴中之阴而主里，其汗最不易发，其邪最不易散，故用麻黄、附子而助以细辛，其次亦用麻黄、附子而缓以甘草。诸药合用具有疏经解表，助阳和里之功。

麻黄附子细辛汤歌诀：

麻黄二两细辛同，附子一枚力最雄。

始得少阴反发热，脉沉的证奏奇功。

浅析：少阴表证辨治。《素问·六微旨大论》云："少阴之上，热气治之，中见太阳。"少阴以热气为本，少阴真阳之热蒸动太阳膀胱之水，化气循经外达，是为太阳之气（亦称标阳）。知少阴与太阳经脉络属，脏腑气息相通，故太阳表证的发热，是少阴真阳作用的外现。若病少阴，肾阳气虚，则不会发热。今寒邪初犯少阴之里，反现太阳之表热，乃少阴阳复之象，病阴转阳，欲从表解。唯其脉沉未复，难以自愈，故用麻黄附子细辛汤助其阳复以解表。

治法：疏经解表，助阳和里。

筋骨针灸：针腕骨、通里、踝阴关太溪、飞扬。灸百会。

释义：取手太阳小肠经原穴腕骨，疏经解热；配手少阴心经络穴通里，调心阳，通脉络，二穴固为表里兼顾之法。太溪为足少阴肾经原穴，功能补肾滋阴，调补肾气；飞扬为足太阳膀胱经之络、别走肾经，疏经活络。太阳为诸阳主气，气为血之帅，气行则血行。二穴原络相配，脏腑经气相通，令气血调畅，助其阳复而表解之功。百会为督脉与手足三阳之会，灸能升举阳气、回阳固脱。

病案

施某某，男，29岁，2019年10月于北京中医药大学国医堂初诊。

神倦嗜睡十月余，头晕头胀，精神不振，常有消沉感。每日早晨昏睡不起，呼之不易醒，昨日睡到中午才醒，曾遗尿于床上。舌胖大、苔薄白，脉象沉细无力。

【病机】脾肾阳虚。

【治法】补肾健脾，振奋阳气。

【处方】麻黄6克，附子15克，肉桂6克，细辛6克，干姜30克，砂仁6克，益智仁15克，桑螵蛸15克，炙甘草6克。6剂。

【筋骨针灸】针踝阴关太溪、神门、通里、百会、四神聪、关元。灸气海、命门、肾俞。

患者针灸3次，服药3剂，上述症状明显减轻。继服6剂，针5次痊愈，随访半年无复发。

第六节　附子汤证脉证针法经方论述

少阴病，得之一二日，口中和，其背恶寒者，当灸之，附子汤主之。（304）

少阴病，身体痛，手足寒，骨节痛，脉沉者，附子汤主之。（305）

附子汤脉证：关脉迟，胃中寒，喜吐唾沫。太阴病，宜附子汤。

附子汤：附子二枚（炮，去皮，破八片），茯苓、芍药各三两，人参二两，白术四两。

上五味，以水八升，煮取三升，去滓，温服一升，日三服。

方解：此方为培阳固本，大温大补之方，乃正治伤寒之药，为少阴温肾扶阳固本之主方。少阴为阴中之阴，又为阴水之藏，因而伤寒重症，多入少阴，所以少阴一经，最多不治之症。如少阴病，身体痛、手足寒、骨节痛、口中和、恶寒脉沉者，为纯阴无阳之症。方中用生附二枚，取附子温肾扶阳之将军威猛之力扶助少阴相火阳气，增强阳气鼓肾间动气，是御外邪之根本。附子温肾扶阳，效若桴鼓。阳气足则火能生土，土能生金，阳气足则温通经络，温润四肢，手足自温，风寒痹痛自除，恶寒自然消除。邪之所凑，其气必虚，而先天之肾阳必借后天脾胃之温养。以人参可固后天之本，健脾益气，令五脏六腑之有本，十二经脉之有根，肾脉不独沉矣。三阴以少阴为枢，扶阳而不益阴，阴虚而阳无所附。因而用白术以培太阴之土，芍药以滋厥阴之木，茯苓以利少阴之水。水利则精自藏，土安则水有所制，木润则火有所生矣。扶阳以救寒，益阴以固本。

浅析：少阴阳衰阴盛证治。少阴肾阳为水中真阳，少阴病真阳虚衰，阳气不能充达，尽管初病一、二日值阳经主气，也不能得其助。阳虚阴盛，自无燥渴之热象，故口中和；背为阳中之阳，也为太阳、督脉所行。太阳者肾之府，督之支脉贯脊络肾，为诸阳脉之海，当肾阳虚微，上则心阳不生而火衰，外则卫阳不固，因之督脉无以统摄诸阳，阳维脉联系元气，故其背部十分畏寒。此是寒从内生而外现于背部，属虚极之象。寒邪从外侵袭，郁闭太阳之表恶寒相同；与阳明口燥渴、里热泄津背部恶寒有别。故治当灸药并行，用附子汤温经扶阳消阴。

治法：温阳益气，散寒除湿。

筋骨针灸：针后溪、大椎、太溪、肾俞、命门。灸关元、气海、神阙。

释义：因督脉统一身之阳，若元阳衰微，督脉失其统摄，则诸阳经气不足而卫外不固，故灸大椎督脉与手足三阳之会，扶阳益气，固其表阳以治背恶寒。太溪为肾经之原穴，补肾阴而壮水，调治三焦。少阴病见背恶寒者，属少阴火衰，寒从内生而外现于背，故益火之源是为必用之法。《难经・八难》云："凡十二经脉者，皆系于生气之原，所谓生气之原者，谓十二经之根本也，谓肾间动气也。此五脏六腑之本，十二经脉之根，呼吸之门，三焦之原。"灸任脉穴关元，补肾元而益命火，又因是小肠之募，亦可助小肠化物吸收而生血。如此气血双补，确有"阳生阴长"之妙。气海为生气之海，灸能振扶阳气，补脏腑之虚损，而祛阴寒，与关元同取为培元固本之法。

第七节　干姜附子汤证脉证针法经方论述

下之后，复发汗，昼日烦躁不得眠，夜而安静，不呕、不渴，无表证，脉沉微，身无大热者，干姜附子汤主之。（61）

干姜附子汤脉证：伤寒下之后，复发汗。昼日烦躁不得眠，夜而安静，不呕不渴；无表证，脉沉微，身无大热者。

干姜附子汤：干姜一两，附子一枚（生用去皮，切八片）。

上二味，以水三升，煮取一升，去滓，顿服。

干姜附子汤歌诀：

生附一枚一两姜，昼间烦躁夜安常。
脉微无表身无热，幸藉残阳未尽亡。

方解：本方治表里阳气虚衰，阴寒过盛之证。用干姜温中焦之阳；生附子破寒消阴，以扶下焦之阳，阳长阴消，达到阴平阳秘。诸药合用具有温肾回阳，温中固表之功。

浅析：下后复汗真阳欲亡证治。太阳与少阴为表里，太阳病误下则少阴肾阳既虚，复汗则表阳之气又虚，因而下后复发汗则重伤其阳引起病转阴寒。阳主昼，虚阳得同气之助，欲与阴争，故昼日烦躁不得眠；阴主夜，虚阳无力抗争故夜而安静。病入少阴之里，故无三阳见证，脉应之沉微。脉证如此，当见形寒肢冷。今见“身无大热”，即呈不明显的身热，属少阴本气外浮，真阳欲脱险候，宜急用干姜附子汤固本回阳以救治。

治法：回阳、温中、固表。

筋骨针灸：针大陵、太溪、太白。灸气海、足三里。

释义：大陵为心包经之输，亦即原穴，功能疏通心络，调心阳以宁心安神；太溪为肾经原穴，功能泄阴补肾，调治三焦。二穴针灸并施，可交通心肾以治烦躁不眠，温经散寒而补元益气，为回阳固表之术。太白为脾经之输，亦即原穴；足三里为胃经之合穴，二穴原络相配，疏经活络，统治脾胃脏腑相通之病。灸又能健脾益气，温胃散寒。四穴配合，具有回阳、固脱、温中之功。

《伤寒论》69条云："发汗，若下之，病仍不解，烦躁者，茯苓四逆汤主之。"61条云："下后复发汗伤阳，昼日烦躁不得眠，夜则安静，不呕不渴，无表证，脉微沉，身无大热者，干姜附子汤主之。"此二条皆太阳坏病转属少阴也。凡太阳病而妄汗妄下者，其变证仍在太阳，或转属阳明，或转少阳，或病行太阴，皆是阳气为患。若汗而复下，或下而复汗，阳气丧亡，则转属少阴。此阳证变阴，阴证似阳，医者临证多不能辨明。

用凉药以治阳虚烦躁，再伤阳气而加重病情，因医者不知太阳以少阴为里，少阴为太阳之根源也。脉至少阴则沉微，邪入少阴则烦躁。烦躁虽六经俱有，而兼见于太阳少阴者。太阳为真阴之标，少阴为真阴之本。阴阳之标本，皆从烦躁见；烦躁之虚实，又从阴阳而分。如未经汗下而烦躁，属太阳，是烦为阳盛，躁为阴虚。汗下后烦躁属少阴，是烦为阳虚，躁为阴竭。阴阳不相附，故烦躁。其亡阳亡阴，又当以汗之先后，表证之解与不解详加辨明。先汗后下，于法为顺，而表仍不解，是妄下亡阴，阴阳俱虚而烦躁也。因而用茯苓四逆，固阴以收阳。先下后汗，于法为逆，而表证反解，内不呕渴，似于阴阳自和，而实妄汗亡阳，所以虚阳扰于阳分，昼则烦躁也。用干姜、附子，固阳以配阴。二方皆从四逆加减，而有救阳救阴之差别。茯苓感天地太和之气化，能补先天无形之气，安虚阳外脱而引起的虚烦，因而为君药。人参配茯苓，补下焦之元气；干姜配生附，回下焦之元阳。调以甘草之甘，比四逆汤作用缓和，固里宜缓。

本方用干姜、制附子，阳中之阳；用生附而去甘草，则药力更猛，比四逆更峻。临证使用回阳救急药，要快速有效才能取得良好疗效。

第八节　黄连阿胶汤证脉证针法经方论述

少阴病，得之二三日以上，心中烦，不得卧，黄连阿胶汤主之。（303）

黄连阿胶汤脉证：心中烦热不得眠，神疲面白口咽干，阴虚盗汗五心烦，胸下痞满腹痛连，尿赤耳鸣头晕眩，舌红苔黄伴裂纹，脉象细数血证兼。

黄连阿胶汤：黄连四两，黄芩二两，芍药二两，阿胶三两，鸡子黄二枚。

上五味，以水六升，先煮三物，取二升，去滓，内胶烊尽，小冷，内鸡子黄，搅令相得，温服七合，日三服。

方解：人之所以阴阳平衡，心情舒畅在于下丹田坎水上济于上丹田心火，水火既济，阴阳交融才达到人体的平衡稳定。当少阴坎水不能上济于心火，则病在少阴而心中烦不得卧。

用黄连以直折心火，佐芍药以收敛神明，扶阴而益阳也。然以但欲寐之病情，而至于不得卧，以微细之病脉，而反见心烦，非得气血之属以交合心肾，甘平之味以滋阴和阳，不能使水升而火降。阴火不归其部，则少阴之热不除。鸡子黄禀南方之火色，入通于心，可以补离宫之火。卵属水，合于肾气，用生者搅和，取其流动之义也。《本经》中描述阿胶主心腹内崩，劳极，洒洒如疟状，腰腹痛，四肢酸痛，女子下血安胎，是滋阴补血而止血的要药。黑驴皮禀北方之水色，且咸先入肾，可以补坎宫之精，内合于心，而性急趋下。阿胶有水精凝聚之要也，与之相溶而成胶，用以配鸡子之黄，合芩、连、芍药，是降火归原之剂矣。《内经》曰：“火位之下，阴精承之。阴平阳秘，精神乃治。”诸药合用具有壮水制火，清热除烦之功。

黄连阿胶汤歌诀：

黄连阿胶鸡子黄，芍药黄芩合自良。

更有驻车归醋用，连胶姜炭痢阴伤。

浅析：少阴病阴虚火旺证治。少阴病水火不交，既可阳虚生寒，又可阴虚生热。若病阴虚，肾水不足以上承，值二、三日阳经主气而化热，以致热灼真阴，心火无制而炎上，故心中烦。少阴本“但欲寐”，烦甚则阳不入阴，故欲卧而不得，更见其心火独亢之剧。治用黄连阿胶汤降火壮水，滋阴和阳。

治法：壮水制火，清热除烦。

筋骨针刺：腕阴关神门透通里、踝阴关大钟透太溪、心俞、肾俞、照海、郄门。

释义：取太溪，足少阴肾经原穴，以滋肾水清心火；神门透通里，主治神不入门，魂不守舍，有交通心肾之功。太极针法坎离位水火交融法，坎卦烧山火，离卦透天凉，同取可益阴潜阳使水火相济。郄门为心包经之郄，对烦甚欲卧不得之疾，有活血通络、降逆除烦之用。配肾经照海穴，通阴跷脉，功能滋阴泻火，使津液上承。

黄连阿胶汤临证变通应用

【临床处方】黄连9克，黄芩6克，白芍15克，阿胶15克，鸡子黄2枚。以水1000mL，煮沸后调至文火再煎煮40分钟，去药渣，化入阿胶，稍冷，入鸡蛋黄2个，搅和，取汤液300mL，分2～3次温服。

黄连阿胶汤是古代的除烦止血方，传统的滋阴清热泻火方。现代研究具有抗焦虑、抗菌、止血、安胎等作用，适用于以心烦不得眠、心下痞、腹痛、舌红、便血、崩漏为特征的病症。

【加减应用】

（1）失眠严重者可加茯神、柏子仁各15克。

（2）气阴不足者可加生脉饮或百合10克，麦冬15克。

【经典方证】少阴病，得之二三日以上，心中烦，不得卧。（303）

【方证提要】心中烦，不得卧，或便血，或久痢脓血。或崩漏，或腹痛，或腹痛如绞，唇红舌绛者。

【适用人群】面色潮红，皮肤白皙，肌肉较坚紧；失眠多梦，心悸，心下痞；易皮紫、或鼻衄；女性多月经提前，血色红、质黏稠、有块；舌质红、舌体少津，呈镜面舌、花剥苔，脉细数。

【变通运用】

（1）以烦躁、失眠为表现的病症，如焦虑症、抑郁症等。

（2）以出血为表现的病症，如月经过多、痢疾等。

（3）以皮损发红干燥为特征的皮肤病，如湿疹、红斑等。

（4）以口干为表现的病症，如糖尿病、口腔溃疡等。

【注意事项】本方黄连的用量较大，不宜长期服用，应减量。食欲不振者慎用。

病案

耿某，男，29岁。失眠 3 月余，于2019年10月求治。3 月前无诱因出现失眠，入睡困难，易醒、多梦，心烦。偶有晨起呕恶，纳谷不香，口干明显，二便调，舌红、苔薄白，脉弦。

【病机】少阴阴虚火旺。

【治法】养阴清热安神。

【处方】黄连9克，黄芩9克，白芍15克，阿胶15克，莲子心10克，百合10克，麦冬15克，炙甘草6g，鸡子黄（兑服）2 枚，胡萝卜一段，小麦引子30克。

【筋骨针刺】腕阴关神门透通里、踝阴关大钟透太溪、风池、照海、百会。

服3剂，针3次，诸症减轻。继服6剂，针5次愈，随访半年无复发。

第九节　猪苓汤证脉证针法经方论述

若脉浮发热，渴欲饮水，小便不利者，猪苓汤主之。（223）

少阴病，下利六七日，咳而呕渴，心烦不得眠者，猪苓汤主之。（319）

猪苓汤脉证：尺脉芤，下焦虚，小便去血。太阳少阴合病，宜猪苓汤。

猪苓汤：猪苓、茯苓、阿胶、滑石（碎）、泽泻各一两。

上五味，以水四升，先煮四味，取二升，去滓，纳阿胶，烊消，温服七合，日三服。

猪苓汤歌诀：

泽胶猪茯滑相连，咳呕心烦渴不眠，

煮好无滓胶后入，育阴利水法兼全。

方解：猪苓、茯苓、泽泻皆长于渗利水湿，三药合用善清三焦水道之水停湿阻。《本经》谓"滑石，味甘，寒。主身热，泄澼，女子乳难，癃闭。利小便，荡胃中积聚寒热，益精气"，清三焦水道。用阿胶滋补阴津，《本经》谓"阿胶，味甘平。主心腹内崩，劳极"。因为血肉有情之品，故有滋补之效。本方滋补同时，具有敛降之能。诸药合用，三焦气机疏通，滋肾水、济心火，故能愈水阻津伤之阳明病。本方利水以滋阴，一在于上，一在于下，用于少阴为病水火阴阳不调。

浅析：阳明热证清法三种。阳明热证，此指阳明经邪热于气分，盛则散漫表里。热漫于里，气机升降受阻，则脉紧、腹满而喘；邪热上犯灼津，则咽燥口苦；热散于表，则脉浮、发热汗出、不恶寒反恶热；热甚伤气则身重。治宜清热益气。若误汗，必津伤热炽神明而烦乱谵语；温针则以火助邪，更见惊恐烦躁不眠等心神不敛之状。尤其误下，胃虚阴伤，热邪内乱，更会呈三种变证：一是下后热邪上犯，郁阻胸膈，症见心中懊侬，舌上有苔等虚烦热郁之象。治宜栀子豉汤清热宣郁除烦；二是下后热邪入胃，症见渴欲饮水、口干舌燥等热邪耗津之象，治宜白虎加人参汤清热益胃生津。三是下后热邪伤阴，气化不利，水热内蓄，症见脉浮发热、渴欲饮水、小便不利等里热兼水气不能上敷下达之象，治宜猪苓汤清热育阴利水。

筋骨针灸：腕阴关神门透通里、踝阴关大钟透太溪、三阴交、内庭、水泉。

释义：神门为手少阴心经原穴，针用补法可补心通阳，宁心安神。配太溪足少阴肾经原穴，补肾壮水以滋阴，使水火既济，心肾交通。肝脾肾三阴经之会穴三阴交，功能清心降火，宣导气血阻滞以祛烦。加胃经荥穴内庭清阳明壮热，再加肾经郄穴水泉，调补肝肾而利小便。泻肝经荥穴行间，清热行郁、止渴祛烦，于行水利水中又生津育阴。筋骨针针刺得气后静以久留，以治心中懊恼。

猪苓汤临证变通应用

【临床处方】猪苓15克，茯苓15克，泽泻10克，阿胶15克，滑石30克。以水1000mL，煮沸后调至文火再煎煮40分钟，取汤液300mL，化入阿胶，分2~3次温服。

【加减运用】

（1）淋病小便赤、尿路感染伴发热者，阴道炎者，合小柴胡汤。

（2）尿路结石、腹痛腰痛者，合四逆散。

（3）脚癣、湿疹、女性盆腔炎，加车前子15克、栀子10克、黄柏10克。

猪苓汤为古代的治淋专方。现代研究其具有清热利尿止血的功效，可通治泌尿道感染，适用于以尿频、尿急、尿痛、排尿急迫、尿路感染等一系列尿路刺激症状为特征的病症。

【经典方证】脉浮发热，渴欲饮水，小便不利者。（223）少阴病，下利六七日，咳而呕渴，心烦不得眠者。（319）脉浮发热，渴欲饮水，小便不利者。（《金匮要略·消渴小便不利淋病脉证并治》）阳明病，汗出多而渴者，不可与猪苓汤。（224）

【方证提要】小便不利，尿色黄赤，淋沥涩痛者；或发热、渴欲饮水，或心烦不得眠者。

【变通运用】

（1）以尿频、尿急、尿痛为表现的病症，如膀胱炎、尿道炎、急慢性肾盂肾炎、肾结石等。

（2）以腹泻为表现的病症，如急性肠炎、直肠溃疡、溃疡性结肠炎。

（3）以出血为表现的病症，如子宫出血、肠出血、尿血、再生障碍性贫血等。

【注意事项】腹胀、食欲不振者慎用。

病案

刘某，男36岁。病者于2019年3月间，小便不利，尿中带血色，伴微痛，身轻度浮肿，伴咽干，气短乏力，手足微热汗出。舌淡红、苔白干，脉细弱。

【病机】阴虚，气不摄血。

【治法】滋阴补气，止血利尿。

【处方】猪苓12克，茯苓15克，滑石30克，泽泻10克，阿胶12克（烊化），女贞子10克，旱莲草15克，车前子15克（包煎），萹蓄草15克，白术10克，炙甘草6克，白茅根30克。

【筋骨针刺】太溪、关元、气海、肾俞、三阴交。

针3次，连服3剂后，尿色转淡，诸症减轻。照上方连服3剂，针2次后症状消失，尿检正常而告愈。

第十节　四逆散证脉证针法经方论述

少阴病，四逆，其人或咳，或悸，或小便不利，或腹中痛，或泄利下重者，四逆散主之。（318）

四逆散脉证：柴胡证，敏感疼，易紧张，手常冷，腹胀腹疼痛，胸胁征阳性，舌质坚老暗，舌有紫点而脉弦。

四逆散：柴胡、枳实（破，水渍，炙干）、芍药、炙甘草。

上四味，各十分，捣筛，白饮和服方寸匕，日三服。

四逆散歌诀：

四逆散里用柴胡，芍药枳实甘草须。

此是阳郁成厥逆，疏肝理脾奏效奇。

方解：少阴阳气郁，不达四肢，发为四逆，治当和阴通阳，使阴阳顺接则手足自温。《本经》中描述柴胡“主治心腹肠胃中结气，推陈出新”。因此方中用柴胡一则疏肝解郁，调畅气机；二则透热解肌，使热邪得以外出，而厥逆可复；三则升肝脾之清阳，“清阳实四肢”，阳气得以运行四肢，而厥逆可温。《本经》中描述芍药“主治邪气腹痛，除血痹，破坚积寒热疝瘕，止痛，利小便，益气”。配伍芍药补肝体，泻肝用，补肝之阴血，泻肝气之亢盛，又可扶脾抑肝，缓急止痛。二药合用，一透热，一和里，疏肝而不伤阴，肝气条达亦有助于透热，以之为君药。《本经》中描述枳实“主治大风在皮肤中如麻豆苦痒，除寒热热结，止利。长肌肉，利五脏，益气，轻身”。以枳实为臣药以破气，泄脾气之壅滞，助中焦运化。诸药合用具有疏经通络以畅达阳郁，助气养血而交通心肾之功。

浅析：辨少阴阳郁四逆证治。少阴病四逆多系命门火衰，阴寒内盛。然亦有少阴阳郁四逆者，因手少阴心经内合心包，心主血脉，心包亦主脉所生病，而心包起于心中、下膈、历络三焦。另一方面，足少阴肾经上济肺金，而三焦又统领肺肾两脏，主气所生病，即《灵枢》所谓：“少阳属肾，肾上连肺，故将两脏”。《难经》亦有三焦为“原气之别”而“主持诸气”的记载。可见，少阴虽为三阴主枢，实与三焦气机联系密切。若少阴枢机不利，则水火阴阳环转不调而逆于经脉，致使三焦气机受阻，成阳郁四逆证。因病机为阳郁气滞，故外无明显的寒热虚实征象，唯宜用四逆散疏畅阳郁，调达气血，是为正治。

治法：疏经通络以畅达阳郁，助气养血而交通心肾。

筋骨针刺：足阴关行间透太冲、胸阴关章门透大包、大陵、外关、气海、三阴交。

释义：太冲为足厥阴肝经之原穴，功能疏肝解郁，降泻肝气之横犯。泻肝经荥穴行间，清热行郁、止渴除烦。章门透大包、期间透乳根，泻三门开胸理气，治疗胸痹。大陵为手厥阴心包络之输，亦即原穴。心包为心之外围，代心受邪，心主血脉，而心包络主脉所生病。故针之能疏调心气，通脉活血。外关为手少阳三焦经之络穴，通阳维脉。三焦为原气之别，肾主原气，而三焦经主气所生病，故针之能清热开郁，通调三焦气机。二穴原络相配，通经活络，调达表里气血，则可助手足少阴经脉之气的环转。然经气出于少阴本脏，少阴心肾为火水之脏，阴阳之属，治又当阴阳兼顾，助气养血。故复取气海，调补周身之气；配足三阴之会穴三阴交，调补三阴，补肾益脾养肝以生血。则神机生化，为固本之治。须据病情灵活加减应用。

四逆散临证变通应用

【临床处方】柴胡15克，白芍15克，枳壳10克，甘草6克。以水1000mL，煮沸后调至文火再煎煮40分钟，取汤液300mL，分2～3次温服。可将上药等分研细末，米粥或酸奶或红酒等调服，每服5克，每日2次。

【加减运用】

（1）咽喉异物感、腹胀者，合半夏厚朴汤。

（2）泌尿道结石伴有症状者，合猪苓汤。

（3）顽固性的头痛、失眠、胸痛、呃逆、磨牙、便秘，舌紫暗者，加当归10克，川芎10克，桃核10克，红花6克。

四逆散为古代治疗四肢冷的专方，经典的理气方。现代研究其有缓解心理压力，抗抑郁、催眠、调整胃肠功能改善微循环作用，用于以胸胁苦满、四肢冷、腹痛为特征的病症。

【经典方证】少阴病，四逆，其人或咳，或悸，或小便不利，或腹中痛，或泄利下重者。（318）

【方证提要】四肢冰凉，胸胁苦满，腹中痛，脉弦者。

【适用人群】体形中等偏瘦，面色黄或青白，表情紧张，烦躁面容；上腹部及两胁下腹肌比较紧张，按之比较硬，四肢冷，紧张疼痛时更明显，并可伴有手心汗多，血压偏低；或有头痛、腹痛、胸痛，经前乳房胀痛；或有肌肉痉挛、呃逆、便秘、尿频、磨牙等；脉多弦滑，青年女性尤为多见。

【变通运用】

（1）以腹痛、腹胀为表现的病症，如胆囊炎、胆石症、胃溃疡等。

（2）以肌肉痉挛为特征的病症，如顽固性呃逆、腓肠肌痉挛等。

（3）以紧张不安为表现的病症，如经前期紧张综合征、心因性阳痿、神经性皮炎等。

（4）以胸闷、胸痛为表现的病症，如冠心病、急性乳腺炎、肋间神经痛等。

【注意事项】

（1）本方过量使用时，可有疲乏无力感。

（2）部分患者服药后有轻度腹泻。

（3）四肢冷、面色苍白、精神萎靡、脉沉者慎用。

病案

于某，女，50岁，于2019年5月初诊。因家庭琐事生气引起烦躁易怒，伴胸胁疼痛，时轻时重。近几天胸胁痛加重，竟至转侧困难难以入睡，经常彻夜端坐，面色青暗。舌质略红、舌苔薄白，脉左寸弦、关弦滑、尺弱，右脉弦细。

【病机】肝郁气滞。

【治法】疏肝解郁，宣散气血。

【处方】柴胡10克，白芍10克，枳壳10克，白术10克，怀牛膝10克，佛手10克，木香6克，甘草9克，生姜9片。

【筋骨针刺】液门透中渚、章门透大包、行间透太冲。

水煎服3剂，针2次，当夜烦乱的感觉消失，余症亦明显减轻，精神、食欲亦有好转。继服上方3剂，针1次调理而愈。

第十一节　半夏汤证脉证针法经方论述

少阴病，咽中痛，半夏散及汤主之。（313）

半夏汤脉证：咽痛，常有头痛，汗出，恶寒，不思饮，苔白腻，脉沉细、两寸浮。

半夏汤：半夏（洗）、桂枝（去皮）、甘草（炙），上三味，等分。

各别捣散已，合治之。白饮和服方寸匕，日三服。若不能散服者，以水一升，煎七沸，内散两方寸匕，更煮三沸，下火令小冷，少少咽之。半夏有毒，不当散服。

浅析：少阴寒闭咽喉证治。寒邪外束，阳郁不伸，以致邪动少阴经脉见咽中痛者。与火亢灼金者不同，治当禁用寒凉，以辛温开达之半夏散及汤，解客寒之气，散咽喉郁热。“少阴为枢者，手少阴心经内合包络、下生脾土，故能为二经之转枢；足少阴肾经上济肺金、下生肝木，亦能为二经之转枢也”。少阴经脉贯肝膈、入肺中，循喉咙、挟舌本。寒闭咽喉，逆于经脉，不能环转四散，郁而咽痛者。

治法：宣里解表，以调少阴之枢。

病机：寒闭阳郁，客于会厌。

筋骨针刺：腕阴关神门透通里、踝阴关大钟透太溪、咽喉点。

释义：取心经原穴神门，行气活血以通心阳；配肾经原穴太溪补肾益气，调治三焦气机。二穴疏调少阴经气，使之上下交贯、阴阳相合。复取京骨足太阳膀胱经之原，疏经散寒解表；与足少阴肾经之络穴大钟合取，为原络相配。可协调脏腑表里，滋肾清肺利咽。四穴令上下表里贯通，据少阴为枢取义。

第十二节　苦酒汤证脉证针法经方论述

少阴病，咽中伤，生疮，不能语言，声不出者，苦酒汤主之。（312）

苦酒汤脉证：咽痛，咽干，纳食不畅，食少脘腹胀满，夜眠差，语言不利。舌质红绛、苔薄少剥脱，脉细数。

苦酒汤：半夏十四枚（洗，破如枣核大），鸡子一枚（去黄，内上苦酒，着鸡子壳中）。

上二味内半夏着苦酒中。

苦酒汤歌诀：

生夏一枚十四开，鸡清苦酒搅几回。

刀环棒壳煎三沸，咽痛频吞绝妙哉。

方解：半夏辛辣，能涤痰散结以消肿。鸡子清甘寒，可清虚热而润燥。苦酒即米醋，用以敛疮消肿解毒。采取“少少含咽”的服法，是为了使药效能持续作用于咽部。

浅析：少阴痰火伤咽证治。《内经》云："诸痛痒疮，皆属于心"。少阴心火无制而循经上炎，不仅咽痛，甚可灼炽肺金而痰火闭阻咽喉，致咽中伤生疮。"咽中"泛指咽喉，"伤""生疮"指溃破后化脓。"言""声"乃心、肺所主，痰火郁裹，胶着咽喉，则不能言语，声不出。治用苦酒汤，少少含咽，助其开郁。

筋骨针刺：少商、少冲、腕阳关阳溪透列缺、照海、通里、大钟、喉阴关咽喉点、人迎透水突。

释义：少商、少冲以泄经中火邪；继开八法，取列缺、照海，滋阴降火、生津润咽，是为少阴咽通之常用针灸腧穴法。再取通里手少阴心经之络，别走小肠经，可泻心火经小肠而下；大钟足少阴肾经之络，别走膀胱经，功能滋阴清肺，与通里相配，主治咽伤喉肿、咳血、暴哑等。

以鸡子壳置刀环中，安火上，令三沸，去滓，少少含咽之。不瘥，更作三剂服之。

少阴之脉循喉咙，挟舌本，故有咽痛症。若因于他证而咽痛者，不必治其咽。如脉阴阳俱紧，反汗出而吐利者，此亡阳也。只回其阳，则吐利止而咽痛自除。如下利而胸满心烦者，是下焦虚而上焦热也。升水降火，上下和调而痛自止。若无他症而但咽痛者，又有寒热之别。见于二三日，是阴火上冲，可与甘草汤，甘凉泻火以缓其热。不瘥者，配以桔梗，兼辛以散之，所谓奇之不去而偶之也。二方为正治之轻剂，以少阴为阴中之阴，脉微细而但欲寐，不得用苦寒之剂也。若其阴证似阳，恶寒而欲吐者，非甘、桔所能疗。半夏辛平除呕，《本经》"主治伤寒寒热，心下坚，下气，咽喉肿痛，头眩胸胀，咳逆"，可见其善于消散壅滞在上之结。当用半夏之辛温，散其上逆之邪；桂枝之甘温，散其阴寒之气；缓以甘草之甘平；和以白饮之谷味，或为散，或为汤，随病之意。如咽中因痛，生疮不能言，语声不出者，不能认为热证。必因呕而咽痛，胸中之痰饮未散，仍用半夏之辛温，取苦酒之酸以敛疮，鸡子白之清以发声。且三味相合，而半夏减辛烈之猛，苦酒缓收敛之骤，取鸡子白之润滋其咽喉，又不令泥痰饮于胸膈也。故其法以鸡子连壳置刀环中，安火上，只三沸即去滓，意在略见火气，不欲尽出半夏之药味。上方少少含咽，是从治缓剂。按鸡卵法太极之形，含阴阳两气，其黄走血分，故心烦不卧者用之。此仲景用药法象之义。上少阴七方，皆凉解法；后二方，皆温补法。

第十三节　炙甘草汤证脉证针法经方论述

伤寒，脉结代，心动悸，炙甘草汤主之。（177）

炙甘草汤脉证：心慌惊悸，多梦，少劳即喘，二便如常，两颧红，苔白，舌有瘀点，脉沉细结代。

炙甘草汤：甘草四两（炙），生姜三两（切），人参二两，生地黄一斤，桂枝三两（去皮），阿胶二两，麦门冬半斤，麻仁半升去心，大枣三十枚（擘）。

上九味，以清酒七升，水八升，先煮八味，取三升，去滓。内胶烊消尽，温服一升，日三服。一名复脉汤。

炙甘草汤歌诀：

甘草名汤咽痛求，方教二两子多收。
后人只认中焦药，谁识少阴主治优。

炙甘草汤临证变通应用

【临床处方】甘草12克，生姜9克，桂枝9克，人参10克，生地黄30克，阿胶10克（烊化），麦门冬10克，麻仁10克，大枣10枚。

浅析：本方是《伤寒论》治疗心动悸、脉结代的名方。心虚脉结代证治。脉时一止而来者谓之结；终止良久再来者谓之代。心跳筑筑，惕动不稳者谓之心动悸。伤寒见此脉证，说明平素人体气血虚耗，脏气衰微。心主血脉，主行阳令。今感表邪，正虚无力抗邪而反被邪扰，致使气血不能续行，心见悸动不安，脉应之而见结代。心虚致此，急当复生血脉。盖血脉始于肾、生于胃、主于心，心之气血，全赖肾的滋养和后天水谷精微的补充，故本节炙甘草汤之治，即取此义。方以炙甘草调养中宫为本，人参、生地、麦冬、阿胶、麻仁、大枣滋阴补血益气，再助桂枝、生姜、清酒之辛行阳气以化阴。如此则血脉复而动悸自安，为治血虚性心动悸症有效良方。

治法：益气安中，养血复脉。

筋骨针灸：针内关、神门、心俞、公孙、足三里、太溪。灸关元、命门。

释义：补胃经合穴足三里，亦是阳明枢纽，益后天水谷之海而运化精微，调运气血而养脉肉；配补膀胱经之背俞穴心俞益心养血。二穴配合，乃取“中焦受气取汁变化而赤是为血”之义。内关为手厥阴心包经之络，而心包主脉所生病，故补内关调血脉以定心动惕惕，与公孙八法相配，又统治心腹胁肋之疾。且公孙为足太阴脾经之络、别走足阳明胃经，功能补脾益胃，调养气血。配太溪肾经以俞代原穴，同取施随济之术，可补心肾之阳。四穴均用补法，则扶阳滋阴，益气养血，奏复脉定悸之用。

第十四节　甘草汤证脉证针法经方论述

少阴病，二三日，咽痛者，可与甘草汤，不差者，与桔梗汤。（311）

桔梗汤脉证：右寸微，咽喉干痛，喑哑，短气、胸闷，太阴病。多见于喉痹，宜桔梗汤。

甘草汤：甘草二两。上一味，以水三升，煮取一升半，去滓，温服七合，日二服。

桔梗汤：桔梗一两，甘草二两。

上二味，以水三升，煮取一升，去滓，温分再服。

桔梗汤歌诀：

甘草汤投痛未瘥，桔加一两莫轻过。

奇而不效须知偶，好把经文仔细瞧。

桔梗汤临证变通应用

【临床处方】桔梗10克，甘草15克。以水1000mL，煮沸后调至文火再煎煮40分钟，取汤液300mL，分2～3次温服。

【加减运用】

（1）失音者，加姜半夏10克。

（2）咽痛而不肿不红者，加桂枝10克。

（3）扁桃体肿大者，加连翘30克，生石膏30克，柴胡15克。

（4）消瘦、咽喉干燥者，加玄参30克，麦冬30克。

甘草汤为古代医咽喉病专方，有消肿祛痰利咽喉作用。现代研究有抗炎、稀释痰液的作用，适用于咽痛、咽干病证。

【经典方证】咽痛者。（311）

【适用病症】急慢性咽炎，扁桃体炎，喉炎，失音，支气管炎等。

【注意事项】无咽痛、咽干者慎用。

浅析：少阴火犯咽痛证治。少阴之脉，从心系、上挟咽。少阴病初犯二、三日见咽痛者，为心火循阳经上行咽喉所致，当咽喉肿痛。治与甘草一味，清火利咽缓痛。若火气壅遏，红肿较重者，加苦桔梗以开结利咽。是仲景先师示人以法，一方一药治法。法则既明，可举一而反三。

治法：泻火滋阴，利咽止痛。

筋骨针刺：少商、鱼际、尺泽、肺俞、廉泉、太溪。

释义：取肺井少商，点刺出血，固能清心泻火，清肺利咽。鱼际为手太阴肺经之荥，调理肺气，解表去热。尺泽为肺经之合穴，合主逆气而泄，可宣导上焦气机以泄肺热之壅。取足太阳膀胱经之背俞穴肺俞，疏通背部经气，宣肺发表而平喘。廉泉善治热塞气闭之咽喉肿痛、吞咽困难，有清热降气、化浊利膈通咽之效。继而取肾经太溪穴，补肾壮水导火下行，能润燥以疗咽痛。

病案

齐某，男，32岁，工人，2020年5月10初诊。3周来发热，咳逆痰黄、味腥臭，胸胁疼痛，纳差消瘦，大便不变。舌苔黄，脉数。

【治法】清热解毒，化瘀排脓。

【处方】桔梗汤合苇茎汤加减。

桔梗10克，苇茎30克，薏苡仁30克，冬瓜仁15克，鱼腥草20克，金银花30克，沙参30克，甘草6克。

【筋骨针刺】针少商、鱼际、孔最、尺泽、肺俞、丰隆、太溪。

上药服后，症状好转。守上方再进6剂，针3次后，咳吐脓血痰止。继以养阴清肺汤数剂而愈。

【按】该病肺素有热，久则化为脓血，并见胸痛尤甚，持续高热。桔梗入肺，可宣通肺气壅滞，祛痰蚀疮，予养阴清肺汤以善其后。

第六章　厥阴病脉证针法经方总述

一、厥阴经（足厥阴肝经，手厥阴心包经）总纲

厥阴之为病，消渴，气上撞心，心中疼热，饥而不欲食，食则吐蛔，下之，利不止。

二、厥阴经循行总纲

足厥阴肝经，为六经之尾，所谓厥者尽也。其脉始足大趾大敦，行首、次跖趾间太冲，经踝前中封，上行膝下曲泉，环阴器阴廉，抵于少腹，行身前侧期门，循胁肋章门，环口唇，上巅顶会于督脉。

三、厥阴脉证针法经方总诀

厥阴为阖，寒热交纵，临证察象，理中为宗，

食则吐蛔，乌梅效灵，厥阴头痛，茱萸效应，

针刺大法，三关为宗，巅顶三针，太冲呼应，胸肋三门，疏泄效明。

四、厥阴病证

病机：厥阴阴之尽，阳之始，阴中有阳，病至厥阴多为极期，呈现

寒极，热极，出现阴阳对峙，寒热错杂。

1.寒厥证：手足厥冷，无热恶寒，舌淡脉微或脉细欲绝。

2.热厥证：手足厥冷，阵阵烦热，口渴，小便黄赤，舌苔黄，脉弦数。

厥阴为阖，厥阴阖机的功能体现在藏魂及藏血方面。阖机失职则易出现血证，如吐脓血的麻黄升麻汤证及阖机不足、营血内亏的当归四逆汤证。又因肝藏魂，为厥阴阖机的重要职能之一，失职则易出现神魂失守之病理。足厥阴肝病发展下去，必内陷手厥阴心包，干扰心神而出现舌卷神昏等厥阴重证。总之，厥阴阖机的正常与否，决定于肝的“藏”的功能是否正常。阴尽阳生之脏，阳胜则热，阳衰则寒，故厥阴病病证，最复杂危恶，其病变呈寒热错杂，阴阳胜负之证候。

消渴为膈上有热，热甚消水；气上撞心，心中疼热，为风木侮土，亦有热之象。饥而不欲食，食则吐蚘，乃胃阳虚里有寒，所以不能攻下，下之则下寒更甚，下利不止。

厥阴伴太阴脾土虚寒者，以理中丸救之；厥阴伴食则吐蚘者，以乌梅丸为主；厥阴寒厥头痛，吴茱萸汤主之。用丸者，缓也。太阴之缓，和脾胃之气；厥阴之缓，制相火逆。厥阴病所用主方，治手足厥冷，脉微欲绝，而不用姜、附。三阴皆有热，厥阴之热，属肝胆郁热所致，治则当泻无补，用龙胆、栀子泻之。下利、脉沉结，宜用黄柏；心动悸、脉代结，宜用生地、麦冬。太阴之热，属阳明胃家之实热；少阴之热，属肾阴虚而元阳发越。

若本经不足，寒邪直入，一二日便发，吐利，少腹痛，脉沉无力，无热恶寒，甚则唇青厥冷，呕吐涎沫，舌卷囊缩，此直中厥阴之寒症，急温之，治宜四逆汤主之。又曰：脉沉有力，饮水不止，此热也。是即传经之热证，急下之，治宜承气汤主之。微细无力，或沉伏不见，此寒也，急温之。然寒热二症，皆有舌卷囊缩，以热主煎迫，寒主收引也，临证须仔细辨之。

五、厥阴经针灸处方

大陵透内关、行间透太冲、章门透大包、期门透乳根、液门透中渚、足三里、太溪、内庭透陷谷。

针灸治疗，先取厥阴两经其三关要穴，按厥阴病提纲证，取太冲、内关、大陵，平肝降逆，清火开郁；胃合足三里和中益气、升清降浊等。后取五输穴，斟酌配治。心包为心之外围，代心行令，病候主脉所生病，大陵与内关原络配合，取内关，手厥阴心包经之络以活血通脉，且别走三焦经，又能调气开郁。肝主藏血，肝之经脉，沿足大趾上行、挟胃属肝、贯膈、布胁肋、上出于额与督脉会于巅顶。太冲为肝经原穴，取太冲透行间，开三关针灸兼施，可疏肝理气降冲，暖肝和血息风。故二穴相配，使厥阴气机调畅，血脉调和为本经之治。木来克土，取足三里，胃经合穴，培补后天之本、和中益气、中兴肠胃；配太溪，调心火下降以济肾，引火归原。四穴补泻并用，针灸兼顾，使冲和之阳贯通上下，则气机调畅，如春风之拂煦。液门、中渚，疏通三焦气机；大陵、内关、章门透大包、期门透乳根，泻三门开胸理气，治疗胸痹。

按：厥阴主风，心包与肝两脏同属厥阴。心包内寄相火，肝为风木之脏而喜条达，需三焦畅通。病则肝木不调，内郁化火生风。提纲所列之上热下寒证，因肝膈下连于肾系、上连于心包，邪犯厥阴，风木不调，挟肾水之寒犯胃则为下寒；挟心包之火灼上则为上热。故病寒热并见，上下昭显。治宜疏调三焦，泄热降逆，柔肝和胃，宽胸理气。

第一节　乌梅丸证脉证针法经方论述

伤寒脉微而厥，至七八日肤冷，其人躁无暂安时者，此为脏厥，非蛔厥也。蛔厥者，其人当吐蛔，今病者静，而复时烦，此为脏寒。蛔上入其膈，故烦，须臾复止，得食而呕，又烦者，蛔闻食臭出，其人常自吐蛔。蛔厥者，乌梅丸主之，又主久利。（338）

乌梅丸脉证：蛔厥心痛，痛则呕吐酸水，手足厥冷，六脉弦细。

乌梅丸：乌梅三百枚，黄连十六两，干姜十两，细辛、附子（炮，去皮）、桂枝（去皮）、人参、黄柏各六两，当归、蜀椒各四两。

上十味，异捣筛，合治之。以苦酒渍乌梅一宿，去核，蒸之五斗米下，饭熟捣成泥，和药令相得。内臼中，与蜜杵二千下，丸如梧桐子大，先食饮服十丸，日三服，稍加至二十丸。禁生冷、滑物、臭食等。

方解：此方主治厥阴病寒热错杂之邪，蛔厥病证，为厥阴病的主方。君乌梅之大酸，厚味安胃和肝，敛阴止渴，能制蛔虫之扰动，为伏其所主。佐以黄连泻心而除痞，黄柏滋肾以除渴。肝欲散，用细辛、干姜散之，通阳疏肝，散寒破阴，又能杀蛔。肾者肝之母，用椒、附以温肾，则火有所归，而肝得所养。当归引血归经也。寒热并用，五味兼收，则气味不和，因而佐用人参益气调中。以苦酒浸乌梅，同气相求，蒸之米下，资其谷气。炼蜜为丸，缓以治其本。使寒热之邪去，则阴阳协调，蛔安胃和，气血恢复，为制方之旨。

浅析：辨脏厥与蛔厥及蛔厥证治。脏厥即少阴脏气虚败之厥，属少阴阴寒重证。真阳不足，感寒即见脉微，阴盛阳衰则厥，值七、八日阳经主气厥不但不回，且见肤冷，说明真阳虚极已外现于营卫不和。人见躁动不安，为正不胜邪、脏气败脱的证候。可见脏厥证属纯阴无阳，与厥阴病寒热错杂的蛔厥不同。蛔厥是人吐蛔外现厥冷。因厥阴病脏寒是寒在膈下、热在膈上。蛔虫避寒就热，则上入其膈故烦；蛔上安身不得，烦因蛔下而复止。寒在膈下本不能食，得食胃气上逆则呕。蛔因食动上串入膈，故又见其烦；此呕烦并见，蛔必不下而闻食臭出，症见其人吐蛔。蛔厥证可见厥阴病寒热错综的病机表现。分析“又主久利”四字，知寒温并施的乌梅丸，既主治蛔厥，又体现厥利相因的厥阴病。

治法：调和阴阳寒热。

筋骨针灸：针公孙、内关、期门、章门透大包。灸中脘、关元。

释义：本证寒热错见，上热下寒，属厥阴病机。蛔动生烦呕，逆乱气机、升降不调、阴阳失和，外现厥逆。治宜运调升降、开郁顺逆、温中土以安蛔动，清上热以止吐烦，使阴阳贯通、气机和畅则愈。先开八法，取公孙与内关相配。公孙为脾经络穴，能健脾止利、和胃降逆、升清降浊而祛烦呕、安蛔动。内关手厥阴心包经之络、别走三焦、通阴维脉，能舒肝和胃、调气开郁、通脉活络，令气血调畅、镇痉止痛。

病案

索某，男性，57岁，2019年7月16日初诊。腹痛腹泻半月余，左脐腹冷痛。近一周来每日大便2～3次，质溏，伴见肠鸣、头顶痛、口苦、咽干、思饮、四肢逆冷，舌淡红、苔薄黄，脉沉弦细。

【病机】上热下寒之厥阴病。

【治法】清上温下。

【处方】乌梅丸加减。

乌梅15克，细辛6克，干姜9克，黄连6克，当归10克，附子10克，川椒10克，桂枝9克，党参10克，白芍15克，炒山药30克，炙甘草9克，生姜9片，炒小米90克。

【筋骨针刺】太白、公孙、天枢、中脘、期门、支沟。

上药服3剂，针灸3次，口苦减，四肢觉温，大便日1～2行。上药继服6剂，针5次后在中脘、神阙贴吴氏复元膏以固其本而愈。

第二节　吴茱萸汤证脉证针法经方论述

少阴病，吐利，手足厥冷，烦躁欲死者，吴茱萸汤主之。（309）

吴茱萸汤脉证：常头痛如裂，伴呕吐、目干涩，心中发热，手足心热、口干不欲饮，苔薄白，脉弦细。

吴茱萸汤：吴茱萸一斤（洗），人参三两，生姜六两（切），大枣十二枚（擘）。

上四味，以水七升，煮取二升，去滓，温服七合，日三服。

吴茱萸汤歌诀：

升许茱萸参三两，生姜六两救寒良。
枣投十二中宫主，吐利头痛烦效彰。

方解：吴茱萸味辛、性温，归肝经。禀火气以升，气味俱厚，可升可降，阳中阴也。上至巅，入脾、胃经而下行少腹。《神农本草经》谓："温中下气，止痛，咳逆寒热，除湿血痹"，是温中祛寒、降逆气的要药。佐以生姜尤能逐寒饮而止呕逆。另以人参、大枣补胃之虚，故治胃虚有寒饮、心下痞硬、烦躁吐逆，或头痛，或眩冒，或腹痛者。诸药合用具有温胃散寒止呕，宽胸调气除烦之功。

浅析：厥阴呕逆病症证治。胃主纳谷，通降为顺，胃热则消谷善饥；若胃虚有寒，则不能纳谷，浊阴上逆，故食谷则欲呕。"属阳明"者属胃，主以吴茱萸汤，温胃寒散，水谷得下，呕逆则止。若得汤反剧者，为中焦有寒，上焦胸膈有热，得汤以热助阳，因而呕反加重。兼上焦有热，吴茱萸汤治疗应加减调治。

治法：温胃散寒止呕，宽胸调气除烦。

筋骨针刺：内关、中脘、足三里、公孙。

属胃虚寒饮上逆作呕者，取胃募中脘穴，配任脉穴神阙，徐徐灸之，大有温胃祛寒、散饮降逆功效。若上焦有热者，又属寒热相兼，当针通阴维脉的心包经之络穴内关，配通冲脉的脾经之络穴公孙，二穴八法相应，主治胃心胸间寒热虚实夹杂见症。功能理气宽胸，降逆除烦热，疏经通络，扶土健脾益胃。为治疗上、中二焦疾患重要腧穴。

吴茱萸汤临证变通应用

【临床处方】吴茱萸9克，党参15克，川朴10克，炙甘草6克，炒小米60克，生姜30克，大枣20克。以水1000mL，煮沸后调至文火再煎煮40分钟，取汤液300mL，分2～3次温服。

【加减运用】

（1）吐水、眩晕者，合小半夏加茯苓汤。

（2）头痛头晕、胃部胀满、有振水声者，合苓桂术甘汤。

吴茱萸汤为古代的温热性止吐镇痛方。现代研究认为适用于以腹痛、干呕、吐涎沫、头痛、吐利而手足厥逆为特征的病症。

【经典方证】食谷欲呕。（243）少阴病，吐利，手足逆冷，烦躁欲死者。（309）干呕，吐涎沫，头痛者。（378）呕而胸满者。（《金

匮要略·呕吐哕下利病脉证治》）

【适用人群】患者体力下降，四肢常冷、易生冻疮、肩凝，头痛，恶心呕吐，心窝部常有膨满痞塞感，多伴有振水声者。

【变通运用】

（1）呕吐性疾病，如神经性呕吐、妊娠恶阻、食管癌、急性胃炎、贲门痉挛、幽门痉挛、瘢痕性幽门梗阻、更年期顽固性呕吐、慢性胃炎、消化性溃疡、慢性胆囊炎。

（2）头痛性疾病，如高血压脑病、颅内压增高性头痛、血管神经性头痛、顽固性头痛、梅尼埃病、视疲劳症、急性结膜炎、急性青光眼、癫痫等。

【注意事项】

（1）吴茱萸有毒，不宜大剂量使用，宜久煎。

（2）吴茱萸味道极苦，入煎时宜先用开水冲洗五六次。

第三节　当归四逆汤证脉证针法经方论述

手足厥寒，脉细欲绝者，当归四逆汤主之。（351）

当归四逆汤脉证：手足厥寒麻木冷，青紫疼痛脉细形，头腹腰腿脚疼痛，舌淡苔白则可用。

当归四逆汤：当归三两，桂枝三两（去皮），芍药三两，细辛三两，通草二两，甘草二两（炙），大枣二十五枚（擘，一法，十二枚）。

上七味，以水八升，煮取三升，去滓，温服一升，日三服。

当归四逆汤歌诀：

三两辛归桂芍行，枣须廿五脉重生，

甘通二两能回厥，寒入吴萸姜酒烹。

方解：当归，《本经》谓其“味辛，大温，无毒。主温中，止痛，除客血内寒，补五脏，生肌肉”。通草，《本经》谓其能“通利九窍血脉关节”。通草轻以去实、淡以利湿并能疏通血脉。当归、芍药补肝养血以调荣。桂枝、细辛通阳疏肝以散寒。甘草、大枣补脾胃而滋津液。

厥阴病血虚寒厥证治。足厥阴肝主藏血，手厥阴心包代心用事而主血脉。血虚寒滞厥阴，精气不能充达四末，故见手足厥寒。寒者冷甚之谓，足见血虚寒凝之剧，故脉应之细小欲绝。沉尧封讲：“少阴论中脉微欲绝，用通脉四逆主治，回阳之剂。此之脉细欲绝，用当归四逆主治，补血之剂。两脉阴阳各异。”若属平素有胃寒患者，可伴见呕吐、腹痛等，宜前方加吴茱萸、生姜，暖肝和胃、降逆散寒。本方用以通利血脉。细辛温经散寒。诸药合用，有养血温经，恢复血脉通利之功效。

治法：温养血脉以散寒凝；温运中宫以蠲饮邪。

筋骨针灸：关元、太冲、中脘、足三里。

释义：关元功能补元益气，暖肝散寒，温肾健脾，气血双补；配灸肝经以俞代原穴太冲，温经和血。若兼胃寒有饮、气机升降不调者，又当针灸胃募中脘与胃之合穴足三里，温运中宫、散寒化饮、振兴中阳、调运升降。故合观补气生血，益阴和阳。

当归四逆汤临证变通应用

【临床处方】当归10克，桂枝10克，白芍15克，北细辛10克，炙甘草9克，大枣20克。以水1000mL，煮沸后调至文火再煎煮30～40分钟，取汤液300mL，分2～3次温服。

【加减运用】恶心、呕吐、头痛腹痛者，加吴茱萸、生姜。

当归四逆汤为古代治疗手足厥冷的专方，有温经止痛的功效。现代研究认为其具有扩张末梢血管、抑制血小板聚集及防治动—静脉旁路的血栓形成、改善血液循环、镇痛抗炎等作用，适用于以腹痛、头痛、关节痛而手足冷、脉细为特征的病症。

【经典方证】手足厥寒，脉细欲绝者。（351）

【方证提要】四肢冰冷、发紫，疼痛剧烈，脉细者。

【适用人群】面色青紫或苍白，无光泽，无浮肿，多干燥；四肢冰冷，多伴有麻木、冷痛，皮肤暗红甚至青紫，遇冷加重，甚至甲色、唇色、面色、耳郭较苍白或乌紫；头牙痛、胸痛、背痛、关节冷痛、女子痛经等，其痛多为绞痛、牵扯痛等；脉或细弱，或细弦，一般多见缓。

【变通运用】

（1）疼痛剧烈如刺的各种痛症，如三叉神经痛、消化性溃疡、肠痉挛、输尿管结石等。

（2）以四肢冰冷疼痛为表现的病症，如雷诺病、血栓闭塞性脉管炎、冻疮等。

（3）以肢体末端紫暗、疼痛为表现的病症，如冠心病、大动脉炎、过敏性紫癜等。

【注意事项】

（1）通草一般不用，也不影响全方效果。

（2）细辛有小毒，古人有“辛不过钱”的说法，这是指散剂而言，汤剂不受此限制，但应该严格把握其适应证和禁忌证。

（3）心动过速、心律不齐者慎用。

病案

韦某，女，39岁。2020年9月求治，技术员。婚后8年，曾先后2次流产，第3胎足月顺产已月余。现见头晕、耳聋耳鸣、腰膝关节酸痛，气短懒言，精神不振，苔薄白、舌质淡嫩，脉细弱。

【病机】气血两虚，筋脉失养。

【治法】益气养血，温阳通络。

【处方】当归10克，北黄芪30克，桂枝10克，焦白术12克，白芍10克，姜黄15克，北细辛6克，怀牛膝30克，炒山药30克，炙甘草6克，生姜9片，大枣10枚，炒小米90克。

【筋骨针灸】阳溪透列缺、阳池透外关、太溪、肾俞、关元、足三里。灸肾俞、命门、腰阳关。

每日水煎服1剂，连服3剂，筋骨针3次上述症状减轻。继服上方6剂，针5次而愈。腰阳关、命门外贴吴氏复元膏以固其本，随访半年无复发。

下　篇

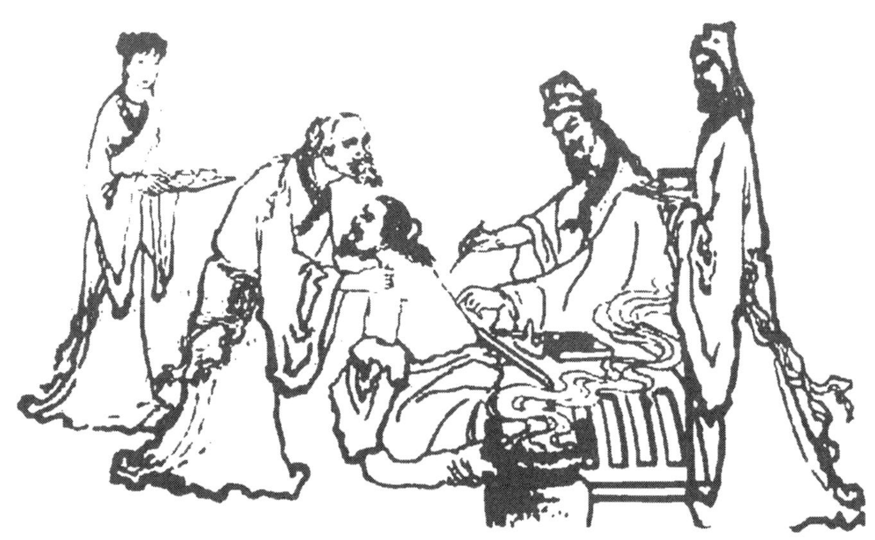

第一章　筋伤疼痛病症

第一节　头　痛

头痛是临床常见病、高发病，以患者自觉头部胀痛不适为临床症状。中医认为本病主要是指因外感六淫，经筋劳伤及部分内伤病所致的头痛病症。若器质性肿瘤等引起的头痛，不属本节讨论范围。

《内经·风论》篇称头痛为“首风”“脑风”，并指出外感与内伤为头痛主要病因，“新沐中风，则为首风”“风气循风府而上，则为脑风”。《内经》认为，六经病变皆可导致头痛。医圣仲景在《伤寒论》六经辨证中论述了太阳、阳明、少阳、厥阴病头痛的病症及治疗方药。

一、太阳经头痛

【概述】

太阳经头痛是六经头痛的一部分，以头枕部向顶部放射为主要表现，下连肩背痛。多由外感风寒，引起手足太阳经筋郁滞所致。《素问·缪刺论》说：“邪客于足太阳之络，令人头项肩痛。”《伤寒论》曰：“太阳之为病，脉浮，头项强痛而恶寒。”进一步把头项强痛作为辨识太阳病的标志。

太阳经头痛属于太阳经筋的一部分，多由于伏案工作，长期低头引起后颈部太阳经筋或督脉受损、外感风寒之邪等因素，刺激压迫颈部的神经、血管而引起的后枕部疼痛，向头部放射，整个膀胱经的气血供应受影响，称之为枕性头痛。多见于长期伏案办公人员，驾驶员等中青年人群。

【病因病机】

太阳经头痛病，据临床病因分为：风寒侵袭型、筋伤劳损型、风湿阻络型、瘀血阻窍型。

中医认为太阳经为十二经脉之首，主一身之藩篱，枕部为枕阳关和颈上阳关交界处，太阳经络贯通人体上下，达于四肢，与督脉、阳跷脉、阳维脉相交会，长期劳损容易造成太阳经筋受阻，经络不通则痛。

由于人体日常工作生活，颈项部长期慢性损伤，头颈部前屈位较多，致使后颈部肌筋膜长期牵拉，容易造成筋膜紧张、痉挛，形成筋结，导致太阳经筋受阻，使枕大神经、枕小神经、耳大神经受累，供血不足，引起太阳经筋头痛头晕。

【分型】

中医常见分型为风寒型头痛、筋伤型头痛。

1. 风寒型头痛

主要症状：发热，头项强痛而恶寒，后枕部疼痛，痛连项背，骨节痛，口不渴，舌淡苔薄白，脉浮紧。

病案

覃某某，女，49岁，头痛1年余，2018年03月25日于北京中医药大学国医堂求治。2年来头痛，服西药疗效不佳，经常颈肩部疼痛，近头痛多在后颈部，肩背部痛，头项强痛而恶寒，痛连项背，发热，口不渴，舌淡苔薄白，脉浮紧。

病机：风寒侵袭，经络受阻。

治法：疏风散寒，通络止痛。

筋骨针刺：手阳关三间透合谷、前谷透后溪、风池透玉枕、束骨透京骨。

合谷为手阳明大肠之原，开闭宣窍。与后溪相配，可调气血而和营卫。风池为手足三阳、阳维、阳跷八脉之会，主治偏正头痛，有散风之功。取京骨足太阳膀胱经之原，主治太阳病头项强痛，功能散风解表。

处方：麻黄汤加减。

麻黄6克，桂枝10克，白芍15克，川芎10克，羌活15克，姜黄15克，防风10克，炙甘草6克，生姜9片，大枣9枚。

方解：证属太阳伤寒，寒邪伤营血，寒邪行其闭藏，营血不能外达，卫气收敛，因而发热无汗。麻黄入肺膀胱经，发汗解表，祛风散寒。桂枝入心肺膀胱经，发汗解肌，温通经脉，助阳化气。芍药通顺血脉，缓中。羌活入膀胱肾经，辛温解表、祛风通络，善治膀胱经头痛。川芎为血中之气药，上行巅顶，下行血海，善治九种头痛。防风祛风解表、胜湿止痛。大枣、炙甘草，调和营卫、补养阴血，调和诸药。诸药合用，疏风散邪，疏利太阳经筋，通络止痛。

头痛减轻，发作减少。继上方筋骨针刺手阳关三针、枕阳关三针，3次痊愈。

2. 筋伤型头痛

主要症状：头痛以颈枕部沉痛，向巅顶放射痛，伴有颈部僵硬，痛连肩背，舌淡红、苔薄白，脉弦紧。多见于颈项部长期慢性劳损，导致太阳经筋受阻。太阳表示邪气刚刚进入人体，人体的阳气尚未受到损伤，属于正邪交争初期。

病案

吴某某，男，58岁，河北承德避暑山庄农场领导。因长期低头办公，头颈部疼痛、项背强硬不适，伴肩背部及右上肢疼痛三年余。经患者介绍于2018年4月在北京中医药大学国医堂来诊求治。察体：患者形体肥胖，颈部僵硬活动困难。触诊：太阳经筋竖脊肌筋膜、右肩胛区，有条索状筋结形成，压痛明显，恶风、微自汗，腹胀、大便稀溏，舌淡苔白，寸脉浮缓。

辨证：辨为桂枝加葛根汤证。项背强硬不适，伴肩背部及右上肢疼痛为太阳经筋表证；腹胀、大便溏薄，则为阳明经病症。证型“太阳阳明合病”。

病机：太阳经筋受累。

治法：疏利太阳经筋，通络止痛。

筋骨针刺：手阳关三间透合谷、前谷透后溪、风池透玉枕、天柱、颈上华佗夹脊。

合谷为手阳明大肠之原，开闭宣窍。与后溪相配，可调气血而和营卫。风池为手足三阳、阳维、阳跷八脉之会，主偏正头痛，有散风之功。天柱可疏通气血，濡养肌肉，缓解强急。

处方：葛根汤加减。

葛根60克，麻黄6克，桂枝10克，赤芍15克，细辛6克，羌活15克，川芎10克，甘草9克，生姜9片，红枣9枚。

服药后，连服3剂，针2次，诸症减轻；继服6剂，针3次而痊愈。

方解：葛根入脾胃肺膀胱经，解肌散寒，疏通经脉；主治寒邪阻滞，太阳经气不利，为主药。麻黄辛温解表，发汗透邪。桂枝温通经脉，助阳化气。赤芍入肝经，活血祛瘀而止痛。细辛解表散寒，祛风通窍止痛。羌活入膀胱肾经，辛温解表，祛风通络，善治膀胱经之头痛。川芎为血中之气药，上行巅顶，下行血海，善治九种头痛。大枣、炙甘草调和营卫，补养阴血，调和诸药。诸药合用，疏风散邪，疏利太阳经筋，通络止痛。

二、阳明经头痛

【概述】

临床以前额、眉棱、面颊等处疼痛为特点，甚则兼见牙齿痛。由于足阳明经连上牙齿，手阳明经连下牙齿，布面颊，上循目内眦；故邪气侵犯阳明经脉，经气逆乱，上冲于头，则见头额面颊痛。阳明为多气多血之经，邪入阳明多属火热实症。阳明经证分为经证和腑证。经证容易引起头痛、牙痛；腑证容易引起胃家实火证。

《伤寒论》病阳明篇：“阳明之为病，胃家实是也。”（胃家：整个胃肠的泛称；实：指邪气盛实而言。）所以阳明头痛的治疗以清热泻火为法。《黄帝内经》云：“太阳为开，阳明为阖，少阳为枢。”按照足阳明人体分布位置，足阳明在正面主里，而又多气多血，所谓两阳合明，所以阳明为阖。

本篇针刺提出取阳明本经穴位和与其表里的太阴经穴，其针刺手法当用泻法无疑。内服药可用《伤寒论》白虎汤加白芷、菊花等。

【病因病机】

阳明病的成因主要有以下三个方面：

一为太阳病失治或误治造成津液耗伤，胃中干燥而转成阳明病；

二为少阳病误用发汗、利小便等法，伤津化燥而成；

三为患者素体阳盛，或有宿食，或因燥热所感，病证直接从阳明化燥成实。

另外，还有从阴寒证郁久化热，或从少阴病热化证邪传阳明而成的。其中尤以太阴转归阳明者较为多见，故有"实则阳明，虚则太阴"之说。外感多热结或为胃火、湿热、寒邪侵袭。

【分型】

中医常见辨证分型为：胃火上攻型、阳明热结气壅型、阳明湿热型。

胃火上攻型

主要症状：颜面眉棱骨疼痛，其痛难忍，面赤灼热，口干口臭，溲赤便结，或鼻塞涕黄黏浊，舌质红、苔黄，脉滑数。

病案

宋某，女，46岁，家住北京东城区。述前额部疼痛一年余。曾经西医多次检查，均诊断为"面神经痛"。2018年3月11日于北京中医药大学国医堂初诊。患者前额胀痛，上午较重、下午较轻。此外，胃脘部有灼热感，口干饮少，倦怠乏力，劳则气短，舌质鲜红、苔黄，脉滑数。

病机：胃火积热，循经上攻。

治法：清胃泻火，通络止痛。

筋骨针刺：三间透合谷、内庭透陷谷、下关、印堂、颊车、太阳。

针取大肠经原穴合谷，使胃肠气机调畅，并可使经表之邪达外。陷谷为足阳明胃经之俞，疏通经络气血的邪滞，配内庭足阳明之荥穴，补中有行，清阳明壮热。下关是足阳明胃经与足少阳胆经之交会穴，具有疏风活络、消肿止痛、通关利窍的作用。颊车可祛风清热、开关通络。太阳可通络止痛。

处方：升麻葛根汤合白虎汤加减。

升麻6克，葛根30克，石膏30克，香白芷10克，丹皮10克，知母10克，生地黄15克，赤芍30克，姜黄15克，甘草6克。

方解：升麻清胃解毒，升散伏火；葛根辛凉解肌；石膏解肌泻火，除烦止渴；香白芷气温力厚，通窍行表，足阳明经祛风散湿主药；丹皮清热解毒，活血散瘀；知母清热泻火，滋阴降火；生地黄清热凉血，养阴生津；赤芍通顺血脉；甘草调和诸药。

患者服用3剂后，配合筋骨针法3次，头痛、头晕明显减轻。继服用6剂，针5次后痊愈，随访一年未复发。

按：胃喜润恶燥，胃脘灼热，口干饮少者，为胃中津液虚乏表现。倦怠乏力，劳则气短者，中气亏损也。胃中气液亏损，不得上头，故前额胀痛。舌红苔黄，脉滑数者，为气液不足、火热内盛之征兆。故用上方补气液、升胃气、清泻胃火而获治愈。

三、少阳经头痛

【概述】

少阳头痛多见偏头痛，是临床中的常见病、高发病，属于伤寒六经病程的第三期，由太阳病直传少阳经。若体质虚弱人感冒后，就有少阳病症表现。

《伤寒论·辨少阳病脉证并治》：“伤寒，脉弦细、头痛发热者，属少阳。少阳不可发汗，发汗则谵语。此属胃，胃和则愈；胃不和，烦而悸。”

少阳经病在半表半里，由于少阳枢机不利所致。少阳头痛，头两侧连耳根、发际作痛，或偏头痛，伴往来寒热、胸胁苦满，口苦目眩，苔薄黄、质偏红，脉弦细。多见于肝胆火热上攻或风热证。

《素问·热论篇第三十一》曰：“三日，少阳受之，少阳主胆，其脉循胁络于耳，故胸胁痛而耳聋。”

【病因病机】

少阳头痛的病因主要由：外感以风热为主，风寒亦兼而有之；内伤则多肝胆气郁、化火或湿热壅滞等引起。

《黄帝内经》云：“太阳为开，阳明为阖，少阳为枢”。足少阳在人体的侧面，主枢机，其经多气少血，为阴中之少阳，所以少阳为枢。当外感之邪阻滞经络，或内伤痰邪，阻滞升清降浊机能时，导致清阳不升，浊阴不降，可引发头痛呕吐。

【分型】

中医临床常见证型为少阳郁热、少阳气郁、少阳热结气壅等。

1. 少阳郁热

主要症状：头痛以颞部疼痛为主，或连耳目，胀痛并见，或见眩晕，口干口苦，舌质红、苔薄黄，脉弦。

病案

刘某某，女，45岁，北京大兴人，因头痛、头昏沉3天，2018年4月份到北京中医药大学国医堂就诊。一周前，患者与家人生气，夜间不能入眠，思虑过度，右侧偏头痛、目眩，伴有口苦、胃满、不欲饮食，舌淡红苔薄黄，脉弦。

病机：肝胆气郁，疏泄失职。

治法：疏利少阳，清散郁火。

筋骨针刺：手阳关液门透中渚、率谷、头维、风池、侠溪透临泣、行间透太冲、颞部三针。

中渚为手少阳三焦经所注为输，可调畅三焦气机以通利水道。风池为手足三阳、阳维、阳跷八脉之会，主治偏正头痛，有清热散风之功。率谷协同增强清热息风的功效。头维为足阳明胃经与足少阳胆经之会，主治偏正头痛。足临泣具有疏泄肝胆郁滞、调畅少阳气机的作用，且行间透太冲为足厥阴肝经之输穴，亦即原穴，功能疏肝解郁。

处方：小柴胡汤加减。

柴胡15克，黄芩12克，姜半夏10克，青皮10克，郁金10克，赤白芍各15克，姜黄30克，生姜9克，生龙骨30克（先煎），生牡蛎30克（先煎），大枣4枚，炙甘草6克。

患者服用3剂后，配合筋骨针法2次，头痛、头晕明显减轻。继服用5剂，针4次后痊愈，随访一年未复发。

方解：柴胡疏理气机，升发清阳；黄芩清热燥湿，解半里之热；姜半夏化痰饮之湿，降泄浊阴；青皮、郁金行气解郁；龙骨、牡蛎重镇潜阳，安神定志；甘草调和诸药；生姜辛温解表；大枣补中益气，养血安神。

2. 少阳热结气壅

主要症状：头胀痛，太阳穴尤甚，心烦口苦，大便不畅，舌质红、苔黄，脉弦或弦数。

病案

唐某某，男，48岁。头胀痛，太阳穴尤甚，2018年6月份到北京中医药大学国医堂就诊。外感病后，遗下自汗一证，久治不愈，尤其以深秋季节更为严重。汗出多时，浸透衣被，换衣不迭。伴见胸闷，头目眩晕且胀等，舌质绛红苔腻，脉弦。

治法：疏解少阳，畅达气机。

筋骨针刺：手阳关液门透中渚、率谷、头维、玉枕透风池、侠溪透临泣、颞部三针。

中渚为手少阳三焦经所注为输，可调畅三焦气机以通利水道。率谷为治疗偏头痛要穴。风池为手足三阳、阳维、阳跷八脉之会，主治偏正头痛，有清热散风之功。头维为足阳明胃经与足少阳胆经之会，主治偏正头痛。足临泣具有疏泄肝胆郁滞，调畅少阳气机的作用。

处方：大柴胡汤加减。

柴胡15克，黄芩10克，芍药15克，姜半夏9克，大黄9克，枳实10克，姜黄30克，赤芍30克，甘草6克，生姜6片，大枣9枚。

服药2剂，针1次后汗出减半，头胀眩晕亦减。继服3剂，针2次，遂汗止而安，随访半年无复发。

方解：柴胡疏理气机，升发清阳；黄芩清热燥湿，解半里之热；芍药调和营卫；半夏化痰饮之湿，降泄浊阴；枳实破气消积，化痰除痞；

大黄泻阳明燥结，通经脉活血祛瘀；生姜辛温解表；大枣补中益气，养血安神。

四、太阴头痛

【概述】

太阴头痛，痛无定处，触摸不到痛点，多伴头晕沉重、首重如裹，四肢酸痛厥冷，腹部胀满、恶心呕吐、食欲不振，其脉沉缓等。

太阴经虽不上头，太阴主湿，湿气上蒸，或痰与气逆壅于膈，头上气不得畅，亦可见头痛。故太阴头痛必有痰，体重或腹痛，为痰癖，其脉沉缓。

头痛部位不定，或全头痛，或局部疼痛。其特点是头痛有痰，体重或腹痛。苓桂术甘汤主之。

盖太阴属脾，主运化而其升清。太阴不运，湿浊中阻，清阳不升，故致头痛晕懵。太阴头痛的治疗应以健脾升清，祛湿化痰为大法。本篇提出表里经取穴法，可资参考。方药可用六君子汤加味，痰湿较甚者可用半夏白术天麻汤。

【病因病机】

太阴头痛：病到太阴，太阴经虽不上头，太阴主湿，湿气上蒸，然痰与气逆壅于膈，头上气不得畅，亦可见头痛。故太阴头痛必有痰，体重或腹痛，为痰癖，其脉沉缓。足太阴脾经经气逆乱，上犯于头，故头痛部位不定，按之不可得。脾与胃相表里，脾经气逆则胃气不降，浊气上逆，故常伴嗳气；太阴之支脉流注于心中，而心主神志，故脾经气逆于心，则健忘。

因情志内伤，肝木乘脾，运化失司，湿聚生痰。虚实兼见，以虚为主。虚证多见气血亏虚或清阳不升；实证则以痰湿、湿热、痰热、痰浊为主。

【分型】

中医常见的证型为痰厥头痛、气虚络痹等。

1. 痰厥头痛

主要症状：头痛昏蒙，胸脘满闷，呕恶痰涎，舌胖大有齿痕，苔白腻，脉沉弦或沉滑。

病案

江某某，男，52岁。2018年6月到北京中医药大学国医堂就诊。头部沉痛如裹半年余，近一月加剧，且食少纳差，腹部胀满、疲乏无力。症见：头痛昏蒙，胸脘满闷，呕恶痰涎，舌胖大有齿痕、苔白腻，脉沉滑。

病机：脾失健运，痰浊阻窍。

治法：健脾和中，化痰降浊。

处方：桂枝人参汤合小半夏汤加减。

姜半夏9克，天麻10克，桂枝6克，茯苓30克，姜黄10克，橘红10克，川朴10克，白术10克，甘草6克。

筋骨针刺：手阳关三针、足阴关三针、眉阳关三针、四神聪。后顶症状减轻，复诊继上方服用6剂后症状消失，随访半年无复发。

方解：《证治准绳·杂病》云："太阴经头痛必有痰，体重或腹痛为痰癖，其脉沉缓。"脾主运化升清，若脾虚则内生痰湿，痰湿蒙蔽清阳则头痛昏蒙，其痛特点为痛无定处，按之不得。故选桂枝人参汤合小半夏汤，理中健脾而温中散寒。桂枝通经活络而调和营卫，姜夏化痰饮而降浊，姜黄温经通络止痛，复以天麻祛风痰而医头痛。

2. 气虚络痹型

主要症状：头痛反复发作，日久不愈，时作时止。伴见头目昏沉，精神疲惫，面色不华，舌质淡、苔薄白，脉细弱。

病案

患者梁某某，男，52岁。2018年6月到北京中医药大学国医堂就诊。头昏空痛，反复发作半年余，近一月加剧，兼见食少纳差、腹部胀满、疲乏无力。症见：形体稍胖，四肢不温，舌淡苔白，脉沉细无力。

病机：脾失健运，气血失养。

治法：益气健脾，补虚通络。

筋骨针刺：公孙、脾俞、三阴交、足三里、眉阳关三针。

公孙为脾经之络穴、别走胃经，通于冲脉，功能健脾和胃，理气宽胸而调气机升降；取脾俞膀胱经之背俞穴，健脾益气统血；配三阴交足三阴经之会，泻可行足三阴之血气而祛瘀结，补能营血益气而养经脉，二穴主疏调腹部气机以通络止痛。配胃经合穴足三里，和中益气，运化精微以营养周身。

处方：黄芪桂枝五物汤加减。

黄芪15克，桂枝10克，芍药15克，川芎10克，生姜9片，大枣10枚。

服3剂，筋骨针刺2次，症状减轻。继上方服用6剂，针5次后症状消失，随访半年无复发。

方解：黄芪桂枝五物汤载于《金匮要略》，是临床常用方剂。《金匮要略方论本义》曰："黄芪桂枝五物，在风痹可治，在血痹亦可治也。"方中黄芪为君药，甘温益气，补气行血，补在表之气。桂枝散风寒而温经通痹，与黄芪配伍，益气温阳，和血通络。桂枝得黄芪而振奋卫阳；黄芪得桂枝，固表而不留邪。芍药养血和营而通血痹，与桂枝合用，调营卫和表里，共为臣药。生姜辛温，疏散风邪，助桂枝之力；大枣甘温，养血益气，以资黄芪、芍药之功；与生姜为伍，又能和营卫，调诸药，为佐使药。五味药配伍精当，共奏益气温经，和血通痹之效。

五、少阴经头痛

【概述】

少阴头痛，《灵枢·厥病》曰："厥头痛，贞贞头重而痛，泻头上五行，行五，先取手少阴，后取足少阴。"张介宾注曰："头痛巅疾，实于上也。上实者因于下虚，其过在肾与膀胱二经。盖足太阳之脉从巅络脑，而肾与膀胱为表里，阴虚阳实，故为是病，甚则府病已而入于脏，则肾独受伤矣。"肾主藏精生髓，而脑为髓海，故少阴精气虚亦可致髓海失养而头痛。

【病因病机】

少阴头痛，多属肾精气虚不能上承，膀胱经气实上逆而头痛。《素问·五藏生成》篇说："头痛巅疾，下虚上实，过在足少阴巨阳，甚则入肾。"因为太阳与少阴互为表里，阴虚阳实，下虚上实。盖太阳经脉从巅入络于脑，足少阴肾主藏精生髓而通于脑，故少阴精气虚则亦可致髓海失养而头痛。

【分型】

中医常见的证型为肾阳不足型、阳虚感寒型等。

肾阳不足型

主要症状：头空痛，手足不温，腰膝酸软，精神疲惫，或见眩晕，舌质淡、苔薄白，脉沉细无力。

病案

张某某，女，45岁，于2019年3月份北京中医药大学国医堂就诊。患者眩晕头痛，痛连颊齿，心悸心慌，手足厥冷。食欲不振，恶心呕吐，足踝水肿，小便不利，大便日一行。月经后期，舌质淡、苔白滑，脉沉细。

病机：脾肾阳虚，气精两伤。

治法：温补脾肾，益气生精。

筋骨针灸：针踝阴关三针：大钟透太溪、照海。灸气海、肾俞、三阴交。

取太溪足少阴肾经之俞、亦即原穴，滋阴补肾以固下焦之阴；照海肾经穴，滋补肾阴以壮生血之根。气海为生气之海，灸能益元真不足，壮一身阳气；肾俞补肾益气，温中扶阳。配三阴交，脾、肾、肝足三阴之会穴，调补三阴，益精气而和血脉。

处方：真武汤合右归丸加减。

附子10克，肉桂6克，干姜10克，茯苓15克，白术10克、白芍10克，生姜5克，炙甘草6克。

选用真武汤加减3剂，筋骨针刺3次，上述症状减轻。继服6剂，针3次，神阙、命门外贴吴氏复元膏以固其本而愈，随访半年无复发。

方解：方中君药大热之附子，以奠阴中之阳，肉桂能下行入丹田；

佐芍药之酸苦，以收炎上之气；茯苓淡渗，止润下之体；白术甘温，制水邪之溢；生姜辛温，散四肢之水。使少阴之枢机有主，则开阖得宜，小便得利，下利自止，腹中四肢之邪解矣。加重生姜用量以和胃降逆，甘草调和诸药。诸药合用具有温补脾肾，益气生精之功。

六、厥阴经头痛

【概述】

厥阴头痛，多痛在巅顶，内连目系，常伴有眩晕及情绪诱发之典型病症。《灵枢·厥病》云：“厥头痛，头脉痛，心悲善泣，视头动脉反盛者，刺尽去血，后调足厥阴。”

《素问·脏气法时论》云：“肝病者……气逆则头痛。”张介宾注曰：“头脉痛者，痛在皮肉血脉之间也。心悲喜泣者，气逆在肝也。故当先视头脉之动而盛者，刺去其血以泄其邪，然后取足厥阴肝经而调补之，以肝脉会于巅也。”故厥阴头痛常与气逆有关。肝经气逆，血随气行，郁于头部，可见头动脉充血而痛。厥阴经头痛属于西医学神经性头痛的范畴。

厥阴经属肝络胆，上连目系，与督脉交于巅顶；又肝主疏泄，藏血主风为将军之官。所以厥阴头痛以巅顶为主，多伴眩晕及情绪异常变化。

本篇提出先在头痛脉络跳动明显处刺络放血，然后再刺足厥阴本经，适用于肝郁而气血逆上者。

药物内服治疗，肝郁气逆者，宜用《景岳全书》中的柴胡疏肝散化裁；肝火上炎者，宜用龙胆泻肝汤加减；肝阳上亢者，宜选天麻钩藤饮化裁；肝寒浊阴上逆者，方用《伤寒论》中的吴茱萸汤加减。

【病因病机】

肝为血海而主疏泄，厥阴经沿喉咙，经鼻咽联目系，过前额与督脉交于巅顶。厥阴肝经气机逆乱，疏泄失职，七情不畅，故情绪悲伤，易于哭啼；经气上逆，血随气升，所以足厥阴厥头痛头部脉络疼痛且自觉有跳动感。

从病机分析，厥阴头痛皆与气逆有关。然有肝失疏泄，肝气上逆；肝郁化火，肝火上逆；肝肾阴虚，肝阳上亢；肝寒犯胃，浊阴上逆等几个方面。因此在治疗厥阴头痛时，应详辨导致气逆的不同病机而区别处理。

【分型】

肝气郁结

主要症状：头痛头胀，痛无定处，情绪不宁，或见胸部满闷，胁肋胀痛，脘闷嗳气，不思饮食，大便不调，舌淡红、苔薄腻，脉弦。

病案

杨某某，女，38岁，2019年3月于北京中医药大学国医堂就诊。患者有月经前后不定期，经期头部巅顶痛，烦躁易怒，恶心呕吐，伴有少腹冷痛、腹泻，胁肋疼痛。舌淡红、少苔，脉弦细。

病机：肝气郁结，经络不通。

治法：疏肝解郁，理气止痛。

筋骨针刺：足阴关三针、行间透太冲、顶阳关三针、百会透神聪、内庭。

处方：吴茱萸汤加减。

吴茱萸9克，青皮10克，云苓10克，藁本10克，川芎10克，薄荷9克，炒白术10克，姜黄10克，炙甘草10克，生姜9片，大枣12枚。

服上方3剂，水煎服。针3次后诸症好转。继服上方6剂，针5次而愈，随访半年未复发。

方解：吴茱萸散寒止痛，降逆止呕、助阳止泻；云苓、白术健脾利湿，青皮行气散结，苦以降泄；藁本发表散寒，祛风胜湿，止痛；川芎活血行气、祛风止痛；薄荷宣散风热，清利头目；甘草调和诸药；生姜辛温解表；大枣补中益气，养血安神。

第二节　面　瘫

【概述】

面瘫西医又称面神经麻痹，主要以面部一侧突发面部麻木、口眼歪斜为典型临床表现。《灵枢·经筋篇》云："其病……卒口僻，急者目不合……引颊移口。"可见在秦汉时期的《内经》时，古代医家对面瘫病就有了初步的认识。

【病因病机】

中医理论认为，周围性面瘫多由正气不足，脉络空虚，卫外不固，风邪乘虚侵袭阳明、少阳经络，导致气血痹阻，面部少阳经络、阳明经筋失于濡养，以致肌肉纵缓不收而患病。

《灵枢·经筋》曰："颊筋有寒，则急引颊移口；有热，则筋弛纵缓不胜收，故僻。"认为风寒、风热之邪侵袭面颊部经筋，使面部气血阻滞，筋肉失养，故而发为口眼歪斜。

现代医学认为本病的发生大多是由于寒冷刺激面部引起局部营养神经的血管痉挛，导致面神经缺血水肿而致病。此外亦可由病毒感染或创伤引起。

《金匮要略·中风历节病脉证并治》曰："脉络空虚，贼邪不泻，或左或右，邪气反缓，正气即急，正气引邪，㖞僻不遂。"认为邪之所凑，其气必虚。左盛则右病，右盛则左病。

患者平素体虚，正气不足，则脉络空虚。卫外不固，一旦外邪侵袭面部经筋，则面部气血运行失调，经筋失养，筋肉纵缓不收，则发为面瘫。

【分型】

中医常见临床分型：太阳风痰阻络、少阳失疏等证型。

1. 太阳风痰阻络型

主要症状：患侧前额、太阳穴及耳根紧缩疼痛，继而口眼歪斜，患侧颜面瘫痪麻木，额纹消失，闭目露睛，眼角怕冷，遇风流泪，口角流涎，鼻唇沟变浅或消失。伴有头痛无汗，项强恶寒，舌质红偏暗，苔白薄腻，脉弦滑。

病案

刘某某，男，32岁，于2018年12月北京中医药大学国医堂就诊。患者面瘫3个月。因外感受风寒，出现前额、右面部及耳周紧缩疼痛，口眼歪斜，右侧颜面瘫痪麻木，鼻唇沟消失，鼻准偏向左侧，右眼角凉，遇风流泪，眉毛下垂，右侧额纹消失，白痰量多，舌淡苔白腻，脉弦滑。

病机：寒邪侵袭，风痰阻络。

治法：疏风散寒，除痰通络。

筋骨针刺：手阳关三针：三间透合谷、前谷透后溪、液门透中渚，面部三针：地仓透颊车、下关透牵正、瞳子髎透太阳。

针取大肠经原穴合谷，调畅气机，并可使经表之邪达外。中渚为手少阳三焦经所注为输，可调畅三焦气机；下关是足阳明胃经与足少阳胆经之交会穴，具有疏风活络、消肿止痛、通关利窍的作用。牵正、颊车可祛风清热、开关通络。太阳可通络止痛。

处方：葛根汤合牵正散加味。

粉葛根30克，麻黄6克（先煎去沫），桂枝10克，炒赤芍15克，桃仁10克，姜半夏10克，白僵蚕10克，全蝎3克，蜈蚣2条，白附子10克，炙甘草6克，生姜9片，大枣6枚。

筋骨针刺3次，服用5剂，症状减轻。继上方服6剂，筋骨针刺5次后，面瘫症状消失，随访半年无复发。

方解：粉葛根发汗解肌，温润经筋；麻黄发汗散寒，解表驱邪；桂枝温通血脉，疏通经络；炒赤芍活血调经，敛阴止汗；桃仁活血化瘀；姜半夏燥湿化痰，消痞散结；白僵蚕祛风止痉、化痰散结；全蝎息风镇痉，通络止痛；蜈蚣息风镇痉，攻毒散结；白附子祛风通络，解毒镇痛；炙甘草补脾益气，调和诸药；生姜祛除风寒，温中回阳；大枣补益脾胃、滋养阴血、养心安神。

2. 少阳失疏型

主要症状：面部耳周疼痛，部分伴有偏头痛，烦躁易怒，颜面麻痹，眼角流泪，口眼㖞斜；重者口角流涎，闭目露睛，一侧额纹及鼻唇沟变浅，鼓腮漏气，舌红苔薄黄，脉弦数。

病案

范某，女，24岁，学生，因面瘫于2019年2月北京中医药大学专家门诊求治。性格急躁，容易动怒。因外感后头晕口苦，胸胁闷满，微有寒热。左侧颜面麻痹，左眼流泪，闭目露睛，口眼㖞斜，左耳后及耳中疼痛，口角下垂流涎，额纹及鼻唇沟消失，鼓腮漏气。舌红、苔薄白，脉弦细数。

病机：少阳失疏，风阻脉络。

治法：疏解少阳，祛风通络。

筋骨针刺：手三阳关：三间透合谷、前谷透后溪、液门透中渚；面部三针：瞳子髎透太阳、地仓透颊车、下关透牵正；侠溪透临泣。

针取大肠经原穴合谷，调畅气机，并可使经表之邪达外。中渚为手少阳三焦经所注为输，可调畅三焦气机。下关是足阳明胃经与足少阳胆经之交会穴，具有疏风活络、消肿止痛、通关利窍的作用。牵正、颊车可祛风清热、开关通络。太阳可通络止痛。配足临泣胆经之输穴，通带脉，能疏经止痛。

处方：小柴胡汤合牵正散加减。

柴胡15克，姜半夏9克，黄芩10克，白附子10克，白僵蚕10克，全蝎9克，粉葛根30克，双钩藤15克，蝉蜕10克，丝瓜络30克，甘草6克。

筋骨针3次，服用6剂，症状减轻。继服上方6剂，筋骨针刺5次后，面瘫恢复正常，随访半年无复发。

方解：柴胡疏肝解郁，宣发少阳气机；姜半夏燥湿化痰，消痞散结；黄芩清热泻火，燥湿解毒；白附子祛风通络；白僵蚕祛风止痉、化痰散结；全蝎息风镇痉，通络止痛；粉葛根发汗解肌，升阳散火；双钩藤息风定惊，清热平肝；蝉蜕可疏风清热，平肝解痉；丝瓜络通经活络；甘草补脾益气，调和诸药。诸药合用，祛风化痰，通络止痉。经络通畅，则㖞斜之口眼得以复正。

第三节　面痛症

【概述】

中医“面痛症”，西医又称三叉神经痛。临床常见颜面部疼痛剧烈，痛连眼及颜面颊齿，阵发性刀割、针刺样剧烈疼痛，历时数秒或数分钟，间歇期无症状则如常人。出现的病程呈周期性，疼痛可自发，也可因刺激“痛点”引起。本病分原发性和继发性二种，其中以原发性者较为多见。多见于50～60岁的中老年人。

早在《黄帝内经》中就有类似本病的记载，如《灵枢·经脉》篇提到颔痛、颊痛、目外眦痛；《素问·缪刺论》有记“齿唇寒痛”之症等。

【病因病机】

面痛症的病因，一是外感风寒或风热。二是内伤七情、饮食或劳倦。

（1）太阳风寒外袭：风寒之邪侵犯太阳经，传至阳明，风阳升发，易犯头面，而寒为阴邪，其性凝滞，致血脉收引，气血闭塞，而产生疼痛。

（2）阳明胃热上攻：过食辛热之物，阳明胃肠热盛，或太阳外感风热，邪热犯阳明胃经，胃火熏蒸，循经上攻头面。

（3）少阳胆肝火旺：多因内伤七情，胆肝火旺，情志郁结，郁而化火，少阳失疏；或因肾阴不足，水不涵木，阴虚阳亢，肝胆之火升腾。肝火循胃络上扰面颊而发病。

三叉神经痛，从以上病因病机看出，本病责之于肝、脾、肾三脏。因于肝者，多为肝阴不足，风阳内动；因于脾者，多为脾失健运，痰浊内生；因于肾者，多为肾水亏虚，水不涵木，肝阳上亢。

【分型】

中医常见分型为：风寒外袭型、胃火上攻型、肝火上炎型等。

1.风寒外袭型

主要症状：常因冷天或感风寒而发作或加重，痛时面肌有紧缩感，呈阵发性短暂抽搐样剧痛，局部喜热敷，口不渴。舌苔薄白或白滑，脉浮紧或沉迟。

处方：麻黄附子细辛汤加减。

麻黄附子细辛汤歌诀：

麻黄附子细辛汤，发表温经两法彰，
若非表里相兼治，少阴反热何能康。

病案

顾某某，女，48岁。2018年12月于北京中医药大学国医堂初诊。主诉：右侧面部疼痛10天，痛无休止，右面颊部疼痛，伴遇冷即发，得温痛减，舌淡苔白，脉沉迟。

治法：祛风散寒，温经止痛。

筋骨针刺：手阳关三针、面部三针、地仓透颊车、下关透牵正、瞳子髎透太阳、翳风。

下关是足阳明胃经与足少阳胆经之交会穴，具有疏风活络、消肿止痛、通关利窍的作用。牵正、颊车、翳风可祛风清热、开关通络。太阳可通络止痛。

处方：麻黄附子细辛汤加减。

麻黄6克，桂枝9克，白芍15克，制附片9克，细辛9克，钩藤15克，姜黄15克，香白芷10克，甘草9克，生姜6片。

筋骨针刺3次，服用上方6剂，症状减轻。继服6剂，筋骨针刺5次后，症状消失，随访半年无复发。

方解：麻黄辛温，解表退热，祛风散寒为君药。附子入心、肾、脾经，回阳救逆，补火助阳，温络止痛。"为回阳救逆第一品药"，治寒痹疼痛为臣药。细辛归肺、肾二经，芳香通窍，温经散寒，通彻表里，善治各种痹痛，既助麻黄解表驱邪，又协附子温里散寒止痛为佐药。钩藤息风通络止疼，香白芷通窍善治阳明经疼痛，甘草调和诸药。三药并用，补散兼施，使外感风寒之邪得以表散，在里之阳气得以维护，则阳虚外感可愈，而风寒外袭之面痛可止。

2. 胃火上攻型

主要症状：面颊呈阵发性剧痛，遇热诱发，痛如刀割，牙龈肿痛，烦躁不安，口渴口臭，喜饮，大便干结，小便赤黄，或有胃脘隐痛。舌质红、苔黄厚或腻，脉滑数。

病案

孙某某，男，62岁。于2021年3月北京中医药大学国医堂初诊。左侧下齿痛5天，牵扯左侧面肿痛，面部胡须稍碰即痛，烦躁不安，口渴咽痛。大便干结，小便黄。舌红苔黄，脉滑数。

病机：胃火上攻。

治法：清胃泻火祛痛。

筋骨针刺：手阳关三间透合谷、上八邪透外劳宫、颊车透地仓、下关透牵正。

针取大肠经原穴合谷，调畅气机，并可使经表之邪达外。上八邪具有祛风通络，清热解毒之功用；下关是足阳明胃经与足少阳胆经之交会穴，具有疏风活络、消肿止痛、通关利窍的作用。牵正、颊车可祛风清热、开关通络。

处方：白虎汤合大承气汤加减。

知母10克，石膏36克，大黄10克，枳实10克，厚朴10克，芒硝30克，粳米9克，姜黄15克，细辛6克，甘草6克。

服用2剂上方，筋骨针刺3次，症状减轻。上方大黄减5克，加石斛10克、玉竹10克，继服6剂，筋骨针刺6次后，症状消失，随访半年无复发。

方解：白虎清阳明经热，承气泻阳明燥结。石膏解肌清热，除烦止渴；知母清热泻火，滋阴降火；大黄泻阳明燥结，通经脉而破癥瘕；枳实荡涤肠胃、通利水谷既迅且猛，任何大实、大热、大满，以至塞而不利或闭而不通者，均得攻而克之；厚朴宽中下气，除满；芒硝咸、寒、软坚破积；细辛温经通络而止痛；姜黄活血而止痛；粳米培土和中，分清泌浊，生津而止燥渴，利水而通热涩；甘草调和诸药。诸药合用，清胃泻火，通络止痛。

3. 肝火上炎型

主要症状：患侧频发电击样疼痛，痛时面红目赤，烦躁易怒，怒则发作，胁肋作胀，口苦咽干，舌质红、苔黄腻，脉沉弦。如为虚火上炎，则抽搐剧痛，午后加重，颜红烦热，失眠健忘。舌红少苔，脉细弦数。

病案

鲍某某，女，52岁，2018年4月于北京中医药大学国医堂初诊。因工作熬夜引起右侧下牙疼痛，阵发性跳痛，入睡困难，面红目赤，烦躁易怒，胁肋作胀，口苦咽干。经人介绍来诊，患者神清，精神差，痛苦面容，牙齿无松动，右侧牙龈红肿，外周触痛明显。舌红苔黄，脉细弦数。

病机：肝火上炎。

治法：泻肝降火止痛。

筋骨针刺：手、足阳关三针：三间透合谷、前谷透后溪、内庭透陷谷、行间透太冲。面部三针：颊车透地仓、下关透牵正。

针取大肠经原穴合谷，调畅气机，并可使经表之邪达外。后溪为手太阳小肠经之输，陷谷为足阳明胃经之输，二穴疏通经络气血的邪滞而两解表里；配内庭足阳明之荥穴，荥主身热，且治郁烦；下关是足阳明胃经与足少阳胆经之交会穴，具有疏风活络、消肿止痛、通关利窍的作用。牵正、颊车可祛风清热、开关通络。

处方：大柴胡汤加泻肝汤。

柴胡10克，青皮10克，黄芩10克，酒炒龙胆草10克，栀子10克，泽泻10克，车前子20克，当归10克，生地15克，姜黄10克，细辛6克，甘草

6克。

配合筋骨针2次，服用上方3剂，症状减轻。继服6剂，筋骨针刺3次后，症状消失，随访半年无复发。

方解：柴胡疏肝解郁；黄芩清热燥湿、清肝泻火；泽泻淡渗泄浊；龙胆草苦寒，善泻肝胆实火，燥湿；栀子苦寒降泄，泻三焦火，利尿除湿；车前子清热利尿，渗湿止泻，明目祛痰；生地滋阴凉血；当归活血养血，祛瘀止痛；姜黄通经止痛；细辛解表散寒，祛风通窍止痛；甘草调和诸药。

第四节　颈痹症

【概述】

颈痹症西医称为颈椎病，多见于太阳风寒侵袭，太阴痰瘀阻络、少阴厥阴肝肾不足，慢性劳损，以致项背部督脉经筋与手太阳小肠与足太阳膀胱筋经劳损，形成筋结，阻滞经络气血不通，出现颈部功能活动障碍等临床症状。

颈椎病主要由于颈椎长期劳损、骨质增生，或椎间盘脱出、韧带增厚，致使颈椎脊髓、神经根或椎动脉受压，出现一系列功能障碍的临床综合征。颈椎病是中老年人的常见病，但近年来发病呈年轻化趋势。多见于长期伏案工作人群。

【病因病机】

（1）太阳风寒侵袭：感受风寒病邪，出现发热、恶寒、头痛、项背强几几、脉浮紧等症。太阳筋伤型多见于颈项部长期慢性劳损，头痛以颈枕部沉痛，向巅顶放射痛，伴有颈部僵硬、痛连肩背，舌淡红、苔薄白，脉弦紧。

（2）太阴痰瘀阻络：头痛或后枕部疼痛，颈僵、转侧不利，一侧或两侧肩臂及手指酸胀痛麻，或头痛牵涉至上背痛，肌肤冷湿，畏寒喜热，颈椎旁可触及软组织肿胀结节。舌淡红、苔薄白，脉细弦。

（3）少阴厥阴肝肾不足：头晕，视物模糊或视物目痛，身软乏力，纳差，颈部酸痛，或双肩疼痛。舌淡红或淡胖、边有齿痕，苔薄白而润，脉沉细无力。

【分型】

1. 太阳风寒阻络型

主要症状：患者颈肩臂疼痛之处，为太阳经阳明经经筋循行。风寒之邪客其经筋、经络痹阻不通，则经筋疼痛不适，并见发热、恶寒、头痛、项背强几几、无汗、舌淡苔白、脉浮紧。

病案

唐某某，男，45岁，北京大兴建筑工人。因长期室外劳动引起颈椎病，曾多处求医诊疗，服中西药疗效不佳，于2018年6月到北京中医大学国医堂求治。患者项背强痛，头不能前屈后仰侧转。颈部触诊：太阳经筋触诊压痛明显条索筋结，伴上肢尺腕伸肌、太阳经筋区疼痛，向环指小指放射痛，无汗，舌淡苔白，脉浮紧。

病机：风寒侵袭，痹阻经络。

治法：祛风散寒，通络止痛。

筋骨针刺：手三阳关：前谷透后溪、液门透中渚、三间透合谷，颈阳关三针。督脉经筋、太阳经筋、华佗夹脊松筋治疗。

处方：葛根汤加减。

葛根30克，桂枝15克，麻黄9克，芍药30克，细辛6克，生姜9片，炙甘草30克，大枣12枚。上味，以水1000mL，煮取300mL，去滓，温服100mL。覆被以汗。

筋骨针治疗2次，服药3剂后颈肩臂疼痛明显减轻。第二次治疗麻黄量减为6克，加炒苍术10克，服3剂，筋骨针刺3次，颈阳关外贴吴氏筋骨膏以固其本而痊愈，随访半年无复发。

“太阳病，项背强几几，恶寒恶风，葛根汤主之”“项背强几几”，作者认为是指颈背部由于风寒湿邪侵袭、慢性劳损，导致肌肉筋膜变硬，引起颈部沉痛，僵硬不适，活动受限。伤寒太阳经之项背强几几，临床上可见于各种类型的颈椎病，颈背部肌筋膜炎、腰背部肌筋膜炎、风湿痹症等都会出现项背强几几、怕冷怕风。用麻黄汤去杏仁加葛根组成葛根汤；容易出汗的，用桂枝葛根汤。

方解：本方适用于太阳表寒兼经俞不利表实证，发热恶风无汗，头项强痛脉浮。主证表现在“项背强几几”，无麻黄汤证之“喘”，故不取杏仁，有“几几然”之风寒循经侵袭较深，且筋脉失于津液所濡养，故以葛根发汗解肌，滋筋脉而舒拘急。选用芍药、甘草、大枣之酸甘化阴以生津，合麻黄为发汗解肌的方法。

2. 太阳筋伤型

主要症状：多见于颈项部长期慢性损伤，导致太阳经筋、督脉经筋受阻所致。太阳表示邪气刚刚进入人体，人体的阳气尚未受到损伤，属于正邪交争初期。头痛以颈枕部沉痛，向巅顶放射痛，伴有颈部僵硬、痛连肩背，舌淡红、苔薄白，脉弦紧。

病案

张某某，男，49岁，于2019年7月到南阳亚太风湿骨伤医院求治。头部疼痛一年，加重一个月。头痛以颈枕部沉痛，向巅顶放射痛，伴有颈部僵硬、痛连肩背，触诊颈枕部太阳经筋结明显，舌淡红、苔薄白，脉弦紧。

病机：太阳经筋痹阻。

治法：疏利太阳经筋，通络止痛。

筋骨针刺：颈阳关三针：肩中俞透大椎；手阳关三针：前谷透后溪、三间透合谷、液门透中渚。

肩中俞透大椎，疏通太阳经督脉关；前谷透后溪开太阳经督脉第一关，疏通经络、温经散寒治头项强痛筋痛不得屈伸；液门透中渚打开少阳关；三间透合谷打开阳明关，用之可效。

处方：当归桂枝葛根汤加减。

葛根60克，桂枝10克，麻黄6克，当归10克，赤芍30克，细辛6克，姜黄30克，甘草9克，生姜9片，红枣10枚。

3剂，水煎服，日1剂，早晚分服。

该患者经筋骨针刺2次，服药3剂，治疗后颈肩臂疼痛明显减轻。上方加炒苍术10克，服6剂，筋骨针松解治疗3次，颈阳关外贴吴氏筋骨膏以固其本而痊愈，随访半年无复发。

方解：葛根汤由麻黄汤演变而成。麻黄汤是开鬼门第一方，邪在表者汗而发之，在筋者温而润之，为治疗太阳经的典范。葛根解肌退热，止渴生津而滋润经筋，善治项背强几几；麻黄发汗解表，祛风寒之邪，温阳化湿行水；桂枝温阳化气，善走四肢末端，祛三阳风湿痹症。痹症治法，胸背以上半身痹证，以汗而发之，祛风除湿为主；腰背部以下痹证利而排之，以利水除湿排而泄之祛痹。姜黄通经止痛；细辛解表散寒，祛风通窍止痛；甘草调和诸药；生姜大枣调和营卫。

第五节　肩痹症

【概述】

肩痹症又称肩痛症，西医称肩周炎，属于痹症范畴，多发生于中老年人慢性肩部疾患。多因肝肾精亏、气血不足、筋失所养，或因外伤劳损复感风寒之邪而致气血瘀滞、经络闭阻，筋脉拘挛不通，不通则痛。若肩部经脉气血长期闭阻，筋失濡润，可致筋强筋结，使肩关节活动受限。

西医认为主要是肩关节周围的韧带关节，出现粘连挛缩导致的肩关节活动受限和疼痛。

【病因病机】

肩痹症以风寒湿三气合而为病、慢性损伤、外伤为主要致病原因。但“邪之所凑，其气必虚”，因此，除外邪所凑、外伤、劳损外，也与患者身体虚弱、腠理空疏，年老肝肾不足、饮食劳倦内伤而致气血虚弱、精气不足等因素有关。

（1）寒湿邪侵袭：风寒湿侵袭于肩，导致肩部筋脉挛缩，诸筋协同运动失调，筋肉间胶滞粘连，痹阻筋脉，则引起疼痛和功能障碍。

（2）慢性劳损：肩周炎患者右肩多于左肩，而右肩活动量较左肩大，可见活动过度导致慢性劳损也是肩周炎的致病原因。《素问·宣明五气篇》曰："五劳所伤……久行伤筋。""久行"即活动量太过，从时间讲，过长过久；从程度上说，过重过大，超过了肩关节的自我代偿范围。

【分型】

寒湿凝滞

主要症状：肩部及周围筋肉疼痛剧烈或向远端放射，昼轻夜甚，病程较长。因痛而不能举肩，肩部感寒冷、麻木、沉重、畏寒，得暖稍减。舌淡胖、苔白腻，脉弦滑。

病案

李某，男，57岁，2018年9月16日于北京中医药大学国医堂初诊。主诉：右肩部疼痛3月余。3个月前，患者感到右肩部疼痛加重，右肩关节活动严重受限，不能背后梳头，脱上衣困难，不能上举。夜间疼痛加重，难以入睡，十分痛苦。经过中西医治疗，疗效不佳。经人介绍来求服中药治疗。右肩部疼痛，肩关节活动障碍，前臂外展只能抬起30°，外旋、后伸障碍，夜间疼痛较重，舌暗红、舌体胖大边有齿痕，苔薄白滑，脉细、尺沉细。

六经脉证解析：肩部疼痛并活动障碍，时刺痛，影响睡眠，局部畏风怕冷怕凉气，舌暗，脉细寸微紧，为少阴病寒瘀互凝于关节筋脉经络。舌体胖大边有齿痕、苔薄白滑，脉沉，为太阴病，湿饮内停。口干，舌红，为阳明微热。

病机：寒瘀湿饮互凝，痹阻筋脉关节，营卫气血不通。

治法：散寒除湿，化瘀通络。

筋骨针刺：以开三关针法，松筋手阳关三针：前谷透后溪、液门透中渚、三间透合谷；肩阳关三针：肩髃透肩峰、肩髎透大结节、肩贞透盂下结节、喙突透云门。

前谷透后溪开太阳经督脉第一关，疏通经络、温经散寒治头项强痛筋痛不得屈伸；液门透中渚打开少阳关；三间透合谷打开阳明关，用之可效。肩髃属手阳明经，位于肩关节，并与阳跷脉相交会，其疏经活络，通利关节的作用甚强；此外还有祛风通络，通经理气功用。肩髎穴隶属手少阳三焦经，该穴名意指三焦经经水在此化雨冷降于地部，有祛风湿，通经络的功效。肩贞穴深层是附着在肩关节上的肌肉，亦有通经活络功效。

处方：葛根汤合麻黄细辛附子汤加减。

葛根10克，生麻黄6克，桂枝10克，炮附子10克，赤芍30克，当归10克，姜黄30克，细辛6克，防风10克，白术10克，云苓10克，炙甘草6克，生姜片9片。

3剂，日1剂，水煎分3次服。筋骨针松筋1次后，肩关节能自由活动，当即上举130°，可以侧卧。上方炮附子加至15克（先煎1小时），继服6剂，针3次，肩阳关外贴吴氏筋骨膏以固其本而痊愈。随访半年无复发。

方解：葛根汤为麻黄汤衍生方，病在筋者润而柔之。《本草经解》：“葛根气平，禀天秋平之金气，入手太阴肺经；味甘辛无毒，得地金土之味，入足阳明燥金胃。气味轻清，阳也”。方中重用葛根味甘气凉，解肌退热、生津柔筋、滋润筋脉为君药。麻黄祛风散寒，邪从汗出为臣药。桂枝温通经络，芍药甘缓止痛为佐药。细辛祛风化湿；当归养血活血；云苓、白术健脾利湿；生姜、大枣、甘草调和营卫，和解表里。诸药合用能开玄府腠理之闭。

第六节　腰痹症

【概述】

腰痛中医又称“腰痹症”，以腰部一侧或两侧疼痛为主要症状。可分为急性腰痛和慢性腰痛。急性腰痛，病程较短，轻微活动即可引起一侧或两侧腰部疼痛加重，脊柱两旁常有明显的按压痛；慢性腰痛，病程较长，缠绵难愈，腰部多隐痛或酸痛。常因体位不当，劳累过度，天气变化等因素而加重。

【病因病机】

中医学认为腰痛发生分为内因与外因两个方面。内因：年衰体虚，少阴肾虚。外因：外感风寒之邪，跌仆损伤。

病机要点及转化：外感腰痛主要发病机理是外邪痹阻经脉，气血运行不畅，总离不开湿邪为患。腰为肾之府，内伤腰痛多因肾精气亏虚，腰府失其滋润、濡养、温煦，内伤不外乎肾虚。病理性质，外感属实，内伤属虚或虚实夹杂。

【分型】

中医常见的辨证分型为寒湿痹阻型，筋伤型，少阴肾亏型等。

1. 寒湿痹阻型

主要症状：腰部冷痛重着，转侧不利，静卧病痛不减，寒冷或阴雨天加重，舌质淡、苔白腻，脉沉而迟缓。

病案

马某，男，62岁，2018年9月于北京中医药大学国医堂求治。自述10年前淋雨受凉后出现两侧腰部疼痛的症状，之后每逢受凉后或阴雨天疼痛加剧，曾多处就医，腰痛仍反复发作。3天前受风寒后病情加重。初诊见腰痛难忍，疼痛放射至左下肢，劳累后为甚，腰部发凉，困倦乏力，口不渴，睡眠欠佳，二便正常。舌淡苔薄白，脉沉。

病机：太阳寒湿阻络。

治法：温补肾阳，通络止痛。

筋骨针灸：以开三关针法，筋骨针刺腰阳关三针，筋膜弹拨法松解腰阳关：命门、肾俞筋结；足三阳三针：束骨透京骨、侠溪透临泣、内庭透陷谷。艾灸肾俞、腰阳关、命门。

腰阳关三针：关元俞、肾俞，强腰健骨、温阳通络、消肿散结止痛。束骨透京骨开太阳经第一关，疏通经络，温经散寒治腰背强痛，筋痛不得屈伸。侠溪透临泣打开少阳关，内庭透陷谷打开阳明关。

处方：强腰扶元汤（真武汤合独活寄生汤加味）。

当归10克，独活30克，桑寄生30克，续断10克，杜仲10克，炒山药30克，怀牛膝30克，姜黄30克，丹参30克，赤芍30克，炒苍术10克，制附子15克，肉桂6克，干姜15克，细辛6克，甘草6克。6剂，每日1剂，水煎服。

服3剂，针2次后腰部疼痛、腿痛等症状明显减轻，但仍时有微痛。查其舌苔白微腻，脉沉细，正气渐复。处方中加干姜至30克，故在原方基础上加补骨脂10克，威灵仙10克，嘱其再服药6剂，筋骨针腰阳关3次，神阙、命门外贴吴氏筋骨膏以固其本而痊愈。随访半年无复发。

方解：本病为典型的寒湿腰痛证，故采用《备急千金要方》独活寄生汤，其功能主治为肝肾两亏，气血不足，风寒湿邪外侵，腰膝冷痛，酸重无力，屈伸不利，或麻木偏枯，冷痹日久不愈。独活寄生汤加味标本兼顾、扶正祛邪。久病肾虚，故配伍补骨脂补肝肾强筋骨；山药补肾益精，主男子腰膝强痛；黑附片和人身之阳气，如冬日暖阳，入命门通行督脉及十二经脉，温补肾阳具有确切疗效。

2. 太阳筋伤瘀血型

主要症状：腰痛如刺，痛有定处，痛处拒按，日轻夜重，轻者俯仰不便，重者不能转侧，舌质暗紫、或有瘀斑，脉涩。部分患者有跌仆闪挫病史。

病案

杜某某，男，58岁，于2019年3月北京中医药大学国医堂求治。患者腰痛，痛处固定，或胀痛不适，或痛如锥刺，日轻夜重，或持续不解，活动不利，甚则不能转侧，痛处拒按，面晦唇暗，舌质隐青、有瘀斑，脉多弦涩。

病机：太阳筋伤，瘀血阻络。

治法：活血化瘀，理气止痛。

筋骨针灸：以开三关针法，筋骨针刺腰阳关三针：肾俞、命门。足三阳三针：束骨透京骨、侠溪透临泣、内庭透陷谷。灸肾俞、腰阳关。

腰阳关三针关元俞、肾俞、命门，强腰健骨、温阳通络、消肿散结止痛。束骨透京骨开太阳经第一关，疏通经络、温经散寒治腰背强痛，筋痛不得屈伸。侠溪透临泣打开少阳关，内庭透陷谷打开阳明关。

处方：当归桂枝葛根汤合桃红四物汤加减。

当归10克，桂枝10克，葛根10克，独活15克，寄生10克，赤芍30克，桃仁10克，红花10克，丹参10克，炒山药30克，牛膝30克，甘草6克，生姜9片。

服3剂，针2次后腰部症状明显减轻。继服3剂，针3次后，腰阳关外贴吴氏筋骨膏以固其本而痊愈，随访半年无复发。

3. 少阴肾亏型

主要症状：腰部隐隐作痛，酸软无力，缠绵不愈，局部发凉，喜温喜按，遇劳更甚，卧则减轻，常反复发作，面色㿠白，肢冷畏寒，舌质淡、苔薄白，脉沉细无力。

病案

王某某，男38岁。2019年8月16日初诊，腰部沉痛无力，伴下肢冷痛一年多，性功能减退，夜间小便频数，舌胖大质淡、苔白腻，脉濡弱两尺尤明显。

病机：肾阳火衰，寒湿停注。

治法：温补肾阳，祛寒利湿。

筋骨针灸：以开三关针法，筋骨针刺腰阳关、关元俞、太溪、束骨透京骨。灸气海、命门、肾俞。

腰阳关三针肾俞、命门强腰健骨、温阳通络、消肿散结止痛。束骨透京骨开太阳经第一关，疏通经络、温经散寒治腰背强痛、筋痛不得屈伸。

处方：真武汤加减。

制附子30克（另包，先前2小时），肉桂6克，干姜30克，焦白术15克，泽泻10克，当归10克，姜黄15克，炒山药30克，怀牛膝15克，巴戟天30克，覆盆子15克，炙甘草9克，生姜9片。

方内制附子另包分3份，先煎2小时，分3天药内同煎30分钟，生姜9片，炒小米60克药引。

针3次，服6剂。二诊症状明显好转，继服9剂，针灸并用6次，神阙、命门外贴吴氏复元膏以固其本，阳痿及伴随症状消除获愈。

方解：方中君药大热之附子，以奠阴中之阳；肉桂能下行入丹田；佐芍药之酸苦，以收炎上之气；茯苓淡渗，止润下之体；白术甘温，制水邪之溢；当归养血活血；炒山药益气养阴，补肺脾肾；怀牛膝补肝肾，强筋骨；巴戟天补肾助阳；覆盆子补益肝肾；生姜辛温，散四肢之水。使少阴之枢机有主，则开阖得宜，小便得利，下利自止，腹中四肢之邪解矣。加重生姜用量以和胃降逆，甘草调和诸药。诸药合用具有温补脾肾，益气生精之功。

第七节　膝痹症

【概述】

“膝痹症”又称为膝痛症，西医称膝关节骨性关节炎。是指关节软骨出现原发性或继发性退行性改变，并伴软骨下骨质增生，使关节逐渐被破坏及产生畸形，从而影响膝关节功能的一种退行性疾病。

【病因病机】

中医学认为本病因太阳风湿痹阻、年老少阴肾气亏虚、厥阴筋伤劳损等因素所致。

【分型】

太阴寒湿型

主要症状：下肢疼痛，膝关节较重，寒湿痹阻于表。舌体胖大、苔滑腻，脉细弦，为少阴病。舌体胖大、苔滑腻，脉细弦、尺沉，为太阴寒湿。

病案

李某，男，37岁。2019年12月23日于北京中医药大学国医堂初诊。

右侧下肢疼痛11个月余。右下肢疼痛，膝关节较重，走路稍远即疼痛。舌红舌体胖大、苔滑腻，脉细弦、寸关滑尺沉。膝关节屈伸活动受限，右膝内侧厥阴经筋压痛明显，浮髌试验阳性。

病机：寒湿痹阻于筋脉关节，营卫气血不通。

治法：除湿散寒，活血通络。

筋骨针刺：膝阳关三针，合用膝阴关三针，足阳关三针：针刺束骨透京骨、内庭透陷谷、侠白透临泣。

膝阳关为外侧副韧带胫骨外上髁受力点，胆经所主；前犊鼻为髌韧带受力点，阳明经筋所主；膝阴关为内侧副韧带受力点，肝经所主，膝为筋之府，肝主筋，且为全身诸筋所会。针法松解膝阴关筋结舒筋利节，治诸痹、膝关节痛、筋挛历节、痿躄脚气。

处方：当归独活寄生汤加减。

当归10克，独活30克，寄生15克，细辛6克，赤芍30克，生白术15克，炒山药30克，怀牛膝30克，知母10克，姜黄30克，炙甘草6克，生姜9片。

上方服3剂，筋骨针松筋针刺2次后疼痛明显减轻，能行走八百米，髋关节疼痛减轻。膝关节仍然疼痛，脉证同上，原方继服6剂，针5次，膝阳关外贴吴氏筋骨膏以固其本而痊愈，随访半年无复发。

方解：独活寄生汤加味标本兼顾、扶正祛邪。黑附片入命门通行督脉及十二经脉，人身阳和之气如冬日暖阳，补虚高效也。当归补血活血；芍药收敛止痛；山药滋补肺脾肾；怀牛膝入肝肾经，补肝肾，强筋骨，有牛膝之力，善医膝之疾患。

第八节　足跟痛

【概述】

跟痛症，属于中医“痹症”及“筋伤”的范畴，多因肝肾亏虚，气血不足及慢性劳损导致足跟部气血凝滞，为中老年人常见病、多发病。

现代医学认为本病多由于足跟部的慢性损伤，增生退变等因素，引起足底跖长韧带与跖腱膜充血水肿，机化粘连，形成经筋结节，引起足跟部疼痛症状。临床以跟后滑囊炎和跟骨骨刺较为常见。部分肥胖患者，可因跟骨高压等因素引起足跟部疼痛、行走困难。

【病因病机】

中老年人骨骼的增生退变，长期劳损，使跖长韧带和跖腱膜在跟骨结节处损伤，跖长韧带和跖腱膜挛缩，使跟骨结节处受到牵拉，形成骨刺，同时由于长期站立、行走，躯体的压迫，造成跟下结节处无菌炎症性筋结形成，而引起局部疼痛。

中医认为该病主要是由于年老体衰，肝肾不足，加之慢性劳损，筋脉失养，足底部气血运行不畅，筋脉痹阻，筋结形成所致。

【分型】

少阴肾亏型

主要症状：左足疼痛明显，怕冷，走路则左足跟处痛甚，触诊压痛明显，影响行走，苔薄白，脉沉弦。

病案

赵某某，男，69岁，年轻时从事理发行业。2019年5月4日于北京中医药大学国医堂初诊。左足跟肿痛已1年余，近3月加重。经拍X光片，证实为跟骨骨刺。现症：左足疼痛明显，怕冷，走路则左足跟处痛甚，触诊压痛明显，影响行走，苔薄白，脉沉弦。

病机：少阴肾亏。

治法：滋阴补肾。

筋骨针刺：松解跟下筋结点9～12针。针刺太溪、昆仑、申脉、悬钟。

释义：跟下筋结点为跟下趾长韧带受力点；太溪是足少阴经之原穴，足少阴经“别入跟中”，能强健筋骨、宣痹镇痛；昆仑、申脉位于足跟部，属于足太阳经，与肾相表里，能疏筋脉、行气血、通络止痛；悬钟为八会穴之髓会，既可补髓壮骨，又能通经活络；阿是穴作用直达病所，以疏通局部经气，化瘀定痛。

处方：芍药知母汤合当归独活寄生汤加减。

当归10克，独活15克，赤芍30克，知母10克，威灵仙30克，补骨脂10克，寄生30克，山药30克，怀牛膝30克，姜黄15克，熟地20克，苍术10克，炙甘草6克，生姜9片。

上药服3剂，筋骨针松解2次，足跟痛症状明显减轻，休息后较治疗前恢复快。原方增制附子为15克继服6剂，针3次后左足跟肿消，痊愈，随访半年无复发。

方解：独活寄生汤加味标本兼顾、扶正祛邪。当归补血活血；芍药收敛止痛；山药滋补肺脾肾；姜黄温经通络；怀牛膝入肝肾经，补肝肾，强筋骨；甘草调和诸药。

第二章　内科病症

第一节　眩　晕

【概述】

眩晕是患者自觉头晕眼花，甚或天旋地转的异常感觉。晕即头晕，眩指眼花，二者常并见，故统称为“眩晕”。

眩晕《内经》称“眩冒”，认为眩晕属肝所主，与髓海不足、血虚、邪中等多种因素有关。

《医碥·眩晕》曰：“晕与运同，旋转也。所见之物，皆旋转如飞，世谓之头旋是也。”

六经病症皆可发生眩晕。三阳经脉起于或止于头面，其气血皆上注头面清窍。

轻者漂浮不稳而无目眩，闭目可止；重者视物旋转如坐车船，或伴恶心、汗出、耳鸣等不适。

《灵枢·邪气脏腑病形》云：“十二经脉三百六十五络，其血气皆上于面而走空窍。”邪气侵犯三阳，上犯清窍，引发眩晕；三阴精气不足，脑髓失养，引发眩晕。

痰饮是眩晕的重要致病因素之一，如《金匮要略》曰：“心下有支饮，其人苦冒眩，泽泻汤主之。”

【病因病机】

《伤寒杂病论》对水饮上犯，引发眩晕论述颇多。脾肾阳气受损，水液输布失常，停而为饮。水饮阻隔，清阳之气不能上升，头面清窍失养，以致头眩。病入少阴，脾肾阳虚，水气泛滥，随其所伤不同，而有诸多证候出现。若水饮中阻，阳气不得上升则头眩，水气凌心则心悸，水气浸渍筋脉，故筋肉跳动、全身颤抖、有欲倒于地之势，或可见咳嗽、心悸、下利、呕吐等症。

内伤所致的眩晕主要与情志失调、饮食失节、劳欲过度、久病失养等因素有关。发病脏腑主要在肝脾肾三脏，病理因素责之风、火、气、痰、瘀诸端。

病理属性多为本虚标实。实者，主要责在肝脾二脏，标实有肝气、肝火、肝风、肝阳、脾湿、痰浊、痰热、瘀血等；本虚责在脾肾二脏，脾虚则气血不足，肾虚则阴阳精气匮乏等。历代医家所说的“诸风掉眩，皆属于肝”“无痰不作眩”“无虚不作眩”，其理即在于此。因《中医内科学》已有较为详尽的论述，此不赘述。

【分型】

中医常见辨证分型有少阳郁热型、痰湿壅阻型等。

1. 少阳郁热型

主要症状：眩晕耳鸣，头痛口苦，头目不爽，咽干目赤，或见寒热阵作，舌质红、苔薄黄而干，脉弦细或弦数。

病案

邓某，男，45岁，北京大兴人。因眩晕、头昏沉3天，2019年4月份到北京中医药大学国医堂就诊。一周前，患者与家人生气，夜间不能入眠，思虑过度，右侧偏头痛、目眩，伴有口苦、胃满、不欲饮食。颈上枕部太阳经筋压痛明显伴条索样筋结，舌淡红苔薄黄，脉弦。

病机：肝胆气郁，疏泄失职。

治法：和解少阳，清解郁热。

筋骨针刺：液门透中渚、外关、足临泣、风池透玉枕、行间透太冲、太溪。

中渚为手少阳三焦经所注为输，可调畅三焦气机以通利水道，再取通阳维脉的手少阳经之络穴外关，配通带脉的足少阳经之输穴足临泣，通经活络，清解表里以疗胸中烦满。风池属膀胱经穴，又足少阳与阳维脉之会，可令少阳之邪转枢于太阳外解。太冲为足厥阴肝经之原穴，功能疏肝、解郁、清热泻肝气之横犯。太溪为足少阴肾经以输代原穴，功能补肾、益气、填精，调治三焦。

处方：柴胡调肝汤（柴胡龙骨牡蛎汤加减）。

柴胡15克，黄芩12克，姜半夏10克，党参10克，炙甘草6克，生姜9克，大枣4枚，生龙骨30克（先煎），生牡蛎30克（先煎）。

患者服用3剂，针1次后，头痛止，头晕减轻。服用6剂，针3次后而愈。

方解：柴胡疏肝解郁，宣发少阳气机；姜半夏燥湿化痰，消痞散结；黄芩清热泻火，燥湿解毒；党参补中益气生津；龙骨、牡蛎重镇安神；甘草补脾益气，调和诸药。

2. 痰湿壅阻型

主要症状：头晕眼花，心悸，胸闷恶心，呕吐痰涎，胸胁支满，食少多寐，舌苔白腻，脉濡滑。

病案

刘某，女，38岁，经多方诊治仍无疗效，于2019年4月在北京中医药大学国医堂就诊。患者面色㿠白，形体肥胖，头晕目眩，胸闷，触诊脘腹胀满，大便溏薄，四肢无力，舌质淡苔水滑，脉滑沉。

病机：中阳不振，痰阻清窍。

治法：温阳化饮，健脾利湿。

筋骨针刺：行间透太冲、液门透中渚、风池透玉枕、丰隆。

太冲为足厥阴肝经之原穴，功能疏肝、解郁、清热泻肝气之横犯，主治气逆胸满胁痛。中渚为手少阳三焦经所注为输，可调畅三焦气机以通利水道。风池属膀胱经穴，又足少阳与阳维脉之会，可令少阳之邪转枢于太阳外解。配足阳明络穴丰隆运中土而化痰浊。诸穴合用，共奏疏肝通络、行气通窍、健脾利湿之功。

处方：苓桂术甘汤合泽泻汤。

茯苓30克，桂枝12克，白术10克，泽泻10克，姜半夏10克，怀牛膝10克，炙甘草6克。

服药3剂，针1次后疗效显著，眩晕明显减轻。因方药对证，嘱其继续服用6剂，针5次后痊愈。随访半年无复发。

方解：茯苓甘、淡、性平，渗湿利水、健脾和胃、宁心安神；桂枝散寒解表，温通经脉，通阳化气；白术健脾益气，燥湿利水，固表止汗；姜半夏健脾燥湿祛痰；怀牛膝补肝肾，利尿通淋；炙甘草补脾益气，清热解毒，祛痰止咳，缓急止痛，调和诸药。诸药合用，温阳健脾以化饮，淡渗利湿以平冲。全方温而不燥，利而不峻，标本兼顾，配伍严谨，为治疗痰饮病之和剂。

第二节　耳鸣耳聋

【概述】

耳鸣中医上又称为蝉鸣，指患者自觉耳中颅内有声响，其鸣响如蝉叫，如蜂鸣，而外部并无相应的声源的病证；耳聋是指不同程度的听力减退，轻者听不真切，重者听觉丧失。此二病可单独存在，可合并出现。本病属于西医五官科疾病，有功能性和器质性，我们所讲的中医耳聋耳鸣是指的功能性耳聋耳鸣。

耳为宗脉所聚，经脉之气注于耳部，若气血津液长久不足，清润之气不荣于耳，则耳神怯，故鸣。《灵枢·海论》言“髓海不足，则脑转耳鸣”，提出肾精亏虚，精不化髓，髓不充脑则引起耳鸣。

《素问·脏气法时论》云“肺病者……虚则少气不能报息，耳聋嗌干”“肝病者……虚则目无所见，耳无所闻”，此类耳鸣耳聋亦是久虚所致。

【病因病机】

中医认为肾与耳关系密切，肾为先天之本，藏精生髓，上通于脑，开窍于耳。《灵枢·脉度篇》云：“肾气通于耳，肾和则耳能闻五音矣。”《灵枢·海论》云：“髓海不足，则脑转耳鸣。”《灵枢·口问篇》云：“上气不充，脑为之不满，耳为之苦鸣。”

外感、内伤及年老肾虚等皆可致耳聋。猝然而聋者，谓之暴聋，多属实证；听力逐渐减退者，谓之久聋，多属虚证。

髓海之亏虚，与耳鸣耳聋的关系密切，据《灵枢·口问篇》："故上气不足，脑为之不满。"《灵枢商注》："谓髓海不充，耳为之苦鸣。"

胆经循行于耳，胆附于肝，与肝相表里。肝气实，经脉闭塞不通，则气滞不行，故而耳聋不聪。如《素问·脏气法时论》："肝病者……身无所闻……气逆，则头痛耳聋不聪颊肿。"又如：《素问·至真要大论》："厥阴之胜，耳鸣头眩，愦愦欲吐。"

《类经》十四卷十七注："肝与胆为表里，胆脉从耳后入耳中，故气虚则耳无所闻也"，肝胆互为表里经，故肝经有病，可以影响胆，而引起耳鸣耳聋。临床上在耳鸣耳聋以实证多见，治疗上常选用肝之原穴太冲，或泻或补（常用泻法），调肝之气，以和肝胆，开耳窍，使其聪。

【分型】

中医常见分型有肾精亏虚型、心阳亏损型、少阳郁热型等。

1. 肾精亏虚型

主要症状：耳鸣或耳聋，遇劳则甚，适当休息后可减轻。兼有头晕、目眩、腰酸、遗精等症，舌质红，脉细弱。

病案

王某某，男，52岁，北京通州区人。于2019年6月在北京中医药大学国医堂就诊，左耳发为耳鸣2年余。平时性情急躁易怒，2年前因事大怒后渐觉耳鸣、眩晕，半年前又因发怒后渐觉左耳鸣转聋。面红急躁，头晕眼花，左耳鸣耳聋，午后及夜晚尤甚，口干口苦，舌红苔薄腻黄，脉细略数。

病机：肝肾阴虚，肝阳上扰清窍。

治法：滋补肝肾，益精填髓。

筋骨针刺：少阳手阳关中渚、耳门、听宫、听会、翳风、太溪、足临泣。

听宫为局部取穴，可疏通耳部经络气血。耳门、翳风、中渚属三焦经，听会属足少阳胆经，均通于耳部，取之可疏通手足少阳之经气。取太溪、足临泣以滋补肾阴。

处方：左归丸合左慈丸加减。

熟地黄20克，山萸肉10克，怀山药30克，泽泻10克，赤芍15克，牡丹皮10克，茯苓15克，枸杞30克，菊花10克，石菖蒲15克，五味子6克，肉桂6克，龟板30克，磁石30克。

每日1剂。上方连服3剂，针3次后症状明显好转。嘱再进汤剂9余剂，针6次后痊愈。随访半年无复发。

方解：耳聋左慈丸方中重用熟地黄滋阴补肾、填精益髓，为君药。山茱萸滋养肝肾、固涩精气；山药健脾补虚、涩精固肾，补后天以充先天，共为臣药。泽泻淡渗泄浊，并防熟地之滋腻恋邪；牡丹皮清泻相火，并制山茱萸之温涩；茯苓渗湿健脾，既助泽泻以泻肾浊，又助山药之健运以充养后天；磁石重镇潜阳、聪耳明目，均为佐药。

2. 心阳亏损型

主要症状：耳聋耳鸣，心烦意乱，失眠多梦，心悸气短，精神不振，记忆力减退，动则汗出，四肢清冷，舌红少苔，脉沉细。

病案

张某某，女，52岁，家住长春。2019年6月北京中医药大学国医堂初诊。耳聋耳鸣多年，失眠多梦，口干食欲不振，烦躁易怒，记忆力减退，心慌不安，稍动易汗，四末清冷，舌红少苔，脉沉细。

病机：心阳虚衰。

治法：补心温通，镇摄安神。

筋骨针刺：中渚、耳门、听宫、听会、翳风、太溪、足临泣。

听宫为局部取穴，可疏通耳部经络气血。耳门、翳风、中渚属三焦经，听会属足少阳胆经，均通于耳部，取之可疏通手足少阳之经气。取太溪、足临泣以滋补肾阴。

处方：桂甘龙牡汤加减。

桂枝12克，石菖蒲15克，通草6克，寄生15克，黄精15克，生龙骨30克，生牡蛎30克，川百合15克，五味子6克，合欢皮10克，炙甘草30克。

服药9剂，针6次痊愈，随访半年无复发。

方解：《素问·生气通天论》云“阳气者，精则养神”，离宫火衰，失于潜养，神气浮越，故病心悸而神不安宁。方中龙骨、牡蛎固涩潜阳，收敛浮越之心阳，安神止烦，为君药。龙骨，《本草纲目》味咸性甘，入肝肾经，有补肝肾强筋壮骨，收敛潜阳，本方用于重镇安神，收敛心阳浮越之气。牡蛎，味咸性平，入肺肾膀胱经，生用补肾益精，强骨节，定神志，滋肾水，以济心火，治惊悸失眠。本方仲景先师应用桂枝，助君火扶阳气，使心神出三焦汇真元，达四肢百骸，阳气盛、气血畅，而心神自明。甘草，味甘性温平，兼有阴阳平和之性，具有攻补兼施之功。辛甘养阳，以温复心阳，共为臣佐。甘草用量倍于桂枝，因心阳浮越，用药宜缓，而不宜过于辛散。

四者相合，潜敛温通浮越之阳以安神定志。可加黄芪、党参益气助阳，夜交藤、远志安神，益智仁固精缩尿，白芍敛阴。全方可补益心阳，安神定悸。

3. 少阳郁热型

主要症状：眩晕耳鸣，头痛口苦，头目不爽，咽干目赤，或见寒热阵作，舌质红、苔薄黄而干，脉弦细或弦数。

病案

张某，女，53岁。于2019年12月在北京中医药大学国医堂就诊。患者因恼怒，一周前突发左侧耳鸣，头部响声，如闻潮汐。左侧颞部灼热而胀，吞咽时耳内作响，以致不闻外声。患者夜卧不安，晨起咳吐黏痰，舌红、苔黄，脉弦滑。

病机：肝胆火盛，循经上攻耳窍。

治法：清泻肝胆，养阴通窍。

筋骨针刺：少阳手阳关中渚、耳门、听宫、听会、翳风、太溪、足临泣。

听宫为局部取穴，可疏通耳部经络气血；耳门、翳风、中渚属三焦经，听会属足少阳胆经，均通于耳部，取之可疏通手足少阳之经气。取太溪、足临泣以滋补肾阴。

处方：小柴胡汤合泻肝汤加减。

柴胡15克，黄芩10克，蝉蜕6克，通草6克，石菖蒲15克，青皮10克，赤芍30克，丹皮10克，夏枯草15克，生石决明30克，甘草6克。

服药3剂，针1次后耳鸣大减，能闻声音。7剂服完耳鸣自除，听力复聪。再以柔肝养心安神之剂，以善其后。

方解：耳鸣耳聋之患，当辨虚实。一般而言，暴病者多实，久病者多虚；病在肝胆少阳者多实，病在肾脏少阴者多虚。本案耳鸣耳聋起于恼怒与情志不遂，突然发作，则为实证可知。盖恼怒伤肝，疏泄不达，使肝胆气机郁滞化火，少阳胆经“其支者，从耳后入耳中，出走耳前，至目锐眦后”，少阳胆火循经上攻，火盛气逆，闭塞清窍，故突见耳鸣如潮，耳聋不闻。《医贯》引王节斋云：“耳鸣盛如蝉，或左或右，或时闭塞，世人多作肾虚治不效……大抵此证多先有痰火在上，又感恼怒而得……少阳之火客于耳也。”火动痰升，充斥头面，扰乱心神，故伴见面热而胀。《罗氏会约医镜》将本类证候谓之“火闭”“气闭”，其云：“火闭者，因诸经之火，壅塞清道，其症或烦热，或头面赤肿者皆是，宜清之；气闭者，因肝胆气逆，必忧郁恚怒而然，宜顺气舒心。”故治疗本案以清肝胆之火，兼利肝胆之气为主。方用柴胡、黄芩疏肝清胆，和解少阳；石菖蒲醒神开窍；夏枯草、生石决明潜肝胆之阳亢。用治肝胆实火上攻之突发性耳鸣耳聋，最为适宜，故获佳效。

第三节　梅核气

【概述】

中医梅核气西医称为慢性咽炎，是临床常见病、高发病。多因情志不畅，肝气郁结，痰气聚结于咽喉部所致。其主要症状以咽部异物感，如梅核在咽喉，阻塞不畅，咯之不出，咽之不下为典型症状。或痰阻如棉絮，不痛不痒，不影响饮食及呼吸。宋代朱肱撰写的《南阳活人书》即《伤寒杂病论》内容曰：“梅核气...塞咽喉，如梅核絮样，咯不出，咽不下。”《金匮要略·妇人杂病脉症并治》会：“妇人咽中如有炙脔，半夏厚朴汤主之。”

本病属于中医少阳经病症、咽喉痹病、郁症范畴。现代医学称为咽部神经官能症，咽癔症。多发于青中年女性。《素问·阴阳别论》云：“一阴一阳结，谓之喉痹。”痹者，闭也，闭塞不通之意。

【病因病机】

中医学认为梅核气多因情志不畅，肝气郁结，循经上逆，结于咽喉或乘脾犯土，运化失司，津液不得输布，凝结成痰，痰气结于咽喉引起。

《灵枢·邪气脏腑病形篇》曰：“心脉大甚为喉吤。”“胆病者，善太息，口苦，呕宿汁，心下憺憺，恐人将捕之，嗌中吤吤然数唾。”描述肝胆病变，能引起咽部有梗塞物，吐之不出、咽之不下的症状。

梅核气发病的主要原因，与精神焦虑、抑郁、疑虑、心理焦躁有关。该症时轻时重，情绪波动，咽喉异物感加重。

病机主要为：性情郁结，气结咽喉不散；过食辛辣，火热郁结；阴虚火旺，灼津伤液，咽喉充血不利，痰气郁结于咽喉而成。

【分型】

中医常见分型有痰气郁结型、肝火犯肺型等。

1. 痰气郁结型

主要症状：咽喉不适，如有物堵，咯不出，咽不下，情志不舒，痰气郁结，为七情所伤；恶心呕吐，腹部胀满，舌苔白润或白腻，脉弦缓或弦滑。属于少阳经证，肝胆相表里与太阴脾经合病证。

病案

王某，女，37岁，住北京西城区。2019年7月21日于北京中医药大学国医堂初诊。患者形体肥胖，喜甘食厚味，寡言少语。因家庭琐事烦思忧虑，导致情绪不稳，时悲时恐，悲则欲哭、恐则如人将捕之状。更为痛苦者，自觉有一胶冻块物哽噎咽喉，吐之不出、咽之不下。心慌、胸闷，头目眩晕、失眠，食少、恶心呕吐，大便日行2次，舌苔白，脉沉弦而滑。

病机：情志不舒，痰气郁结。

治法：理气化痰，散结利咽。

筋骨针刺：喉阴关三针：喉阴关环甲间点刺、双侧人迎、鱼际、通里、丰隆、行间透太冲。

鱼际为手太阴肺经之荥，主治表证的发热、咽喉疼痛，功能调理肺气，解表去热。配心经络穴通里，取之以调和营卫。配丰隆足阳明胃经之络，降浊导滞，宣通气机以豁痰；太冲为足厥阴肝经之输穴，亦即原穴，功能疏肝、解郁、降逆，取之治肝气之横犯。泻肝经荥穴行间，清热行郁，止渴祛烦。

处方：半夏厚朴汤加减。

柴胡12克，青皮10克，姜半夏10克，射干10克，厚朴10克，薄荷10克，茯苓20克，炙甘草6克，生姜9片。

服药6剂，针刺3次咽喉哽噎消失，情绪逐渐稳定，诸症渐愈。继服逍遥丸疏肝健脾，以善其后。

方解："梅核气"以咽中如物哽噎，咯吐不出、吞之不下为主症。《金匮要略》形容为"咽中如有炙脔"。吴谦认为，"咽中如有炙脔，谓咽中有痰涎，如同炙肉，咯之不出、咽之不下者，即今之梅核气病也。此病得于七情郁气，痰涎而生"。验之于临床，本病多由情志不遂，肝气郁结，肺胃宣降不利，以致津聚为痰，与气搏结，阻滞于肺胃之门户，故为咽喉哽噎，吞吐不利。所见胸闷、食少呕恶、亦悲亦恐、脉沉弦而滑，以及失眠、头眩目昏之症，皆为肝郁气滞痰阻所致。故治疗必以疏肝理气，化痰开结为法。张仲景所创"半夏厚朴汤"对此证有独特疗效。主药半夏，一用三举：一者降气；二者和胃；三者化痰开结。余药则为之佐助，如厚朴助半夏降气；茯苓助半夏化痰；生姜助半夏和胃；又因本病起于气机郁滞，故以开郁为先务用柴胡、青皮行滞理气、疏肝利胆。

2. 肝火犯肺

主要症状：喉中如梗，咳嗽阵作，气逆，胸胁疼痛，善怒，心烦口苦，舌红、苔黄，脉弦。

病案

陆某，男，56岁。2019年10月于北京中医药大学国医堂初诊。自诉咽喉紧束，喉中如物梗阻之状3个月。患者为某公司总经理，商海鏖战，日夜操劳。忧怒之余，渐觉口干咽痛、咽部拘紧、喉中介介如梗而不爽，情绪激动时不能发声。某医以清热解毒治之，非但其证不除，反增咳痰。就诊时频频咯吐黄痰。视其舌红、苔黄，切其脉左弦于寸口。

病机：厥阴木火刑金。

治法：清泄肝火，利肺化痰开结。

筋骨针刺：行间透太冲、丰隆、列缺。

太冲为足厥阴肝经之原穴，功能疏肝解郁、降泻肝气之横犯。泻肝经荥穴行间，清热行郁、止渴祛烦。配丰隆足阳明胃经之络，降浊导滞，宣通气机以豁痰。列缺手太阴之络，别走阳明，宣通太阴经气，助肺气行清肃之功，以治阴虚。

处方：柴胡四逆散加减。

柴胡15克，黄芩10克，青皮10克，枳壳10克，厚朴10克，射干10克，麦冬30克，薄荷9克，甘草6克，生姜9片，丝瓜络30克引子。

服药6剂，针刺5次，咽喉之疼痛、拘紧、痰涎明显减轻。再加瓜蒌皮12克、石斛10克，续服6剂，针刺5次而病痊愈。

方解：本证“脉弦出于寸口”，则为肝火犯肺之候。喉主发声，为肺之门户；而肝经“循喉咙之后，上入颃颡”。若恼怒忧郁，使肝气有余，化火上刑肺金，肺失清肃，故见咽痛、拘紧、喉部如物梗阻。《素问·六元正纪大论》曰：“少阳临上，……喉痹目赤”；《素问·阴阳类论》云：“一阴一阳代绝，……喉咽干燥”，均揭示了咽喉不利与肝胆火盛气逆的密切相关。本证在临床上多因情志不畅、气候干燥，或劳累过度而诱发。治疗着重两方面：一是清泄肝火，二是养肺润燥。因为喉主于肺，喉病不离于肺。方中柴胡、青皮、枳壳行滞理气、疏肝利胆、清泄肝火；厚朴、射干化痰开结；引经药丝瓜络通经活络。《类证治裁》说：“其木火犯肺，咽干喉痹致失音者，以麦冬之属润其燥”即道出了这一治疗的真谛。

第四节　感　冒

【概述】

感冒是感受风邪或时行疫毒，引起肺卫功能失调，出现鼻塞、流涕、喷嚏、头痛、恶寒、发热、全身不适、脉浮等为主要临床表现的一种外感病证。感冒全年均可发病，但以冬、春季节为多，具有一定传染性。病情较轻者称“伤风”，病情较重且在一个时期内引起广泛流行、临床表现相类似的，称为“时行感冒”。一般认为西医学中的上呼吸道感染属于本病范畴，流行性感冒与时行感冒近似。

【病因病机】

感冒的病因为六淫、时行病毒侵袭人体而致病，以风邪为主因。但在不同的季节，往往夹时邪相合而侵入人体，如冬季多夹寒邪，春季多夹风邪，暑季多夹暑湿，秋季多夹燥邪，其中尤以风寒、风热、暑湿为多见。风邪夹时令之邪，由人体的皮毛、口鼻而入，侵犯肺卫，则卫阳被遏，营卫失和，邪正相争，肺气失宣，而致感冒。

【特殊病案】

病案1

华某某，男，84岁，加拿大人。2020年5月其侄子经人介绍，于线上远程求治。发热，咳喘半月余，近日加剧一周。患者于一周前外感发热，恶寒，咳嗽气喘，呼吸困难，咳黄痰，头痛身重，高热，白天体温38.9℃，夜晚体温39.8℃。腹满而痛，口干苦舌燥，面垢，大便干结，寒热往来，胸胁苦满，心烦易怒，舌质红、苔黄厚，其侄子叙述脉洪数而弦。

病机：三阳合证侵犯太阴肺经。

治法：清肺泻热，止咳平喘，疏泻阳明少阳。

处方：麻杏石甘汤、大柴胡汤和大承气汤三方加减合用。

麻黄9克，杏仁10克，石膏36克，柴胡15克，黄芩12克，芍药12克，大黄10克，枳实10克，厚朴10克，葶苈子10克，姜半夏10克，甘草9克，生姜9片。

患者太阳表证3天，加拿大某医院因疫情期间拒诊，而引起郁久化火，阳明腑实不通，胁肋苦满，口苦舌燥，寒热往来，三阳合证侵犯太阴肺经，肺失宣降失司引起咳嗽、气喘、咳黄痰，舌质红、苔黄厚，脉洪数。

该患者首服后大便仍不通，大黄增加15克，二诊服1剂便通，热退喘消而痊愈，随访半年无复发。

方解：方中首取麻杏石甘汤。麻黄中空，其象玄府，古人皆称其有治喘之功，其味辛，其气轻，径入肺中，复其宣发之职；配以杏仁能散能降，降气润燥，专入太阴肺经，乃利下之剂，复其肃降之功。二药一宣一降，正合肺之特性，助其宣肃，故而喘定。是以麻杏相配乃治喘要药。石膏性沉而主降，已备秋金之体，色白通肺，质重而含津，清热泻火，止渴生津。“少阳固不可下，然兼阳明腑实则当下。”方中重用柴胡，配黄芩和解清热，以除少阳之邪。轻用大黄配枳实以内泻阳明热结，行气消痞。葶苈子苦寒泻肺平喘。芍药柔肝缓急止痛，与大黄相配可治腹中实痛，与枳实相伍可以理气和血，以除心下满痛。半夏和胃降逆，生姜降逆止呕，甘草调和诸药。三方合用，起桴鼓之效。

病案2

患者张某，女，36岁，意大利人。初诊：2020年8月2日。经人介绍，于线上远程求治。患者5天前出现发热体温38.6℃，咳嗽、气喘，咳大量痰液，首重如裹，胸闷气促，夜间咳嗽气喘加重不得卧。大便溏薄，小便黄浊。舌体胖大、苔黄腻，当地医生叙述脉滑数。当地西医治疗，上述症状未见明显好转。当地医院诊断疑似新冠肺炎感染，已在罗马居家隔离。

病机：湿热客肺，肺失宣降。

治法：宣肺清热，化痰止咳。

处方：射干麻黄汤合三仁汤加减。

麻黄6克，杏仁10克，射干15克，黄芩10克，佩兰10克，云苓30克，姜半夏9克，厚朴10克，前胡12克，薏苡仁30克，桃仁10克，炒莱菔子30克，炙甘草9克。

3剂，每天服3次，每剂煎2次。

二诊：2021年8月6日。患者诉咳嗽气喘明显减少，咳痰较前明显减少。食欲增强。大便仍偏软，舌质淡红、苔薄黄。

上方去麻黄，姜半夏，加芦苇根30克，继服6剂而诸症悉除。

【分型】中医常见的分型有风寒感冒、少阴体虚感冒等。

1. 风寒感冒

主要症状：发热轻，恶寒，无汗，头痛，鼻流清涕，咳嗽，口不渴，咽部不红肿，舌淡红、苔薄白，脉浮紧或浮缓。

病案

张某，男，62岁，北京大兴人。2020年10月于北京中医药大学国医堂初诊。不明原因间断性低热6月余，每日午后发作，晨起热退，舌淡红苔白，脉浮缓。

病机：营卫不和。

治法：调和营卫，发汗解表。

筋骨针刺：合谷、曲池、大椎、足三里。

取合谷手阳明大肠经之原穴，清泻阳明蕴热；曲池手阳明之合穴，走而不守，能疏通经气，清阳明经热之郁。刺大椎手足三阳与督脉之会，发散寒邪、宣通表阳以开皮毛；配足三里胃之合，又可通运上下，调理胃肠，止呕消痞，去积导滞。

处方：柴胡桂枝汤加减。

柴胡12克，桂枝10克，黄芩10克，白芍10克，青皮10克，甘草6克，生姜6片，大枣5枚。

3剂，水煎服。每日1剂，日服3次，配合筋骨针1次后痊愈。

方解：柴胡桂枝汤和解少阳，调和营卫。本方取小柴胡汤与桂枝汤原方各半量组成。小柴胡汤和解少阳枢机，扶正达邪，以治少阳半表半里之邪热；桂枝汤解肌祛风，调和营卫，以治太阳之风寒表邪。本方表里双解，是治疗邪犯太阳与少阳的和解轻剂。温服后汗出周身，内外全愈者，姜桂之功。诸药合用具有和解少阳，疏通表里之功。

2. 少阴体虚感冒

主要症状：发热，鼻塞流涕，头痛，汗出，怠倦乏力，气短，咳嗽咯痰无力，舌淡苔薄，脉浮无力或浮缓。

病案

郑某某，女，65岁，形体消瘦，因感冒、肢体疼痛，于2019年11月在北京中医药大学国医堂初诊。症见：发热、恶风，咳嗽、咳痰，头痛，神疲乏力，舌淡红苔薄，脉浮缓。

病机：外感风寒，脾胃虚弱。

治法：发汗解表，调和脾胃。

筋骨针刺：合谷、曲池、风门、大椎。

取合谷手阳明大肠经之原穴，清泻阳明蕴热；曲池手阳明之合穴，走而不守，能疏通经气，清阳明经热之郁。手是三阳入脑必经之驿路，故一切外感病均可针之。风门乃风寒外邪侵入之门户，属膀胱经穴，为督脉与足太阳之会，主表病之头项腰背诸疾。大椎为手足三阳经与督脉之会，为督脉之要穴。

处方：桂枝汤加减。

桂枝10克，麻黄6克，炒白芍15克，防风10克，当归10克，生黄芪30克，姜半夏10克，炙甘草6克，生姜9片，大枣12枚。

3剂，水煎服。每日1剂，日服3次。配合筋骨针1次后痊愈。

方解：桂枝温通助阳，疏通经络；麻黄发汗散寒，解表驱邪；炒白芍养血调经，敛阴止汗；姜半夏燥湿化痰，消痞散结；炙甘草补脾益气，调和诸药；生姜温中祛寒健脾；大枣滋补营血。诸药合用具有温阳化气、调和营卫、祛风通络之功。

3. 少阴阳虚感冒

主要症状：恶风、鼻塞流涕，畏寒怕冷，四肢不温，完谷不化，舌淡而胖，或有齿痕，脉象沉细。

病案

谢某，女，56岁，湖北枣阳人。2019年12月于北京中医药大学国医堂初诊。反复感冒，引起头痛发热。面色晦暗，嗜睡乏力，四肢发冷。舌淡苔白，脉沉细无力。

病机：外感伤寒转为少阴阳虚证。

治法：调和营卫，温补肾阳。

筋骨针灸：针太溪、三阴交、足三里。灸关元、肾俞、命门、神阙。

太溪为少阴经原穴补肾固元；配三阴交滋补三阴，独有气血双补之妙。关元为小肠之募，配肾俞、命门灸能补元益气，温运脾肾之阳，亦助小肠分清别浊；配灸任脉穴神阙（隔盐灸），为回阳救逆之要穴，对肠鸣泄泻、阳虚欲脱者，确有显效。

处方：四逆汤加减。

桂枝9克，白芍15克，附子10克，肉桂6克，干姜9克，炙甘草6克，大枣3枚。

1剂，水煎服。配合筋骨针灸1次后精神好转，面色红润，语言自如，食欲欠佳，舌淡苔白，脉和缓有力。继服3剂，针2次而愈。

方解：《伤寒论》281条云："少阴之为病，脉微细，但欲寐也。"本案患者精神不振，出现"但欲寐"，为少阴阳气不振，阴寒用事的反映。《素问·生气通天论》云："阳气者，精则养神。"今阳虚神失所养，是以嗜睡而精神不振，手足发凉，脉不浮而沉。故用四逆汤以急回少阴之阳气，亦"脉沉者，急温之，宜四逆汤"之义。附子回阳救逆，散寒止痛；肉桂补火助阳，引火归元；干姜温中散寒，回阳通脉，燥湿消痰。甘草甘平入脾，可益气补中，调和诸药。大枣调和营卫。

本方能兴奋心脏，升高血压，促进血液循环，并能增强胃肠消化功能。对大汗出，或大吐泻后的四肢厥逆，阳气虚衰垂危之证，极有功效。需要注意的是，本方宜用文火煎50分钟之久，以减低附子的毒性。

第五节　咳　嗽

咳嗽是由六淫外邪侵袭肺系，或脏腑功能失调，内伤及肺，肺失宣降所致的以咳嗽、咳痰为主要临床表现的病症。若咳与嗽分别言之，有声无痰为咳，有痰无声为嗽，一般多为痰声并见。

【病因病机】

《素问·咳论篇》云："五脏六腑皆令人咳，非独肺也。"痰、饮、水湿、瘀血、火热之邪皆可上扰于肺，而导致肺失宣降，肺气上逆，出现咳喘等症状。

咳嗽分为外感和内伤。外邪袭肺是外感咳嗽之由，风为六淫之首。痰火是咳嗽的主要病理因素。咳嗽主要病位在肺，与肝脾肾大肠最为密切。内有寒饮，最容易外受寒邪，即所谓"形寒饮冷则伤肺"。外感风热，或寒郁化热，或燥邪伤阴，可致阴虚。久咳伤气，则可表现为气虚，甚或气阴两虚，则成顽固性咳嗽，久治不愈。外感咳嗽易治，燥邪与湿邪较为缠绵，燥邪伤津，久则肺阴亏耗。内伤咳嗽反复发作，湿痰咳嗽日久反复，喘证、哮病日久不愈。

【分型】

太阳风寒犯肺型、太阴痰湿阻络型、风热犯肺型、少阳胆火犯肺型。

1. 太阳风寒犯肺型

主要症状：咳嗽咯痰，痰涎色白，鼻塞、流清涕，部分伴有恶寒，发热，头痛、肢体疼痛，无汗，舌苔薄白，脉浮或浮紧。

病案

岳某，男，53岁。2019年12月3日北京中医药大学国医堂就诊。患咳嗽气喘十余年，冬重夏轻，经过许多大医院均诊为"慢性支气管炎"，选用中西药治疗而效果不显。就诊时，患者气喘憋闷，耸肩提肚，咳吐稀白之痰，每到夜晚则加重，不能平卧，晨起则吐痰盈杯盈碗。

病机：风寒外束，肺气闭郁。

治法：疏风散寒，宣肺止咳。

筋骨针刺：手阳关三间透合谷、鱼际、尺泽、肺俞透风门、手三里透曲池、公孙。

合谷为手阳明大肠之原，开闭宣窍；鱼际为手太阴肺经之荥，主治表证的发热、头痛、咳喘等，具有调理肺气之功；尺泽为肺经之合穴、合主逆气而泄，可宣导上焦气机；风门为督脉与足太阳之会，与肺俞相配可宣肺发表；曲池手阳明之合穴，走而不守，能疏通经气；公孙脾经络穴、别走胃经，通冲脉，取之健脾和胃，理中降逆。

处方：麻黄汤合止嗽散加减。

炙麻黄6克，桂枝9克，杏仁10克，荆芥10克，桔梗10克，防风10克，紫菀10克，陈皮9克，炙甘草6克。

服药3剂，针1次后症状减轻。复诊继上方服用6剂，针3次后症状消失。随访半年无复发。

方解：麻黄入肺膀胱经，发汗解表、祛风散寒；桂枝温经通络；杏仁宣肺止咳；荆芥解表散风；桔梗宣肺祛痰，利咽止咳；紫菀、白前润肺下气，化痰止咳；陈皮理气健脾，燥湿化痰；炙甘草调和营卫、补养阴血、调和诸药。

2. 风热犯肺型

主要症状：咳嗽咯痰，咽喉肿痛，痰液稠黄，鼻流黄涕，口渴咽干，发热头痛，恶风身热，舌质红苔薄黄，脉浮数或浮滑。

病案

李某某，女，57岁。2020年1月5日北京中医药大学国医堂就诊。咳嗽二十余日，痰多而黏稠，汗出微喘，咳黄色痰。患者平素大便偏干，四五日一行。舌红苔黄，脉来滑数。

病机：风热犯表，卫表不和。

治法：疏风清热，宣肺止咳。

筋骨针刺：肘阴关孔最透尺泽、手阳关三间透合谷、膻中、肺俞、太渊透列缺。

取肺经之郄穴孔最，清肺热；尺泽为肺经之合穴、合主逆气而泄，可宣导上焦气机以泄肺热之壅；合谷为手阳明大肠之原，开闭宣窍，导邪热下行；配手阳明大肠经之输穴三间，泻热；肺俞，开皮毛，宣降肺气。取太渊脉之会、手太阴肺经之原，调理肺气以助脉络之行；继取手太阴肺经之络穴列缺，调理肺气，疏通经络。

处方：麻杏石甘汤加减。

麻黄6克，杏仁10克，生石膏24克，川朴10克，茯苓15克，竹茹15克，炙甘草6克。

针刺以上腧穴1次，服药3剂而病愈。

方解：麻杏石甘汤主治“汗出而喘，无大热者”。此处之“喘”乃肺内郁热，肺气不畅的表现；“汗出”是肺气分里热外迫所致。本方麻黄、杏仁、石膏、甘草，四药相伍，可清肺平喘、宣泄郁热，为临床上治疗热饮痰喘的有效方剂。麻黄味苦、辛而性温，入肺经、膀胱经而上行升散，可达周身肌表。禀天地清阳刚烈之气，成簇状节如毛发向上生长。气味俱薄，轻清而浮，阳气升发，能从至阴达阳气于上，治喘咳水气，并不会大汗亡阳。杏仁禀春温之气，而兼火土之化生，味苦、辛，微甘，味厚于气，降中有升，先入肺、胃、大肠经而降，后入肝、心经而升，清肺降逆止咳。石膏清热泻火，止渴除烦。甘草调和诸药。诸药合用治疗热饮熏蒸，汗出、烦渴、喘咳等症，具有清热利肺、宣肺平喘之功。

第六节　鼻　渊

【概述】

鼻渊，是指以鼻流浊涕，如泉下渗，量多不止为主要特征的鼻病。本病常伴有头痛、鼻塞、嗅觉减退，久则虚眩不已等。是鼻科的常见病、多发病之一，与急、慢性鼻窦炎相类似。

【病因病机】

本病的发生主要与肺脾肾阳气亏虚，体质特异，卫外不固关系密切。故不任风寒异气或花粉等不洁之气侵袭，或因某些饮食物触发，致阵发性鼻痒、喷嚏、清涕长流，且反复发作。亦或因郁热内蕴、阴阳失调、寒热错杂所致。

本病有实证与虚证之分，实证起病急，病程短；虚证病程长，缠绵难愈。因本病发病率高，影响工作、学习，甚至可引起严重并发症，导致不良后果，故应积极防治。

【分型】

风热犯肺型

主要症状：鼻塞流浊涕、不闻香臭，头及目眶压痛，感冒后诸症加重。夜卧则鼻塞、张口代鼻呼吸，咽喉不适、咳嗽吐黄痰，舌苔白、脉浮弦。

病案

邓某某，男，58岁。吉林延边朝鲜族自治州人。患鼻塞流浊涕近10年，在当地多方求治不效。2019年6月30日于北京中医药大学国医堂求治。经某医院诊断为过敏性鼻炎，额窦炎。鼻塞流浊涕、不闻香臭，头及目眶压痛，感冒后诸症加重。夜卧则鼻塞、张口代鼻呼吸，咽喉不适、咳嗽吐黄痰，舌苔白，脉浮弦。

病机：少阳风热上攻肺经。

治法：疏散风热，通利鼻窍。

筋骨针刺：手阳关三间透合谷、腕阴关太渊透经渠、孔最透尺泽、肺俞、迎香。

取肺经之郄穴孔最，清肺热；尺泽为肺经之合穴，合主逆气而泄，可宣导上焦气机以泄肺热之壅；合谷为手阳明大肠之原，开闭宣窍，导邪热下行；配手阳明大肠经之输穴三间，泻热；取太渊脉之会、手太阴肺经之原，调理肺气以助脉络之行；继取经渠，调理肺气，疏通经络；肺俞以通肺气，外合皮毛兼行太阳之气。

处方：桂枝汤合川芎茶调散加减。

桂枝9克，荆芥9克，防风9克，黄芩10克，细辛6克，白芷10克，川芎10克，薄荷9克（后下），制苍耳子10克，生石膏30克，甘草6克，葱白7段。

服用3剂，针2次后疗效显著，鼻塞流浊涕已明显减轻。上方加二花、桑叶各10克，继服6剂，针5次诸症痊愈。随访半年未复发。

方解：《素问·气厥论》云："胆移热于脑，则辛頞鼻渊。鼻渊者，浊涕下不止也。"本案之脉证，乃外有风邪侵袭，壅塞肺气，伴有阳明郁热，循经上攻于鼻。足太阳之脉起于目内眦，上额交巅入络脑；足阳明胃经起于鼻之交頞中，傍纳太阳之脉。故风邪外袭，太阳受邪，壅塞肺气；或阳明邪热循经上攻，均可致鼻塞不通。邪留日久，引起鼻渊。鼻塞、头痛于感冒后加重，苔白、脉浮，此风邪为病之象；鼻流浊涕、吐痰色黄，为热邪上受煎熬津液。治当外散太阳风邪，内清阳明邪热。正如《临证指南医案》云："肺和则鼻能知香臭矣。胆移热于脑，令人辛頞鼻渊……初感风寒之邪，久则化热，热则气闭而鼻塞。治法应开上宣郁。"然肺胃二经生"内热"者，宜加"辛凉"之品。用川芎茶调散者，可疏散风邪，宣利肺气；加生石膏直入阳明，清解邪热；甘草调和诸药，引经药葱白温阳通络。

第七节　喘　证

【概述】

喘即气喘、喘息。喘证是以呼吸困难，甚至张口抬肩，鼻翼煽动，不能平卧为临床特征的病症。严重时，喘促持续不解，可发为喘脱。

【病因病机】

喘证常由多种疾患引起，病因复杂，概言之有外感、内伤两大类。外感为六淫外邪侵袭肺系；内伤为饮食不当，情志失调，劳欲久病等。

喘证的基本病机是肺气上逆，宣降失职；或气无所主，肾失摄纳。

喘证的病位主要在肺和肾，涉及肝脾。喘证的病理性质有虚实之分。实喘在肺，为外邪、痰浊、肝郁气逆，邪壅肺气、宣降不利所致；虚喘责之肺、肾两脏，因阳气不足，阴精亏耗，而致肺肾出纳失常，且尤以气虚为主。实喘病久伤正，由肺及肾；或虚喘复感外邪，或夹痰浊，则病情虚实错杂，每多表现为邪气壅阻于上，肾气亏虚于下的上盛下虚证候。

【分型】

中医常见证型有寒饮内伏、水寒射肺等。

1. 寒饮内伏

主要症状：喘咳痰鸣，胸中满闷，甚则胸盈仰息，痰多黏腻色白，咳吐不利，呕恶纳呆，口黏不渴，舌质淡、苔白腻，脉滑或濡。

病案

郭某某，男，53岁。2019年9月22日于北京中医药大学国医堂求治。患咳喘十余年，冬重夏轻，诊为“慢性支气管炎”，或“肺气肿”，选用中西药治效不显。患者气喘憋闷，耸肩提肚，咳吐稀白之痰。夜晚加重，不能平卧；晨起则吐痰，背部恶寒。视其面色黧黑，舌苔水滑，脉弦滑。

病机：寒饮内伏，上犯肺经。

治法：散寒除饮，降气平喘。

筋骨针刺：腕阴关太渊透经渠、孔最、尺泽、天突、胸阴关鸠尾透膻中、肺俞。

取太渊脉之会、手太阴肺经之原，调理肺气以助脉络之行；继取经渠，调理肺气，疏通经络。取肺经之郄穴孔最，肃肺气，宣肺窍；尺泽为肺经之合穴，合主逆气而泄，可宣导上焦气机以泄肺气之壅；速刺任脉与阴维脉之会穴天突，使其涌吐痰实，以宣畅胸阳。膻中一名上气海，亦为八会穴中之气会，取之宣通上焦，理气降逆，令胸膈气机通达，以平气逆不得息之苦。肺俞以通肺气，外合皮毛兼行太阳之气。

处方：小青龙汤加减。

麻黄9克，桂枝10克，干姜9克，五味子6克，细辛6克，姜半夏10

克，川朴10克，白芍10克，炒莱菔子30克，炙甘草9克，生姜9片，大枣6枚。

服3剂，针3次后咳喘大减，吐痰减少，夜能卧寐，胸中觉畅。上方加杏仁10克，川贝10克，炒莱菔子30克。服用6剂，针3次而愈。随访半年无复发。

方解：小青龙汤是治疗寒饮咳喘的名方。仲景先师医治“伤寒表不解，心下有水气”“咳逆倚息不得卧”支饮为患。本案咳喘吐痰，痰色清稀，背部恶寒，舌苔水滑，为寒饮内扰于肺，肺失宣降之职。方中麻黄、桂枝发散寒邪，兼以平喘；干姜、细辛温肺胃，化水饮，兼能辅麻桂以散寒；姜半夏涤痰浊，健胃化饮；五味子滋肾水以敛肺气；芍药养阴血以护肝阴，而为麻桂辛三药之监，使其祛邪而不伤正；炒莱菔子消食除胀，降气化痰；炙甘草益气和中，调和诸药。本方具有散寒邪，去水饮，肺气通畅则咳喘自平功效。

2. 水寒射肺

主要症状：面目浮肿，咳嗽气喘，咯大量白色泡沫痰，伴呼吸困难，下肢水肿，小便短少，其舌体胖、苔水滑。

病案

封某，女，76岁。2019年9月22日于北京中医药大学国医堂求治。患心脏病多年，近日续发咳喘，日轻夜重。面目浮肿、小便短少。舌体胖、苔水滑，脉弦滑。

病机：水寒射肺。

治法：通阳去阴，利肺消肿。

筋骨针刺：鱼际、合谷、阳溪、肺俞、丰隆、公孙。

肺与大肠相表里，鱼际为手太阴肺经之荥，主治表证的发热、头痛、咳喘等，有调理肺气，疏通经络的作用。配合谷手阳明大肠经之原穴，开闭宣窍。阳溪为手阳明大肠经之经穴，作用宽胸降逆平喘。肺俞调肺合营；若挟痰者可配丰隆化痰降浊。公孙和胃、降逆、止呕。诸穴合用疏风解表，降逆定喘。

处方：苓桂杏甘汤加减。

茯苓30克，川朴10克，姜半夏10克，麻黄6克，桂枝9克，杏仁10克，陈皮10克，炒莱菔子30克，炙甘草6克。

药服至6剂，针3次，即小便畅利，咳喘大减。继服6剂，针刺3次则咳喘平，面目浮肿消退而病愈。

方解：本方由《伤寒论》“苓桂术甘汤”演变而来，为苓桂术甘汤去白术加杏仁而成，名为“苓桂杏甘汤”。有通降水气，疏利肺气之功能。临床用于治疗“水气上冲”，水寒射肺，迫使肺气不利，不能通畅疏利三焦而出现的咳喘、面目浮肿、小便不利等症，效果良好。君以茯苓之淡渗，清肺降逆；茯苓配杏仁，健脾顺气，强健内在的气化。麻黄宣肺平喘；桂枝温通心阳以补心血，则营气复而经络通和。桂枝配白术，能驱肌间死水。炒莱菔子消食除胀，降气化痰。甘草调和营卫，则头晕目眩，肢体震颤可愈。诸药合用具有健中行水，理气降冲之功。

第八节　胸　痹

【概述】

中医胸痹证又称为胸痛证，是危害中老年人生命健康的重要心系病证之一，主要以“胸闷、心痛、气短”三大症状为典型特征。伴有面色苍白，心悸，气短乏力，汗出肢冷，呼吸不畅等症状。多属痰浊、瘀血、气滞、寒凝痹阻心脉，常由劳累、饱餐、寒冷及情绪激动而诱发。

本病最早见于《素问·藏气法时论》：“心病者，胸中痛，胁支满，胁下痛，膺背肩胛间痛，两臂内痛。”《素问·痹论》：“心痹者，脉不通，烦则心下鼓，暴上气而喘。”《金匮要略·胸痹心痛短气病脉证治》：“胸痹，心中痞气，气结在胸，胸满，胁下逆抢心，枳实薤白桂枝汤主之。”

胸痹相当于西医的缺血性心脏病、心绞痛，胸痹证重症即真心痛。其他疾病表现为膻中及左胸部发作性憋闷疼痛为主症者，亦属胸痹范畴。

【病因病机】

（1）少阴心肾阳虚：年老体虚，肾气渐衰。肾阳虚衰则不能鼓动五脏之阳，引起心气不足或心阳不振，血脉失于阳之温煦、气之鼓动，则气血运行滞涩不畅，发为心痛。

（2）太阴痰湿闭阻心阳：饮食不当，恣食肥甘厚味，损伤脾胃，运化失司，酿湿生痰，上犯心胸，清阳不展，气机不畅，心脉痹阻，遂成本病。

（3）厥阴气滞心脉：情志失调，肝郁气滞，郁久化火，灼津成痰，气滞痰浊痹阻心脉，而成胸痹证。

（4）太阳寒邪痹阻心阳：寒邪内侵，寒凝气滞，胸阳不展，心脉痹而不通，发为本病。

【分型】

中医常见证型有少阴心血瘀阻型、太阴痰阻心痹型、少阴心肾阳虚型、厥阴气滞心胸型、太阳寒凝心脉型。

1. 少阴心血瘀阻型

主要症状：心胸疼痛，如刺如绞、痛有定处、入夜为甚，甚则心痛彻背、背痛彻心或痛引肩背，舌质紫暗或有瘀点瘀斑、苔薄，脉弦涩。

病案

郑某某，男，59岁。2019年8月于北京中医药大学国医堂初诊。患者心胸疼痛，如刺如绞，痛有定处，入夜为甚；甚则心痛彻背，背痛彻心，或痛引肩背；伴有胸闷，日久不愈，可因暴怒、劳累而加重；舌质紫暗有瘀斑、苔薄，脉弦涩。

病机：血行瘀滞，胸阳痹阻，心脉不畅。

治法：活血化瘀，通脉止痛。

筋骨针刺：手三阴关：大陵透内关、神门透通里、太渊透经渠；胸三阴关：鸠尾透膻中、期门透虚里、章门透大包。

大陵为手厥阴心包络之输，亦即原穴。心包为心之外围，代心受邪，心主血脉，而心包络主脉所生病，故针之能疏调心气，通脉活血。内关为手厥阴心包经之络穴，别走三焦经，心包主脉所生病，三焦主气所生病，而两经循行遍及整个胸腹腔间。故凡五脏六腑之气滞血阻者，取内关开郁行滞，通脉活血。取脉之会穴太渊，配心经之原穴神门，疏通心气，调养血脉而定神智。膻中属任脉，为上气海，气之会，针用补法可调达上焦气机，主治虚喘短气。期门为足厥阴肝经与足太阴脾经之会，功能疏调肝脾，泄浊阴之气，主治气逆胸满胁痛。

处方：桂枝茯苓丸合桃红四物汤加减。

桂枝9克，茯苓15克，当归10克，川芎10克，赤芍15克，桃仁10克，丹参30克，红花9克，三七10克，枳壳10克，甘草6克，丝瓜络15克。

服5剂，针3次后，症状明显减轻。又续服6剂，针5次，诸症皆安。

方解：桂枝温经通络；茯苓利水渗水，健脾益胃；当归活血养血，祛瘀止痛；川芎活血行气，祛瘀止痛；牡丹皮凉血清热，活血散瘀；赤芍入肝经，活血祛瘀而止痛；桃仁入肝经，破血化瘀，通经行阻；红花活血通经、散瘀止痛；枳壳理气宽中，行滞消胀，破气行痰消积；甘草补脾益气，调和诸药；丝瓜络为引经药具有通经活络之功。

2. 太阴痰阻心痹型

主要症状：胸闷、心微痛，痰多气短，形体肥胖、肢体沉重。伴有倦怠乏力，腹部胀满，食欲不振，大便溏薄，咳吐痰涎，舌体胖大边有齿痕、苔厚腻，脉滑濡。

病案

王某某，男，70岁。2019年7月于北京中医药大学国医堂初诊。因气候突变，寒流袭来，又感胸部闷胀、气短，心前区隐隐作痛，两胁亦持痛不休，左手臂胀麻。伴有咳吐白浓痰，腹胀、大便干燥等症。患者精神紧张，夜寐易发惊悸。舌苔白腻，脉来沉弦而滑。

病机：心阳痹阻，痰凝心络。

治法：宣痹通阳，豁痰通络。

筋骨针刺：腕阴关大陵透内关、鸠尾透膻中、期门透虚里、心俞、脾俞、丰隆、公孙。

大陵为手厥阴心包络之输，亦即原穴。心包为心之外围，代心受邪，心主血脉，而心包络主脉所生病，故针之能疏调心气，通脉活血。内关为手厥阴心包经之络穴，别走三焦经，心包主脉所生病，三焦主气所生病，而两经循行遍及整个胸腹腔间。故凡五脏六腑之气滞血阻者，取内关开郁行滞，通脉活血。膻中属任脉，为上气海，气之会，针用补法可调达上焦气机，主治虚喘短气。期门为足厥阴肝经与足太阴脾经之会，功能疏调肝脾，泄浊阴之气，主治气逆胸满胁痛。配补膀胱经之背俞穴心俞益心养血，脾俞健脾利湿、扶振脾阳。配丰隆，足阳明胃经之络，降浊导滞，宣通气机以豁痰。公孙脾经之络穴、通冲脉，有健脾利湿、理气降逆、通调胃肠之功。

处方：瓜蒌薤白半夏汤加减。

瓜蒌皮15克，薤白15克，佛手10克，姜半夏10克，茯苓30克，赤芍15克，丹参30克，姜黄15克，白酒60毫升（实为黄酒），干姜10克，石菖蒲10克，枳壳10克，炙甘草6克。

服6剂针3次后，胸满、胸痛大为缓解，咳痰减少，夜睡已能成寐。又续服6剂，针5次，诸症皆安。

方解："胸痹"一证，与西医谓的"冠心病"比较类似。《金匮要略》将本证病因病机概括为"阳微阴弦"四字。"阳微"，即寸脉微，主胸中阳气不足；"阴弦"，指尺脉见弦，主在下痰浊水邪壅盛。《辨脉法》云："阳脉不足，阴往乘之。"故胸阳不振，反使下焦之阴邪乘虚犯上，使心脉痹阻，气血不通。《素问·调经论》曰："寒气积于胸中而不泻，不泻则温气去，寒独留则血凝泣，凝则脉不通。"因此，导致胸痹心痛发生。两胁疼痛原因，属胸痹胁逆气冲。治疗用温通胸阳，化痰宣痹，佐以疏肝理气通络之法。用瓜蒌薤白半夏汤通阳开痹、宣化痰浊之邪，开通胸胁之气，疏肝理气，而行气血之滞为主。方中瓜蒌清热化痰，宽胸散结；半夏辛散消痞，化痰散结。瓜蒌配半夏，化痰消痞，二药相配，相辅相成，化痰消痞，宽胸散结之功显著。薤白辛温通阳，豁痰下气，理气宽胸，白酒通阳，可助药势。茯苓淡渗利湿；佛手理气解郁；姜黄温阳止痛；石菖蒲化痰除湿；枳壳理气宽胸，行滞消积；甘草调和诸药。

3. 少阴心肾阳虚型

主要症状：心悸而痛，胸闷气短，动则更甚，自汗，面色晄白，神倦怯寒，四肢欠温或肿胀，舌质淡胖、边有齿痕，苔白或腻，脉沉细迟。

病案1

谢某，女，69岁，2019年8月于北京中医药大学国医堂初诊。形体高大肥胖，颜面浮肿，胸闷气喘，心慌自汗，手脚逆冷。纳差食少，下肢水肿，小便困难、量少，舌体胖大紫暗、苔腻白，脉结代。

病机：心阳不振，寒凝心络。

治法：温阳通络，疏通气机。

筋骨针灸：针大陵、内关、鸠尾、膻中、期门、虚里。灸气海、关元、肾俞。

大陵为手厥阴心包络之输，亦即原穴。心包为心之外围，代心受邪，心主血脉，而心包络主脉所生病，故针之能疏调心气，通脉活血。内关为手厥阴心包经之络穴，别走三焦经，心包主脉所生病，三焦主气所生病，而两经循行遍及整个胸腹腔间。故凡五脏六腑之气滞血阻者，取内关开郁行滞，通脉活血。膻中属任脉，为上气海，气之会，针用补法可调达上焦气机，主治虚喘短气。期门穴，宣导气血，潜阳降逆。气海为生气之海，灸能振扶阳气，补脏腑之虚损，而祛阴寒，与关元同取又为固本之治。肾藏精主骨，取膀胱经之背俞穴肾俞，益肾填精强骨，温阳行经。

处方：四逆汤合五苓散加减。

制附片45克（先煎2小时），干姜45克，肉桂6克，三七参10克，丹参30克，桃仁10克，姜半夏10克，云苓30克，猪苓15克，黄芪30克，炙甘草15克，生姜9片，大枣10枚。

服方1剂针1次，心悸自汗、胸闷胁痛消失，余症皆轻，药中病所。上方续服9剂，筋骨针6次，神阙、命门外贴吴氏复元膏以固其本，诸症悉除，随访半年无复发。

方解：附子回阳救逆，散寒止痛；肉桂补火助阳，引火归元；丹参活血调经，祛瘀止痛；半夏燥湿化痰；云苓、猪苓健脾益气，燥湿利水；干姜温中散寒，回阳通脉，燥湿消痰；甘草甘平入脾，可益气补中，调和诸药；大枣调和营卫。

病案2

封某某，男，68岁。2019年8月于北京中医药大学国医堂初诊。有冠心病史。每遇入冬天气严寒之时，出现心律过缓，不满40次，心悸不安，胸中憋闷，后背恶寒。舌淡嫩、苔白，脉沉迟无力。

病机：阳气虚衰，胸阳不振。

治法：温补阳气，振奋心阳。

筋骨针刺：大陵、内关、鸠尾、膻中、丰隆、期门、虚里。

大陵为手厥阴心包络之输，亦即原穴。心包为心之外围，代心受邪，心主血脉，而心包络主脉所生病，故针之能疏调心气，通脉活血。内关为手厥阴心包经之络穴，别走三焦经，心包主脉所生病，三焦主气所生病，而两经循行遍及整个胸腹腔间。故凡五脏六腑之气滞血阻者，取内关开郁行滞，通脉活血。膻中属任脉，为上气海，气之会，针用补法可调达上焦气机，主治虚喘短气。配丰隆足阳明胃经之络，降浊导滞，宣通气机以豁痰。期门穴，可宣导气血，潜阳降逆。

处方：麻黄附子细辛汤合生脉饮加减。

麻黄6克，附子15克，桂枝10克，细辛6克，红参10克，干姜15克，五味子9克，炙甘草6克。

服尽3剂，针2次后脉增至一息四至。继服6剂，针5次后则心悸、气短、胸满、背寒等症消除，脉搏增至一息五至而愈。

方解：心主血脉，“为阳中之太阳”。临床治疗心脏病，不能局限于“心血管”的一个侧面，当重视心阳不足，阴寒痹阻的病理变化。心脏病出现心搏频率下降、脉来迟缓、心胸发满、后背寒冷，反映了心之阳气不足，阴寒之气充盛，得以乘其阳位。本方为麻黄附子细辛干姜汤与生脉饮合方。启用力大气雄的附子，直补离宫心阳之虚，振奋心脏机能，为治本之道。麻黄、桂枝、细辛在附子的督促之下温经散寒，以扫长空之阴霾，温煦离宫，复苏心肺气血之机能，而为佐使。生脉饮为《内外伤辨惑论》中方，方中三药，一补、一清、一敛。功专益气敛汗、养阴生津，善治热伤元气、气阴两伤，汗多体倦、气短口渴、久咳伤肺、心悸短气等症。在临床治疗心脏病的心律过缓、脉来迟涩、心悸气短、胸满背寒等，常用麻黄附子细辛汤与生脉饮合方，在兴奋心阳之余，以滋养心肺之阴。两方合用，能起到颉颃与相互为用的作用，临床疗效确切。

第九节　胁　痛

【概述】

中医胁痛证，临床上称为肋间神经痛。中医认为本病属于少阳和厥阴肝胆二经气道壅闭，主要由于肝气郁结，三焦枢机不利，郁久化火，而引起疼痛。或由于痰湿流注络脉，聚结不散而产生胁肋痛。治宜理气和络，泻火化瘀。

以胸胁部一侧或两侧烧灼样，或针刺样剧烈疼痛为典型临床特征；疼痛部位固定不移，部分可伴有带状疱疹出现。《灵枢·经脉》篇云："胆，足少阳之脉，是动则病口苦，善太息，心胁痛，不能转侧。"说明胆腑病变亦可导致胁痛。

后世医家在《内经》的基础上，对胁痛的病因病机及临床特征又有了进一步的认识。如《诸病源候论·腹痛诸候·胸胁痛候》言："胸胁痛者，由胆与肝及肾之支脉虚，为寒气所乘故也……此三经之支脉并循行胸胁，邪气乘于胸胁，故伤其经脉。邪气之与正气交击，故令胸胁相引而急痛也。"指出胁痛的发病脏腑主要与肝、胆、肾相关。

胁痛是临床的常见病证，可见于西医学的多种疾病之中，如急慢性肝炎、胆囊炎、胆系结石、胆道蛔虫、肋间神经痛等，凡上述疾病中以胁痛为主要表现者，均可参考本节辨证论治。

【病因病机】

胁痛主要责之于肝胆。因为肝位居于胁下，其经脉循行两胁，胆附于肝，与肝呈表里关系，其脉亦循于两胁。肝为刚脏，主疏泄，性喜条达；主藏血，体阴而用阳。若情志不舒，饮食不节，久病耗伤，劳倦过度，或外感湿热等病因，累及于肝胆，导致气滞、血瘀、湿热蕴结，肝胆疏泄不利，或肝阴不足、络脉失养，皆可引起胁痛。其具体病因病机分述如下：

（1）少阳失疏：胁为肝胆经脉循行之处，故胁痛之病，多因内伤七情，情志郁结，郁而化火，胆肝火旺，少阳失疏；或因肾阴不足，水不涵木，阴虚阳亢，肝胆之火升腾，引起胁痛。

（2）肝脾不和：厥阴肝木侵犯太阴脾土，情志抑郁，导致肝气不疏，横克乘脾，纳谷不香，胃脘胀闷，常在心情不畅时发作或加重，以右侧为甚。

（3）肝胆郁热：过食辛热之物，损伤脾胃，脾失健运，生湿蕴热，内外之湿热，均可蕴结于肝胆，导致肝胆疏泄不利，气机阻滞，不通则痛，而成胁痛。

【分型】

中医常见证型有少阳失疏、肝脾不和等。

1. 少阳失疏

主要症状：烦躁易怒，胸胁胀满，胁肋胀痛，每因情志变化而增减，女性乳房胀痛，月经不调，嗳气频作，得嗳气而胀痛稍舒，口苦咽干，目眩，舌淡红、苔薄黄，脉弦而数。

病案

张某某，男，58岁。2020年10月于北京中医药大学国医堂就诊。胁肋胀痛一周，走窜不定，甚则引及胸背肩臂，疼痛每因情志变化而增减，胸闷腹胀、嗳气频作，得嗳气而胀痛稍舒，纳少口苦，舌红苔黄，脉弦。

病机：情志郁结，郁而化火。

治法：疏利三焦，清肝泻火。

筋骨针刺：液门透中渚、行间透太冲、期门透乳根、章门透大包、阳陵泉。

中渚为手少阳三焦经所注为俞，可调畅三焦气机。期门为足厥阴肝经与足太阴脾经之会，与太冲相配，能疏调肝脾，泄浊阴之气。主治气逆胸满胁痛。配阳陵泉胆经之合穴，清泻胆火之郁，疏肝利胆，功似柴胡、竹茹，治胸胁胀痛。二穴针泻，通关开窍，疏经活经，则痛可缓止。章门为脾之募，五脏之会，可助之运化精微而统血。

处方：柴胡四逆散加减。

柴胡15克，青皮10克，芍药30克，枳壳10克，姜栀子10克，木香6克，佛手10克，姜黄15克，炙甘草6克，丝瓜络30克引子。

筋骨针刺：行间透太冲、期门透乳根、章门透大包。

服用上方3剂，症状减轻。继服6剂，筋骨针刺6次后，症状消失，随访半年无复发。

方解：柴胡疏肝解郁，宣发少阳气机；芍药平肝止痛、补血柔肝、敛阴收汗；枳壳理气宽中，行滞消胀，化痰消积；青皮疏肝解郁，理气化滞；木香行气止痛；佛手疏肝理气，和胃止痛；姜黄温经活络；炙甘草调和诸药；引经药丝瓜络通经活络。

2. 肝脾不和

主要症状：胁肋胀痛，走窜不定，甚则引及胸背肩臂，疼痛每因情志变化而增减，胸闷腹胀，胃脘胀闷，纳少口苦，舌苔薄白，脉弦。

病案

徐某某，男，56岁。2019年10月于北京中医药大学国医堂就诊。两胁肋窜痛近半年，常在心情不畅时发作或加重，以右侧为甚。近来饮食日减，纳谷不香，胃脘胀闷，嗳气后稍舒，偶有失眠，二便正常。舌苔薄白，脉弦。

病机：肝郁气滞，肝脾不和。

治法：疏肝理气，调和肝脾。

筋骨针刺：行间透太冲、期门透乳根、章门透大包、脾俞、阴陵泉。

太冲为足厥阴肝经之输穴，亦即原穴，功能疏肝解郁。期门为足厥阴肝经与足太阴脾经之会，与太冲相配，能疏调肝脾，泄浊阴之气，主治气逆胸满胁痛。脾俞乃脾之精气聚会之所，功能健脾益气利湿，消纳水谷，调运升降气机，凡中阳不振、水湿内停者，用之尤宜。配阴陵泉脾经之合穴，降逆利水以健脾。

处方：柴胡四逆散加减。

柴胡15克，枳实10克，白芍15克，焦白术15克，川朴10克，佛手10克，姜黄15克，木香6克，炙甘草6克，生姜9片，炒小米60克。水煎服。

服用上方3剂，筋骨针3次，症状减轻。继服上方6剂，筋骨针刺5次后，上述症状消失，随访半年无复发。

方解：柴胡四逆散疏利肝胆，调达气机，为治气滞胁痛之良方也。柴胡既能疏肝理气，又能解郁升散。配伍芍药补肝体，泻肝用，补肝之阴血，泻肝气之亢盛，又可扶脾抑肝，缓急止痛。以枳实为臣用以破气，泻脾气之壅滞，助中焦运化。柴胡与枳实同用，调达气机，一升一降，脾之清阳得升，胃之浊阴得降。甘草缓急止痛，补中益气，调和诸药。

第十节　痞　满

【概述】

“痞满”病名相关记载首见《黄帝内经》，称“痞”“满”“痞塞”等。如《素问·五常政大论》有：“卑监之纪，是谓减化。……其发濡滞，其脏脾……其病流满否塞，从木化也……生政乃辱。”土运不及，土虚木乘，脾虚生湿，湿盛阻遏气机则生痞满。经文本于天人相应的理念，强调痞病在中焦，重在肝脾，多与湿邪为患有关。《伤寒论》明确提出“痞”的基本概念，“但满而不痛者，此为痞”。其治痞诸方，也多着眼于中焦。

【病因病机】

运气学说指出痞病在肝脾，属湿为患。《伤寒论》明确认识：“脉浮而紧，而复下之，紧反入里，则作痞，按之自濡，但气痞耳。”外感伤寒误下伤及中阳，寒入于里作痞。病位在脾胃，与误下损伤中阳相关，属气分病。至《诸病源候论·八痞候》又有所发展，“荣卫不和，阴阳隔绝，而风邪外入，与卫气相搏，血气壅塞不通，而成痞也。痞者，塞也，言腑脏痞塞不宣通也。由忧恚气积，或坠堕内损所致。”其对病因认识在继承正虚邪入基础上，主张外邪侵袭、情志郁结、意外伤损皆可致痞，其病为营卫不和，或属气滞血瘀，关注邪气留滞致痞。

【分型】

中医常见的辨证分型有肝脾不和、胃脾不和、湿热蕴结等。

1. 肝脾不和

主要症状：脘腹痞闷不舒、胸胁胀满，心烦易怒、善太息，呕恶嗳气、或吐苦水，食欲不振、纳少，心下痞满，腹部触诊上腹部胀而满，便溏肠鸣矢气，或腹痛而泻泻后痛减，苔白而腻，脉弦。

病案

刘某某，男，54岁，于2019年1月北京中医药大学国医堂求治。患者腹部胀满、食欲不振、胁肋胀痛，近期夜间腹胀加重，夜不能眠。大便溏薄、次数增多，小便短少，右胁作痛，左关脉弦缓、右关脉滑而无力，舌体胖大、舌淡苔白滑。

《伤寒论》谓“太阴之为病，腹满，食不下，自利益甚”，故凡下利腹满不渴者，属太阴也。阴寒盛于夜，则夜间腹胀益甚。脉缓属太阴，而脉弦又属厥阴肝木乘太阴脾土。胆脉行身两侧，则胁痛。

病机：太阴脾土失运。

治法：肝脾并治。

筋骨针灸：针公孙、期门、脾俞、中脘、足三里。灸中脘、足三里。

公孙为脾经之络，别走胃经，通于冲脉，脾之经脉入腹，属脾络胃，病则腹胀善噫。冲脉起于气街，并少阴挟脐上行至胸中，病则逆气里急。期门为足厥阴肝经与足太阴脾经之会，能疏调肝脾，主治气逆胸满胁痛，泄浊阴之气；配脾俞膀胱经之背俞穴，清虚热，化积滞，升清降浊，调和脾胃。灸中脘胃之募，腑之会，温中散饮；足三里为胃经合穴，培后天之本，运化精微而益营阴。

处方：小柴胡汤合苓桂术甘汤加减。

柴胡15克，黄芩9克，青皮10克，木香6克，干姜10克，云苓15克，川朴15克，焦白术15克，炒麦芽30克，炒莱菔子30克，炙甘草6克。

此方仅服1剂，针1次，则夜间腹胀减半。继服3剂，针2次后腹胀全消，下利已止。随访半年未复发。

方解：小柴胡汤和解少阳，疏利肝胆则胁腹胀满可消；苓桂术甘汤温阳化饮、健脾利湿，则小便利而便溏可止。柴胡疏理气机，升发清阳；黄芩清热燥湿，解半里之热；青皮、木香行气解郁；云苓、白术健脾利湿；炒麦芽消食除胀；炒莱菔子降气化痰；甘草调和诸药。

2. 胃脾不和

主要症状：心下痞塞，嘻气频作、呕吐酸苦，纳呆便溏，面色萎黄，舌淡苔白，脉缓细弱等。

病机：脾胃不和。

治法：调脾健胃。

病案

张某某，女，49岁，湖北枣阳人，于2019年1月20日北京中医药大学国医堂求治。主诉心下痞塞、嘻气频作、呕吐酸苦，小便少而大便稀溏，每日三四次，饮食少思。望其人体质肥胖、面部水肿、色青黄而不泽。视其心下隆起一包，按之不痛，松手即起。舌苔带水，脉滑无力。

辨为太阴脾胃之气不和，以致升降失序，中夹水饮，而成水气之痞。气聚不散则心下隆起，然按之柔软无物，但气痞耳。

筋骨针刺：大陵透内关、太白透公孙、天枢、阴陵泉、丰隆、足三里。

内关为手厥阴之络，通阴维脉，功能调气开郁，通脉活络，对邪滞而气机不畅者尤宜。公孙为脾经之络穴，别走胃经。功能健脾和胃，理中降逆。二穴八法相配，善调上中二焦疾患，功能宽胸和胃以消下后之胸满。天枢属足阳明胃经穴，又大肠之募，善疏理大肠气机，调运升降，通大肠积滞。脾经合穴阴陵泉，健脾利湿，导水湿从小便而出；配丰隆足阳明胃经之络，降浊导滞，宣通气机以豁痰；配足三里胃经之合，健脾胃，补益中阳。

方选：生姜泻心汤加减。

干姜6克，黄连6克，黄芩6克，党参10克，茯苓30克，姜半夏10克，炙甘草6克，生姜9片，大枣6枚，炒小米90克。

此方仅服3剂，针2次，则腹胀减半。继服3剂，针2次后腹胀全消，下利止。随访半年未复发。

方解：本案为胃不和而水气痞塞心下。其病机在于脾胃气虚不运，水气内生波及胁下，或走于肠间。《伤寒论》概括为“胃中不和……胁下有水气”，故用生姜泻心汤治疗。本方为半夏泻心汤减干姜加生姜而成，重用生姜之理，借助其辛散之力，健胃消水散饮。临床上，凡见有心下痞塞、噫气、肠鸣便溏、胁下疼痛，或见面部、下肢水肿，小便不利者，用本方治疗，效果甚佳。如水气明显，水肿、小便不利为甚，宜加茯苓利水为要。生姜、半夏散心下之水气，人参、大枣补中州之土虚，干姜、甘草以温里寒，黄芩、黄连以泻痞热。

3. 湿热蕴结

主要症状：脘腹胀闷不舒，邪热内结，心下痞满，灼热嘈杂，恶心呕吐，口干不欲饮，口苦，纳少，大便干结或黏滞不畅，舌质红、苔黄腻，脉滑数。

病案

杨某，男，44岁。于2019年4月北京中医药大学国医堂求治。感冒后头痛、周身酸痛，无汗，胸满、脘腹胀痛，不欲饮食，午后身热、体温37.5～38℃之间，小便黄，舌苔厚腻，脉弦细而濡。

病机：湿热羁于卫气之间。

治法：清热除痞，淡渗利湿。

筋骨针刺：三间透合谷、太白透公孙、液门透中渚、中脘、天枢、足三里、内庭透陷谷。

针取大肠经原穴合谷，使胃肠气机调畅，并可使经表之邪达外。公孙脾经之络穴，通冲脉，有健脾利湿、理气降逆、通调胃肠之功，可疏调脾胃气机以治湿热郁滞。中渚为手少阳三焦经所注为输，可调畅三焦气机以通利水道。若脾阳复振见下利腐秽者，可助以胃募中脘，配大肠募天枢，功能行气通络、清热化滞、运调胃肠，令腐秽尽去。足三里为胃经合穴，培后天之本，运化精微而益营阴。配内庭足阳明之荥穴，补中有行，可理气健中而助消纳之力。

处方：大柴胡汤加减。

柴胡12克，黄芩9克，姜半夏6克，枳实10克，炒苍术10克，薏苡仁15克，大黄5克，白芍10克，甘草6克，生姜6片。

服第1剂，针1次后周身汗出，肠鸣咕咕作响。大便排出许多臭秽之物，腹痛随之缓解。再进1剂，针2次后，则下利、痞满、喜呕等症悉愈。随访半年无复发。

方解：本证为太阳表证已罢，病入少阳而兼见阳明里实之证，故用大柴胡汤治疗。《伤寒论》第165条云："伤寒发热，汗出不解，心中痞硬，呕吐而下利者，大柴胡汤主之。"邪入少阳，枢机不利，气机阻滞，故心中痞硬；邪在胆，逆在胃，故见呕吐；加之里气壅实，升降失常，故呕恶更急；其下利当属热结旁流。虽下利而里实燥结仍在，加之少阳气机不舒，故下利伴有腹痛和里急后重。用大柴胡汤，和解少阳、疏利气机，兼能通下里实。

以柴胡为君，黄芩味苦寒为臣，取芍药味酸苦微寒，枳实味苦寒之性。《内经》曰"酸苦涌泄为阴"。泄实折热，必以酸苦。以枳实芍药为佐。半夏味辛温，生姜味辛温，大枣味甘温。辛者散也，散逆气者，必以辛，甘者缓也，缓正气者，必以甘，故以半夏、生姜、大枣为之使药。《本经》云："大黄苦寒，主下瘀血，血闭，寒热，破癥瘕积聚，留饮宿食，荡涤肠胃，推陈出新。"故加大黄，功于荡涤。诸药合用具有疏调肝胆，清热导滞之功。

第十一节　胃脘痛

【概述】

胃痛，又称胃脘痛，是指以上腹胃脘部近心窝处疼痛为主症的病证。

【病因病机】

感受外邪、饮食不节、情志不畅和脾胃素虚。基本病机是胃气阻滞，胃失和降，不通则痛。胃痛的病变部位在胃，但与肝、脾的关系极为密切。病理因素主要有气滞、寒凝、热郁、湿阻、血瘀。

胃痛日久不愈，脾胃受损，可由实证转为虚证。若因寒而痛者，寒邪伤阳，脾阳不足，可成脾胃虚寒证；若因热而痛，邪热伤阴，胃阴不足，则致阴虚胃痛。虚证胃痛又易受邪，如脾胃虚寒者易受寒邪，脾胃气虚又可饮食停滞，出现虚实夹杂证。

【分型】

中医常见辨证分型有肝胃不和型、痰热阻络型等。

1. 肝胃不和型

主要症状：脘腹痞闷不舒，胸胁胀满，心烦易怒，善太息，呕恶嗳气，或吐苦水，大便不爽，舌质淡红、苔薄白，脉弦。

病案

郝某某，女，48岁。于2018年4月北京中医药大学国医堂求治。患胃脘疼痛一年。其痛上抵心胸，脘腹自觉有一股凉气窜动，有时则变为灼热之气由胃上冲咽喉。病人饮食日渐减少，触诊腹部胀满，少寐，小便黄、大便1日2次，舌质红绛，脉弦。

病机：厥阴郁勃之气上冲于胃，胃气被阻，不得通降所致。

治法：寒热并用以调肝和胃。

筋骨针刺：足阴关行间透太冲、上巨虚透足三里、腕阴关大陵透内关、公孙。

太冲为足厥阴肝经之输穴，亦即原穴，功能疏肝解郁、降逆，取之治肝气之横犯。泻肝经荥穴行间，清热行郁、止渴祛烦。补胃之合穴足三里，能运中气助后天生化之源，促升降气机调畅。配大肠经下合穴上巨虚，使胃肠气机调畅，并可引经表之邪达外。原穴大陵，疏通心络，清心包热邪，调血脉之滞。继取心包经之络穴内关，理气降逆，行滞开郁，亦可调血脉而益阴和营。公孙为脾经之络穴，别走胃经，功能健脾和胃、理中降逆。

处方：四逆散合乌梅丸加减。

黄连6克，乌梅10克，柴胡10克，青皮10克，白芍15克，生姜9片，川椒6克，枳壳10克，郁金10克，甘草6克。

服药3剂，针2次后胃痛即止，气窜证消失，食欲有所增加，腹部微有胀满。再于上方中加焦三仙30克、厚朴10克，连服3剂，针1次，诸症皆安。

方解：本案胃脘痛伴上冲之气时寒时热，实属寒热错杂之候。又见其脉弦，则为厥阴之气犯胃所致。如以舌绛、胃中灼热而用苦寒之药，则苦能伤阴，寒则伤胃；如以凉气窜动扰胃而用辛温之品，则必劫肝阴而反助阴中之伏热。所以但用寒、温一法而不能得其全也。《伤寒论》有“厥阴之为病，消渴，气上撞心，心中痛热，饥而不欲食”之文，指出了肝热胃寒，阴阳错杂之病情，与本案情况相符，故治疗必以寒热并用之法，调厥阴肝气以和胃。方中黄连之苦以清其热；乌梅、白芍之酸以滋其阴；生姜、川椒之辛温以温散其寒，助肝脏疏泄；青皮、枳壳、郁金调肝胃之气，舒展气血之郁。全方寒温并施，肝胃并调，正切本案之病机，故服之即效。

2. 痰热阻络型

主要症状：脘腹胀闷不舒，灼热嘈杂，恶心呕吐，口干不欲饮，口苦，纳少，大便干结或黏滞不畅，舌质红、苔黄腻，脉滑数。

病案

杨某某，女，58岁。于2018年12月北京中医药大学国医堂求治。胃脘作痛，按之则痛甚，其疼痛之处向外隆起包块，大如鸡卵，濡软不硬。患者恐为癌变，急到医院作X线钡餐透视，因须排队等候，心急如火，乃请中医治疗。切其脉弦滑有力，舌苔白中带滑。问其饮食、二便，皆为正常。

病机：少阴痰热内凝，脉络瘀滞之证。

治法：清热化痰，消痞散结。

筋骨针刺：公孙、脾俞、足三里、丰隆、内庭。

公孙为脾经之络穴，别走胃经。脾俞乃脾之精气聚会之所，功能健脾益气利湿、消纳水谷、调运升降气机。配丰隆足阳明胃经之络，降浊导滞，宣通气机以豁痰。配足三里胃经之合，健脾胃、补益中阳。配内庭足阳明之荥穴，荥主身热，可清热且治郁烦。

处方：小陷胸汤。

糖瓜蒌30克，黄连9克，姜半夏10克，云苓15克，川朴10克，炒莱菔子30克，青皮9克，甘草6克。

此方共服3剂，针1次后大便解下许多黄色黏液，胃脘之痛立止，隆起包块遂消，病愈。随访半年无复发。

方解：《伤寒论》第138条曰：“小结胸病，正在心下，按之则痛，脉浮滑者，小陷胸汤主之。”“心下”，指胃脘。观本案脉证，正为痰热之邪结于胃脘的小结胸证。故治用小陷胸汤，以清热涤痰，活络开结。方中瓜蒌实甘寒滑润，清热涤痰、宽胸利肠，并能疏通血脉。黄连苦寒，清泄心胃之热。姜半夏辛温，涤痰化饮散结。三药配伍，使痰热各自分消，顺肠下行，而去其结滞。瓜蒌实在本方中起主要作用，用量宜大，并且先煎。服本方后，大便泻下黄色黏液，乃是痰涎下出的现象。云苓健脾益胃，利水渗水；炒莱菔子消积导滞，祛痰。若兼见少阳证胸胁苦满者，可与小柴胡汤合方，效如桴鼓。

第十二节　泄　泻

【概述】

腹泻属中医“泄泻”“久泻”范畴。临床以排便次数增多、稀溏或完谷不化、水样泄泻，甚则迁延不愈、反复发作为主症的病证。

中医认为，泄泻之本，多责之脾胃。病因太阳经感受风寒之邪，传至太阴脾经；或阳明湿热受阻、或情志所伤导致厥阴肝木失疏泄，横逆犯太阴脾土，而引起泄泻。或由于饮食不节、过食肥甘厚味，或进食不洁食物。

《素问·气交变大论》中有“注下”等病名。《素问·举痛论》曰：“寒气客于小肠，小肠不得成聚，故后泄腹痛矣。”《素问·至真要大论》曰：“暴注下迫，皆属于热。”《素问·阴阳应象大论》有

“湿盛则濡泄”“春伤于风，夏生飧泄”，指出风、寒、湿、热皆可致泻，并有长夏多发的特点。

《伤寒论》太阴之为病，腹满而吐，食不下，自利益甚，时腹自痛，若下之，必胸中结硬。

《金匮要略》将泄泻与痢疾统称为下利。泄泻有实热与虚寒两大类，并提出了有效的方剂。寒利葛根汤主之；热利葛根芩连汤主之；阳明实滞大承气汤主之；太阴虚寒理中汤主之；少阴阳虚四逆汤或四神丸主之。

【病因病机】

以外感寒、湿、暑、热之邪较为多见，其中又以感受湿邪最为常见。饮食过量，使脾运化失职，升降失调，清浊不分，发生泄泻。忧思伤脾，土虚木乘，均可使脾失健运，气机升降失常，水谷不归正化，下趋肠道而为泻。

【分型】

中医的常见分型有：太阴脾虚型、肝木乘脾型、少阴肾阳虚衰型等。

1. 太阴脾虚型

主要症状：心悸、气短，倦怠乏力、嗜睡，纳减，腹胀、腹疼，痛喜温、喜按，口淡、不渴，四肢不温，大便溏稀，或肢体浮肿、小便不利，或白带清，舌淡苔白，脉沉细。

病案

张某某，男，35岁，于2018年12月北京中医药大学国医堂求治。面色萎黄无华，神疲倦怠，大便时溏时泻，迁延反复，食少纳差，腹胀闷不舒，腹下触诊胀而满，稍进油腻食物，则大便次数明显增加，舌质淡、苔白，脉细弱。

六经辨证：太阴病。

病机：中焦寒湿。

治法：温中健脾，化湿止泻。

筋骨针灸：针太白、公孙、三阴交。灸脾俞、中脘、足三里。

太白为脾经之俞，亦即原穴，统治脾胃脏腑相通之病，灸又能健脾益气，温胃散寒。公孙为足太阴脾之络，别走胃经，可健脾，调和升降。补胃之合穴足三里能运中气助后天生化之源，促升降气机调畅；配三阴交滋补三阴，独有气血双补之妙。二穴旨在健运中土以固营之虚。配脾俞膀胱经之背俞穴，清虚热、化积滞、升清降浊、调和脾胃。中脘六腑之会，胃之募，取之益胃和中，升清降浊。

处方：理中汤加减。

焦白术15克，茯苓15克，人参10克，干姜30克，砂仁6克，炒山药30克，炙甘草6克，炒小米60克，生姜6片。

上方服3剂，筋骨针2次后，诸症减轻。继服6剂，针3次，神阙、关元外贴吴氏复元膏以固其本而痊愈。随访半年无复发。

方解：白术甘温补虚、苦温燥湿；茯苓渗湿利水、健脾和胃；人参大补元气、固脱生津、安神；干姜温中散寒、回阳通脉；砂仁化湿开胃、温脾止泻；炒山药补益脾肾；炙甘草补脾和胃、益气复脉。诸药共用具有健脾益气，温阳止泻之功。

2. 厥阴肝木乘脾型

主要症状：平素多见胸胁胀闷，嗳气食少，每因抑郁恼怒，或情绪紧张时，发生腹痛即泻，腹中雷鸣，窜作痛，矢气频作，泻后痛缓，舌淡红，脉弦。

病案

左某某，男，24岁。于2018年12月北京中医药大学国医堂求治。患者常年大便溏泄，每日三四行，少腹疼痛，一痛即泄而有不尽之感。虽泻而其腹痛不减，大便带有白色黏液。患者面色晦滞，触诊胁肋胀满，口虽干而不欲饮，舌质黯红、苔白腻，脉弦小涩。

此证为阳明经肠有滞热，热灼津液下注为利。又兼有厥阴肝气郁滞，疏泄不利、气郁化火等证情，而非一般腹泻之可比。

病机：肝木乘脾。

治法：抑肝扶脾。

筋骨针刺：足阴关行间透太冲、上巨虚透足三里、公孙、胃俞。

太冲为足厥阴肝经之输穴，亦即原穴，功能疏肝解郁、降逆，取之治肝气之横犯。泻肝经荥穴行间，清热行郁、止渴祛烦。补胃之合穴足三里能运中气助后天生化之源，促升降气机调畅。配大肠经下合穴上巨虚，使胃肠气机调畅，并可引经表之邪达外。公孙为足太阴脾经之络、别走足阳明胃经，功能补脾益胃、调养气血。配膀胱经之背俞穴胃俞，滋养胃阴而生津液。

处方：四逆散加减。

柴胡12克，青皮10克，炒白芍10克，白术15克，木香6克，甘草6克。

服2剂，针1次后少腹疼痛大减，大便次数减为每日2次，仍有黏液和下利不爽之感，此乃余邪不尽之症。继服5剂，针3次后少腹不痛，大便顺畅，每日一次，黏液不见。后以调理脾胃善后而愈，随访半年无复发。

方解：方中柴胡宣发气机，白芍养血柔肝，白术健脾补虚，青皮理气醒脾，木香行气开郁。四药合用，补脾土，泻肝木，调气机，止痛泻。

3. 少阴肾阳虚衰型

主要症状：久泻日久，泄泻多在黎明前后，脐下疼痛，肠鸣即泻，完谷不化，泻后则安，腹部喜暖，常伴形寒肢冷、腰膝痠软，舌淡苔白，脉沉细。

病案

张某，男，33岁，2018年9月于南阳亚太风湿骨伤医院初诊。患者腹痛腹泻3年余，黎明五更泄泻，伴形寒肢冷，腰膝痠软，脐下疼痛，肠鸣即泻，完谷不化，泻后则安，腹部喜暖，舌淡苔白，右尺脉沉细。

病机：肾阳亏虚，脾失健运。

治法：温肾健脾，固涩止泻。

筋骨针灸：针上巨虚、足三里、中脘、天枢。灸肾俞、脾俞、关元、足三里。

补胃之合穴足三里能运中气助后天生化之源，促升降气机调畅。配大肠经下合穴上巨虚，使胃肠气机调畅，并可引经表之邪达外。中脘为六腑之会，胃之募穴。天枢为大肠募穴，足少阴与冲脉之会，调和气机升降，疏经活络。取膀胱经背部俞穴脾俞，运脾输津，益气统血以和润胃气。灸关元能补阳益气，健脾化湿，温中散寒。

处方：真武汤加四神丸加减。

附子9克，干姜15克，茯苓15克，肉豆蔻6克，补骨脂10克，五味子6克，炒吴茱萸6克，炙甘草9克，生姜6片，炒小米60克。

服上方3剂，针刺3次后，上述症状明显减轻。继服6剂，针5次，神阙、命门外贴吴氏复元膏以固其本，痊愈。随访半年无复发。

方解：附子温阳散寒、回阳救逆、补火助阳；干姜温中散寒，健运脾阳；肉豆蔻涩肠止泻、温中理脾；补骨脂补火壮阳、收涩、温肾助阳、温脾止泻；五味子滋补涩精、止泻止汗；吴茱萸散寒温中、助阳止泻；炙甘草补脾和胃、益气复脉。

第十三节　不　寐

【概述】

失眠中医称不寐，以经常夜晚不能正常睡眠为典型症状，属于中医神志性疾病。表现为睡眠时间短、深度不足，轻者入睡困难，或易醒，重则彻夜难眠，影响人们的正常工作、生活与健康。

不寐在《内经》称为“不得卧”“目不眠”，认为是邪气客于脏腑，卫气行于阳，不能入阴所得。

《素问·逆调论》记载有“胃不和则卧不安”。后世医家引申为凡脾胃不和，痰湿、食滞内扰，以致寐寝不安者均属于此。

汉代张仲景《伤寒论》及《金匮要略》中将其病因分为外感和内伤两类，提出“劳伤虚烦不得眠”的论述，至今临床仍有应用价值。《景岳全书·不寐》：“盖寐本乎阴，神其主也，神安则寐，神不安则不寐。”

《灵枢·大惑论》：“病而不得卧者……卫气不得入于阴，常留于阳，留于阳则阳气满，阳气满则阳跷盛，不得入于阴，则阴气虚，故目不瞑也。”

【病因病机】

人体正常睡眠，乃阴阳之气平衡，如果阴阳平衡失调，心阳浮越，或水火不济、心火上扬、肝火旺盛等，都可导致不寐症。本病的病因、病机主要有虚实两方面，实者为七情内伤、肝失条达、饮食失节、痰热上扰；虚者为心肾不交、心阳气虚、心脾两虚。

【分型】

心阳气虚型，心肾不交型，肝火扰心型等。

1. 心阳气虚型

主要症状：失眠多梦，畏寒怕冷，伴有心悸，气短乏力，舌淡苔薄白，脉浮缓无力。

病案

陈某某，女，46岁，2019年11月于北京中医药大学国医堂就诊。患者后颈部自汗，失眠多梦，三年有余。伴有心悸，气短乏力，舌淡苔薄白，脉浮缓无力。

病情分析：项部是太阳经脉所过，长期汗出，系经气向上冲逆，阴汗损失，导致心阳浮越，阳不入阴。

病机：心阳浮越，心神不宁。

治法：温补心阳，潜阳安神。

筋骨针刺：风池、神门、百会、安眠、太溪、申脉、照海。

“脑为元神之府”，而膀胱经“从巅入络脑”，故取膀胱经穴可“益脑安神”。其常用穴为风池、安眠、心俞等。多取阴跷、阳跷脉穴，申脉、照海，引阴入阳，宁心安神。取足少阴肾经原穴太溪，与手少阴心经原穴神门，滋阴补肾，清热宁心，固为交通心肾之法。

处方：桂枝甘草龙骨牡蛎汤。

桂枝10克（去皮），生龙骨30克，牡蛎30克（熬），合欢皮15克，丹参30克，酸枣仁10克，炙甘草20克，大枣10枚，生姜6片。

先服1剂，针刺2次。症状基本减轻。继以针刺5次，继服上方5剂，随访半年无复发。

方解：《素问·阴阳应象大论》曰："阴在内，阳之守也；阳在外，阴之使也。"本案项汗淋漓，心阳虚弱，阳不外固，故以桂枝甘草汤温补心阳治本，加龙骨、牡蛎固涩止汗以治标。方中龙骨、牡蛎固涩潜阳，收敛浮越之心阳，安神止烦，为君药。龙骨性平味咸，入心肝肾膀胱经，有补肝肾、潜阳安神的功效，本方用于重镇安神、收敛心阳浮越之气。牡蛎味咸性平，入肺肾膀胱经，生用补肾益精，强骨节，定神志，滋肾水，以济心火，治惊悸失眠。桂枝辛温，能通三焦会真元，达四肢机关。本方应用桂枝，助君火扶阳气，使心神出三焦汇真元，达四肢百骸，使阳气盛，气血畅，而心神自明。甘草味甘性温平，兼有阴阳平和之性，具有攻补兼施之功。辛甘养阳，以温复心阳，共为臣佐。甘草用量倍于桂枝，因心阳浮越，用药宜缓，而不宜过于辛散。四者相合，潜敛温通浮越之阳以安神定志。酌加黄芪、丹参益气助阳，酸枣仁养心安神，白芍敛阴。全方可补益心阳，安神定悸。

2. 心肾不交型

主要症状：心烦不寐，入睡困难，心悸多梦，伴头晕耳鸣，腰膝酸软，潮热盗汗，五心烦热，咽干少津，男子遗精，女子月经不调，舌红少苔，脉细数。

病案

张某某，男，59岁，某杂志社编辑。2019年11月10日于北京中医药大学国医堂就诊。顽固性失眠两年，入夜心烦神乱，辗转反侧，不能成寐。因长期熬夜为提神醒脑，常饮浓厚咖啡，习惯成自然，致入夜则精神兴奋不能入寐，昼则头目昏沉，萎靡不振。舌光红少苔，脉弦细数。

病机：少阴心肾，水火不济，水亏火旺。

治法：滋少阴肾水，上济心火，令坎离相济，心肾水火交融。

筋骨针刺：神门、通里、风池、安眠、太溪、照海、申脉。

神门、通里，主治神不入门，魂不守舍，有交通心肾之功。太极针法坎离位水火交融法，坎卦烧山火、离卦透天凉，同取可益阴潜阳使水火相济。风池足少阳与阳维之会，因太阳主一身之表；配安眠，安神助眠。太溪为肾经之原穴，补肾阴而壮水。照海肾经穴，滋补肾阴以壮生血之根。配申脉足太阳膀胱经穴通阳跷脉，补阳益气。

处方：黄连阿胶鸡子黄汤加减。

黄连6克，黄芩9克，阿胶15克（烊化），白芍10克，合欢皮15克，夜交藤10克，莲子心10克，鸡子黄2枚，炙甘草6克。

此方服至3剂，针1次后便能安然入睡，心神烦乱不发。续服3剂，针1次，不寐之疾，从此而愈。

方解：失眠，《内经》谓之“不寐”“不得卧”。成因有痰火上扰者；有营卫阴阳不调者；心脾气血两虚者；心肾水火不交者。本案至夜则心神烦乱，难以入寐，乃心火不能下交于肾水而独炎于上。陈士铎《辨证录》云：“夜不能寐者，乃心不交于肾也……心原属火，过于热则火炎于上，而不能下交于肾。”思虑过度，暗耗心阴，致使心火翕然而动，不能下交于肾；阳用过极，则肾水难以上济于心。又饮咖啡，助火伤阴，使火愈亢，阴愈亏。其舌尖赤如草莓，舌光红无苔，脉细而数，一派火盛水亏之象，为心肾不交之证。治当滋其肾水，降其心火，选用仲景先师黄连阿胶汤。方用黄连、黄芩、莲子心上清心火；阿胶、鸡子黄滋养阴血。至于芍药一味，既能上协芩连酸苦为阴以清火，又能酸甘化阴以助阴血，且下通于肾，以滋肾水。炙甘草调和诸药，以制连芩之味苦。诸药配伍，以奏滋阴降火。合欢皮、夜交藤具有宁心安神，交通心肾之效，具有《难经》的“泻南补北”的精神。

使用本方还需注意两点：①舌脉特点：本证是舌质红绛，或光绛无苔，甚则舌尖赤如杨梅，脉多细数或弦细数；②注意煎服方法：方中阿胶、鸡子黄两味，俱不能与它药混煎。阿胶烊化后兑入药汁中，待去渣之药汁稍冷后再加入鸡子黄，搅拌均匀后服用。

3. 肝火扰心型

主要症状：不寐多梦，甚则彻夜不眠，急躁易怒，伴头晕头胀，目赤耳鸣，口干而苦，不思饮食，便秘溲赤，舌红苔黄，脉弦而数。

病案1

郑某某，女，53岁。2019年11月24日于北京中医药大学国医堂就诊。患者近日因儿子婚事不遂而心烦不宁，坐立不安，整夜不能入寐。白昼则体肤作痛，甚则皮肉瞤动。胸胁苦满，口苦，头眩，周身乏力，小便涩赤、大便干结，舌绛、苔白腻，脉沉弦。

病机：厥阴肝郁化火，痰热扰心。

治法：疏肝清热，化痰安神。

筋骨针刺：腕阴关神门透通里、大陵透内关、足阴关行间透太冲、胸阴关章门透大包、太溪。

神门为心经之原穴，功能疏调血脉以宁心；通里为手少阴心之络，又别走手太阳小肠。针用补法可补心通阳，宁心安神。太冲为足厥阴肝经之输穴，亦即原穴，功能疏肝解郁、降逆，取之治肝气之横犯。泻肝经荥穴行间，清热行郁、止渴祛烦。大陵为手厥阴心包络之原穴，针之能疏调心气，通脉活血。内关为手厥阴心包经之络穴，别走三焦经，心包主脉所生病，三焦主气所生病，两经循行遍及整个胸腹腔间。凡五脏六腑之气滞血阻者，取内关开郁行滞，通脉活血。章门脾之募穴，足厥阴肝经与足少阳胆经之会，功能疏调肝脾，清利肝胆，通络化瘀，调理三焦气机。太溪为肾经之原穴，补肾阴而壮水。

处方：柴胡龙骨牡蛎汤加减。

柴胡15克，黄芩10克，姜半夏10克，栀子10克，青皮10克，云苓15克，百合10克，龙骨30克，牡蛎30克，炙甘草9克，生姜9片，大枣10枚。

针3次，服药6剂，心烦、口苦、头眩诸症减，每夜能睡4小时。唯觉皮肤热痛，二便少，舌苔白，脉沉。守方再进6剂，烦止寐安，诸症霍然。

方解：《灵枢·营卫生会篇》云："气至阳而起，至阴而止……夜半而大会，万民皆卧，命曰合阴。"言人之寤寐与营卫气血阴阳的循环转运有关。阳入于阴则寐，阳出于阴则寤。今之治不寐一证，多从心神论治，鲜从气机运转角度考虑。殊不知少阳为营卫气血阴阳运转之枢纽，喜条达，恶抑郁。若情志抑郁不遂，使少阳枢机不利，气机不达，则阳不入阴而导致不寐。热退痰化，则一身之气机通利，营卫气血相贯如环，阳入于阴，神敛于心肝，则人自寐也。方中柴胡疏肝清热，调畅气机。黄芩清热除烦。云苓、百合宁心安神，补益心气。龙骨、牡蛎以重镇安神。半夏降逆化痰，调畅气机。甘草调和诸药。生姜、大枣调和营卫。

病案2

张某，女，46岁，房地产公司经理，2019年12月1日于北京中医药大学国医堂初诊。失眠2月余。近1个月来，因房业不景气，引起顽固失眠，头晕目眩，烦躁易怒，颈部强硬疼痛不适。口苦、口干、口渴，纳差，出虚汗，舌淡红、苔微黄，脉弦细、关脉弦。

病机：少阳失疏，热蒙心神。

治法：疏解少阳，清热安神。

筋骨针刺：腕阴关神门透通里、大陵透内关、足阴关行间透太冲、太溪透大钟。

神门透通里，主治神不入门，魂不守舍，有交通心肾之功。太极针法坎离位水火交融法，坎卦烧山火、离卦透天凉，同取可益阴潜阳使水火相济。大陵为手厥阴心包络之原穴，心包为心之外围，代心受邪，心主血脉，而心包络主脉所生病，故针之能疏调心气，通脉活血。内关为手厥阴心包经之络穴，别走三焦经，心包主脉所生病，三焦主气所生病，两经循行遍及整个胸腹腔间。凡五脏六腑之气滞血阻者，取内关开郁行滞，通脉活血。太冲足厥阴肝经之原穴，疏泄经气，宣导气血，调肝利胆；配行间肝经荥穴，可增强舒肝解郁之效。取肾经原穴太溪，补肾壮水以制热。配大钟肾经之络穴，滋阴降火，引热下行而敛心神。

处方：柴胡龙骨牡蛎汤加减。

柴胡15克，黄芩10克，姜半夏10克，青皮10克，茯神30克，生龙骨30克，生牡蛎30克，炒酸枣仁10克，知母15克，炙甘草9克，生姜9片，大枣10枚（擘）。

6剂，每日1剂，分3次服。配合筋骨针刺3次后情绪明显好转了，睡眠改善，但头仍昏蒙、颈部强痛不适，舌淡红边有齿痕、苔黄滑，脉弦细滑。上方加葛根30克，继服6剂，针5次痊愈，随访半年无复发。

方解：方中柴胡疏肝清热，调畅气机。黄芩清热除烦。茯神宁心安神，补益心气。龙骨、牡蛎重镇安神。半夏降逆化痰，调畅气机。知母养阴润燥。甘草调和诸药，生姜、大枣调和营卫。

第十四节 嗜 睡

【概述】

嗜睡指不分昼夜，时时欲睡，呼之即醒，醒后复睡的病证。亦称“嗜睡”“多卧”“嗜眠”“多眠”等。

本病的病位在心、脾，与肾关系密切，多属本虚标实。本虚主要为心、脾、肾阳气虚弱，心窍失荣；标实则为湿邪、痰浊、瘀血等阻滞脉络，蒙塞心窍。

李东垣在《脾胃论·卷上》中指出：“脾胃之虚，怠惰嗜卧”。《丹溪心法·中湿》指出：“脾胃受湿，沉困无力，怠惰好卧”。指出脾胃亏虚和脾胃受湿均可导致多寐。

【病因病机】

多寐的病机关键是湿、浊、痰、瘀困滞阳气，心阳不振。或肾阳气虚，心神失荣。脾气虚弱，运化失司、水津停聚而成痰浊，痰瘀内阻，又可进一步耗伤气血、损伤阳气，以致心阳不足、脾气虚弱、虚实夹杂。

【分型】

中医常见辨证分型有湿盛困脾型、肾阳虚衰型等。

1. 湿盛困脾型

主要症状：头蒙如裹，昏昏嗜睡，肢体沉重，偶伴浮肿，胸脘痞满，纳少，泛恶，舌苔腻，脉濡。

病案

黄某某，北京昌平人，男，56岁，经常嗜睡倦怠明显半年有余，于2019年7月，北京中医药大学国医堂就诊。患者自觉首重如裹，困顿不堪，嗜睡，食欲不振，四肢乏力，大便溏薄，平素喜烟酒，舌体胖淡、苔白腻，脉沉濡。

病机：脾阳不振，痰湿内困。

治法：振奋脾阳，祛痰利湿。

筋骨针灸：腕阴关神门透通里、顶阳关神聪透百会、踝阴关照海配申脉、丰隆。灸肾俞、气海。

神门透通里，主治神不入门，魂不守舍，有交通心肾之功。太极针法坎离位水火交融，法坎卦烧山火、离卦透天凉，同取可益阴潜阳使水火相济。配申脉足太阳膀胱经穴，肾经照海穴，通阴跷脉、壮水滋阴。丰隆为祛痰之要穴。配灸背之俞穴肾俞，温阳益气，补肾固精；灸气海壮阳固元而祛阴寒，则先后天之本兼顾。

处方：半夏厚朴汤加减。

姜半夏15克，厚朴10克，茯苓30克，香薷10克，石菖蒲30克，薏苡仁30克，生姜9片，甘草9克。

服药3剂，针2次后患者睡意大减，注意力明显集中，胃纳改善。继续服上方3剂，针3次调理而愈。随访半年无复发。

方解：姜半夏辛温入肺胃，化痰散结，降逆和胃，为君药。厚朴宽中下气、除满，助姜半夏散结降逆，为臣药。茯苓淡渗利湿，健脾化痰。香薷芳香行气，石菖蒲祛湿化痰，薏苡仁温补脾阳，生姜和胃止呕，甘草调和诸药。诸药合用，理气化痰，散结利咽。

2. 肾阳虚衰型

主要症状：心神昏浊，倦怠嗜卧，精神疲乏懒言，畏寒肢冷，面色㿠白，健忘，脉沉细无力，舌淡苔薄。

病案

王某某，女，66岁，住北京丰台区。2019年12月于北京中医药大学国医堂初诊。病人既往有高血压、脑血栓史，左侧肢体活动不利，头晕头痛。一日晨起后，突然变得双目呆滞、表情淡漠、神志时明时昧，呼之则精神略振，须臾又恍惚不清、言语含糊，小便色清、夜尿频多，畏寒喜暖、手足不温，周身作痛，舌苔滑，脉沉细无力。

病机：肾精不足，髓海空虚，脑失所养。

治法：益气温阳。

筋骨针灸：神门配通里、神聪配百会、照海配申脉。灸肾俞、气海。

神门配通里，主治神不入门，魂不守舍，有交通心肾之功。太极针法坎离位水火交融法，坎卦烧山火、离卦透天凉，同取可益阴潜阳使水火相济。配申脉足太阳膀胱经穴，通阳跷脉，补阳益气。肾经照海穴，通阴跷脉，壮水滋阴。艾灸肾俞、气海温补肾阳。

处方：四逆汤加减。

附子15克，干姜30克，肉桂6克，淫羊藿30克，党参10克，焦白术15克，益智仁15克，炙甘草9克，生姜9片，大枣10枚。

服药3剂，针3次，患者精神大增，神志清醒，言语流利，能答复问题。仍手足逆冷，腹满下利。再以四逆汤与理中汤合方振奋脾肾之阳。服药6剂，针5次，手足转温，腹满消失，二便正常，神阙、命门外贴吴氏复元膏以固其本而痊愈。随访半年无复发。

方解：附子回阳救逆，散寒止痛；党参补中益气，健脾益肺；白术健脾益气，燥湿利水；甘草甘平入脾，可益气补中，调和诸药；干姜温中散寒，回阳通脉，燥湿消痰。《伤寒论》："少阴之为病，脉微细，但欲寐也"。仲景先师仅举一脉一证，即揭示了少阴病基本病理特点是以阳虚为主。本案但欲寐而见小便清长、四肢不温、恶寒下利，为少阴阳虚寒化之证。仲景云："若小便色白者，少阴病形悉具。小便白者，以下焦虚有寒，不能制水，故令色白也"（《伤寒论》第282条）。今心肾阳虚，阴寒内盛，神失所养，故见神志昏昧不清的"但欲寐"证候。脉细者，为阳虚损及于阴。治当急温少阴为法，故用四逆汤回阳；加党参者，在于益气生津，回阳之中，兼补少阴之阴。

第十五节　鼾　症

【概述】

中医鼾症俗称“打呼噜”。是指熟睡中自喉里发出鼾声，其声音可大可小，也可起伏绵绵，也可间断出现，也有的时强时弱，甚至伴有呼吸间歇、暂停的现象。

西医称为呼吸暂停综合征，可导致睡眠呼吸暂停、高血压、心脑血管病，甚至可在睡眠中被夺去生命。多见于体质肥胖的中老年人，肥胖青少年儿童也可出现本症。

【病因病机】

饮食不节等原因导致脾胃受损，脾虚不能运化水湿，凝结壅滞咽喉而致打鼾。太阳寒邪侵犯肺经，引起肺失宣降，影响气机不利，上呼吸道黏膜充血水肿，鼻黏膜充血、慢性鼻炎等。不注意劳逸结合，导致中气不足，阳气虚弱也易致打鼾。

【分型】

中医常见的辨证分型有：痰湿阻肺型、脾肾阳虚型等。

1. 痰湿阻肺型

主要症状：睡觉时呼噜声响亮高亢，时断时续；睡眠不实，疲惫嗜睡，睡不解乏，健忘乏力，胸闷，形体肥胖；晨起口干，咯痰白稀；舌质淡红边有齿痕、舌苔白或白腻或白滑，脉弦滑或濡缓。多见于年轻人。

病案

李某某，女，38岁，2020年1月于北京中医药大学国医堂初诊。鼾症十余年，曾服中西药疗效不佳，经介绍求治。形体肥胖，伴头晕乏力，胸闷气短，舌体胖大、舌淡苔白厚，脉滑濡。

病机：痰湿壅阻。

治法：化痰祛湿。

筋骨针刺：少商、鱼际、廉泉、丰隆、腕阴关神门透通里、足阴关太白透公孙。

肺井少商，点刺出血，清肺利咽；鱼际为手太阴肺经之荥，功能调理肺气；廉泉有化浊利膈通咽之效。配丰隆胃经之络穴，降逆豁痰，疏经通络。通里为手少阴心经之络穴，别走手太阳小肠经，心主血脉，针之益心养血。取公孙主治胃、心、胸疾，理中降逆，宽胸利膈。

处方：半夏厚朴汤合五苓散加减。

姜半夏10克，厚朴10克，茯苓30克，干苏叶10克，桔梗10克，白术10克，射干10克，薄荷9克，甘草9克，生姜9片。

上方服3剂，针2次后，上述症状明显减轻。继上方服5剂，针3次后痊愈。随访半年无复发。

方解：姜半夏辛温入肺胃，化痰散结，降逆和胃；厚朴宽中下气，除满，助姜半夏散结降逆；茯苓淡渗利湿，健脾化痰；苏叶芳香行气，理肺舒肝；桔梗宣肺祛痰，利咽排脓；白术健脾益气，燥湿利水；射干化痰利咽，消肿止咳；薄荷疏散风热，清利头目，利咽透疹，疏肝行气；甘草调和诸药；生姜和胃温中。

2. 脾肾阳虚型

主要症状：睡觉时呼噜声轻微，面色㿠白，耳鸣头昏，神疲乏力，四肢厥冷，腰膝酸软，白天昏昏欲睡，半夜尿频繁，舌淡苔白，脉沉迟。多见于老年患者。

病案

孙某，男，45岁，鼾症十余年，2020年12月于北京中医药大学国医堂初诊。面色㿠白，神疲乏力，四肢厥冷，腰膝酸软，头晕耳鸣，半夜尿频繁，舌淡苔白，脉沉迟。

病机：脾肾阳虚。

治法：温补脾肾。

筋骨针刺：鱼际、公孙、廉泉、天突、脾俞、太溪、照海。

鱼际为手太阴肺经之荥，功能调理肺气；取公孙主治胃、心、胸疾，有理中降逆，宽胸利膈。再针天突配廉泉，二穴均系任脉与阴维脉之会，有化浊利膈通咽之效。脾俞为膀胱经背俞，输转沟通脏腑经络之气以调畅表里，又可运脾和中。配太溪足少阴肾经之俞，亦即原穴，补肾壮水以滋阴。足少阴肾经照海穴滋阴填精补髓。

处方：四逆汤合五苓散加减。

制附子15克，干姜20克，肉桂6克，党参10克，白术10克，茯苓15克，赤芍30克，厚朴10克，山药30克，陈皮10克，甘草6克。

上方服3剂，针2次后，上述症状明显减轻。继上方服5剂，针3次后，神阙、命门外贴吴氏复元膏以固其本而痊愈。随访半年无复发。

方解：制附子辛热，温肾暖脾，扶阳制水；干姜健脾益胃，温中回阳；肉桂引火归元；党参益气助阳；白术健脾益气，燥湿利水，固表止汗；茯苓甘、淡、性平，渗湿利水，健脾和胃，宁心安神；厚朴宽中下气，和解疼痛；山药补脾益阴，滋肾固精；陈皮健脾和胃，行气宽中，降逆化痰；甘草调和诸药。

第十六节　乳癖症

【概述】

“乳癖”是指妇女乳间质的良性增生，为常见妇科病。中医认为：乳癖其病位在肝脾肾，病属本虚标实。因七情所伤，三焦枢机不利、气机不畅，致肝气郁结、肝郁脾虚，气滞痰凝、脉络不和，乳腺组织失却通畅，不通则见乳痛。肝气郁久，灼津为痰，气滞血瘀痰凝结聚成块，故见乳房肿块。西医称为乳腺增生，多发生于中青年女性，绝经后亦有见者。乳腺增生的病因多与卵巢功能失调有关。主要表现为单侧或双侧乳房多个大小不等结节，质韧厚实或有囊性感，界线清晰，活动度好。常于经前增大，经后缩小。患者自觉乳房胀痛，尤以经期明显，经后消失或减轻。

【病因病机】

基本病机是肝脾失调，气滞痰凝。从经脉循行看，足阳明胃经过乳房，足厥阴肝经至乳下，足太阴脾经行乳外侧，足少阴肾经、任脉行乳内侧，冲脉散胸中。所以本病病在胃经，涉及肝、脾、肾及冲任二脉。

【分型】

中医常见辨证分型为肝郁气滞型、肝脾失调型、痰湿阻络型等。

1. 肝郁气滞型

主要症状：早期症状，可见忧郁寡欢，心情烦躁，乳房有包块，活动边界不清，无粘连，常发于乳房外上象限，且多为双侧，质柔软，痛较轻，可随喜消怒长，经前乳胀，包块疼痛加重，但皮色如常，不溃破。

病案

付某某，女，22岁，于2018年6月5日到北京中医药大学国医堂就诊，自诉经前乳房胀痛，心烦易怒半年；左侧乳房触诊可触及有2.0cm大小包快，表面光滑。经期延后10天，量少；纳可，二便调，眠差，舌质红、苔薄白，脉细弦。

病机：肝郁气滞化结。

治法：疏肝行气，软坚散结。

筋骨针刺：胸阴关期门透乳根、章门透大包，手阳关三针，足阴关行间透太冲。

三焦枢机不利，开三关针法取期门透乳根、章门透大包为少阳经开三关针法之要，打开脾之募穴章门、肝之募穴期门具有疏肝解郁，疏利三焦之功效。液门透中渚，疏利手少阳三焦经之络穴，疏经活络，调畅三焦气机。行间透太冲疏肝解郁。侠溪透临泣，通带脉，增强清肝利胆，疏经止痛作用。

处方：柴胡四逆散加减。

柴胡10克，青皮10克，当归10克，赤芍30克，全瓜蒌15克，枳壳10克，橘核15克，荔枝核15克，郁金12克，丝瓜络30克，炙甘草6克，生姜9片。水煎服。

上方服用3剂，针3次后乳房疼痛消失，乳腺结节消散。继服9剂，配合筋骨针法松筋治疗9次，痊愈。乳腺检查：双侧乳腺无明显症状；患者自觉心情舒畅，乳房不再胀痛。随访半年无复发。

方解：方中柴胡、青皮、枳壳、郁金疏肝解郁，行滞散结，祛瘀止痛；陈皮疏利气机；当归、赤芍入肝而活血化瘀；全瓜蒌宽胸降气，清热化痰；橘核、荔枝核理气止痛，散结消肿；丝瓜络通经活络；生姜开胃和中；甘草调和诸药。

2. 肝郁化火型

主要症状：乳房胀痛，有结块，胁肋胀满，急躁易怒，伴头晕头胀，目赤耳鸣，口干而苦，不思饮食，便秘溲赤，舌红苔黄，脉弦而数。

病案

王某某，女，49岁。2018年3月于北京中医药大学国医堂初诊。主诉乳房胀痛5年。表情抑郁，午后低热，乳房胀痛，有结块，胁肋胀满，经行前后不定期，舌淡红、苔薄黄，脉长弦。

病机：少阳郁久化火。

治法：疏肝解郁，通络止痛。

筋骨针刺：吴氏中医筋骨针法，核心六经归类，以筋为纲，以关为守，以结为要，以松为法，以调为治，以气为通，以神为领。以开三关针法，针刺手阳关液门透中渚、足阴关行间透太冲、侠溪透临泣、胸阴关期门透乳根、章门透大包。

三焦枢机不利，开三关针法取期门透乳根、章门透大包为少阳经开三关针法之要，打开脾之募穴章门、肝之募穴期门具有疏肝解郁，疏利三焦之功效。液门透中渚，疏利手少阳三焦经之络穴，疏经活络，可宣泄少阳火郁，调畅三焦气机。行间透太冲疏肝解郁。侠溪透临泣，通带脉，增强清肝利胆，泻热潜阳，疏经止痛作用。

处方：小柴胡汤加减。

柴胡12克，黄芩10克，姜栀子10克，赤白芍各15克，青皮12克，牡丹皮10克，橘核15克，荔枝核10克，郁金10克，香附10克，生姜6片，大枣3枚。

上方服3剂，针3次后，诸症减轻。按上方继服9剂，针10次痊愈。随访一年无复发。

方解：柴胡苦平，入肝胆经，透泻少阳之邪；黄芩苦寒，清泻少阳之热，两者合用和解少阳。栀子清泻三焦之火，芍药甘缓止痛，青皮疏肝理气。牡丹皮清热，活血散瘀。橘核、荔枝核理气，散结，止痛。郁金行气解郁，配气中血药香附，相得益彰。生姜、大枣调和营卫。

第十七节　脑中风

【概述】

中风又名卒中。因本病起病急骤、症见多端、变化迅速，与风性善行数变的特征相似，故以中风名之。

本病是以卒然昏仆，不省人事，伴口眼㖞斜、半身不遂、语言不利为主症的病证。病轻者可无昏仆而仅见半身不遂及口眼㖞斜等症状。多见于50岁以上的中老年人，尤其是三高（高血压、高血脂、高血糖）病人易患本病。

根据中风的临床表现，西医学中的急性脑血管疾病与之相近，包括缺血性中风和出血性中风，如短暂性脑缺血发作、局限性脑梗死、原发性脑出血和蛛网膜下腔出血等，均可参照本节进行辨证论治。

【病因病机】

中风病因复杂，中医认为该病与年老体衰、五志过极、饮食不节等因素有关，风、火、痰、瘀为主要原因。主要是由于脏腑阴阳失调、气血逆乱、上扰清窍、神不导气。

现代医学认为该病主要与三高症即高血脂、高血压、高血糖等疾病密切相关。动脉粥样硬化、血液黏稠等疾病可造成脑血管局部缺血、梗死或坏死，为中风的常见病因。

中风的发病方式多呈急性、突发性，但病理过程较为缓慢。在病理变化过程中，中风的诱发因素促使该过程突然升级，而发生中风。

（1）少阴肾经不足：先天禀赋不足，五脏虚弱是引起本病发生的原因之一，尤其是肾脏亏虚，不能主藏五脏之精，精亏则不能充养脑髓，濡润肌肤和筋骨而致痿症，发为本病。

（2）厥阴肝郁化火：七情（喜、怒、忧、思、悲、恐、惊）所伤，心火暴甚，可引动内风。或暴怒使肝阳上亢，气火俱浮，灼伤脑络，迫血上涌，血溢脉外，发为偏枯。忧思悲恐，情绪紧张或低落均可导致本病的发生。

（3）太阴脾虚湿盛：过食肥甘厚味，或过食生冷食物，导致脾胃损伤，脾胃健运失司，脾失健运则气血生化无权，造成气血亏虚。又因脾胃运化失常，不能运化水湿，湿聚生痰，痰阻经脉，血行受阻，气血不能濡养脑海、肌肤、筋骨而病。

（4）劳倦过度：操劳过度，或房事不节，阴血暗耗，纵欲伤精，水亏于下，精血亏耗，形神失养，筋骨弛纵发为本病。

【分型】常见的中医分型有气虚血瘀型、风痰阻络型等。

1. 气虚血瘀型

主要症状：半身不遂，口舌歪斜，舌强不语，感觉减退或消失，面色白，气短乏力，自汗出，舌质暗淡、舌苔薄白腻或有齿痕，脉沉细、细缓或细弦。

病案

许某某，男，66岁。2019年3月于北京中医药大学国医堂初诊。半身不遂，口舌歪斜，舌强不语，感觉减退或消失，面色白，气短乏力，自汗出，舌质暗淡有齿痕、舌苔薄白腻，脉沉细。

病机：气虚血瘀，阻滞脑络。

治法：补气行血，通络祛瘀，清脑开窍。

筋骨针灸：针合谷、内关、百会、四神聪、脑户透隆突、玉枕透风池、足三里、丰隆、三阴交、太溪。灸百会、足三里。

取合谷手阳明经之原穴，调补气血，和阳益阴；内关为心包络穴，别走三焦，阴维交会之一，取之可调气开郁，通脉活络，宽胸利膈；四神聪醒脑开窍，安神益智；脑户透隆突疏经通络、醒脑开窍镇痛；风池为手足少阳与阳维脉之会，清明耳目以疗耳聋目痛，是祛风清热、通达脑目脉络之要穴。丰隆胃经之络穴，别走脾经，能疏经活络，为健脾胃祛痰化浊之要穴；取三阴交调补三阴，行血气而散瘀结，益津血而养经脉；太溪肾经原穴，补肾滋阴使心肾交通。百会为督脉与手足三阳之会，灸能升举阳气、回阳固脱；足三里为胃之合穴，灸能助脾胃运化而调升降气机。

处方：黄芪桂枝五物汤合补阳还五汤加减。

黄芪60克，桂枝10克，白术10克，桃仁10克，赤芍30克，丹参30克，玄参15克，怀牛膝30克，地龙10克，全蝎9克，蜈蚣3条，炙甘草6克。

日一剂，水煎服。初服3剂，针3次，言语不利即有明显好转。续服十余剂，针九次，语句基本清楚。继服上方十六剂，针十五次，以巩固疗效。肢体功能完全恢复后出院。

方解：方中重用黄芪补气，桂枝以通络，配当归养血，合赤芍、川芎、桃仁、红花、地龙以活血化瘀通络。临证时如气虚明显者加党参、太子参以益气通络；上肢偏瘫重者加桑枝，下肢瘫软无力者加杜仲、桑寄生、牛膝、地黄、山茱萸等以壮筋骨，强腰膝。半身不遂较重可加穿山甲、水蛭等药加重活血通络；肢体麻木加木瓜、伸筋草、防己以舒筋活络；兼有言语不利者加石菖蒲、郁金等化痰开窍。

2. 风痰阻络型

此型以实为主，表现为舌强语涩，震颤抽搐，或肌肤不仁，手足麻木、拘急，半身不遂，舌苔薄白或白腻，脉弦滑。

病案

张某某，女，66岁。2021年6月于北京中医药大学国医堂初诊。言语不利，右侧半身不遂，肢体拘急，舌苔黄，脉弦。经用西药治疗，效果不显。

病机：风痰上扰，瘀阻脑络。

治法：祛风通络，活血化痰。

筋骨针灸：针神门透通里、丰隆、百会、枕阳关脑户透隆突、哑门、行间透太冲、廉泉。灸百会、足三里。

神门为心经之输穴，功能疏调血脉；通里为手少阴心之络，又别走手太阳小肠，二穴针用补法可补心通阳。丰隆胃经之络穴，别走脾经，能疏经活络，为健脾胃祛痰化浊之要穴。脑户透隆突疏经通络，醒脑开窍镇痛。风池为手足少阳与阳维脉之会，清明耳目以疗耳聋目痛，是祛风清热、通达脑目脉络之要穴。哑门、廉泉，利咽开音。百会为督脉与手足三阳之会，灸能升举阳气、回阳固脱；足三里为胃之合穴，灸能助脾胃运化而调升降气机。

处方：半夏白术天麻汤加减。

白术10克，姜半夏10克，茯苓15克，白附子10克，石菖蒲15克，天麻10克，蜈蚣3条，全蝎9克，胆南星10克，当归10克，丹参30克，炙甘草6克，生姜9片，大枣10枚。

初服3剂，针3次言语不利即有明显好转。续服10余剂，针10余次后语句基本清楚。继服3周，针2周以巩固疗效。肢体功能完全恢复后出院。

方解：此型失语多是风痰阻于廉泉，使气血不能通于舌本。故用姜半夏、天麻两味祛风化痰为君药。以白术、茯苓为臣，健脾祛湿，能治生痰之源。胆南星燥湿化痰，祛风止痉。使以甘草和中调药。煎加姜、枣以调和脾胃，生姜制约半夏之毒。白附子、全蝎、蜈蚣，内熄肝风，外祛邪风；菖蒲以宣窍通络利气，而祛风痰。综观全方，风痰并治，标本兼顾，但以化痰熄风治标为主，健脾祛湿治本为辅。

第十七节　消　渴

【概述】

中医消渴病与现代医学的糖尿病颇为相似，是临床上常见病、高发病，也属于临床疑难病。消渴是以多饮、多食、多尿、乏力、身体消瘦为特征。其主要是由于饮食不节、情志失调、劳欲过度、素体虚弱等因素导致。

消渴之名，首见于《黄帝内经》。东汉医圣张仲景在《金匮要略》中将消渴分为三种类型：渴而多饮者为上消；消谷善饥者为中消；饮而多尿者为下消。随着人们生活水平的提高，人口老龄化以及肥胖发生率的增加，糖尿病的发病率呈逐年上升趋势。

【病因病机】

（1）太阴肺经郁热：《灵枢·五变》：“五脏皆柔弱，善病消瘅。”尤其肺肾阴虚体质最易患病。虚火内生，肺燥生热，津液失布，最终致肺燥胃热，阴液耗伤，真阴虚损。

（2）阳明胃经郁热：长期过食肥甘厚味，嗜酒。嗜食辛辣刺激，损伤脾胃，脾胃运化失职，阳明胃经积热内蕴，化燥伤阴，消谷耗液，发为消渴病。

（3）少阴肾经亏损：少阴肾经先天禀赋不足或房事不节导致肾精亏损，或膀胱气化失司所致。

【分型】

1. 上消（太阴肺热津伤证）

主要症状：烦渴多饮，口干舌燥，尿频量多，舌边尖红、苔薄黄，脉洪数。

治法：清热润肺，生津止渴。

筋骨针刺：腕阴关太渊透经渠、少府、心俞、肺俞、三阴交。

取太渊脉之会、手太阴肺经之原，调理肺气以助脉络之行；少府为心经荥穴，主清心导火下行；配补膀胱经之背俞穴心俞益心养血。肺主皮毛，取背之俞穴肺俞疏风散热、养阴清肺，以达宣降肺气之用，可调皮毛之不合。三阴交，调补三阴，独有气血双补之妙。

处方：白虎加人参汤合消渴方加减。

石膏30克，知母10克，粳米15克，沙参15克，麦冬30克，百合15克，人参10克，甘草6克。

方解：方中石膏大寒，寒能胜热，味甘归脾，性沉而主降，已备秋金之体，色白通肺，质重而含津，已具生水之用。知母气寒主降，味辛能润，泄肺火而润肾燥，滋肺金生水之源。甘草土中泄火，缓寒药之寒，用为舟楫，沉降之性，始得流连于胃。粳米、甘草益胃和中；人参益气生津，培气而生津血，烦渴可除也。更加人参者，以气为水母，邪之所凑，其气必虚，阴虚则无气，此大寒剂中，必得人参之力，以大补真阴，阴气复而津液自生也。沙参、麦冬、百合益气补脾养阴。诸药合用，以疗热盛津气两伤证。

2. 中消（阳明胃热证）

主要症状：多食易饥，口渴，尿多，形体消瘦，大便干燥，苔黄，脉滑数有力。

治法：清胃泻火，养阴增液。

筋骨针刺：三阴交、足阳关内庭透陷谷脾俞、内庭、胃俞。

三阴交健脾益气，调补肝脾，为气血双补之用；脾俞乃脾之精气聚会之所，功能健脾益气利湿，消纳水谷，调运升降气机；内庭系足阳明胃经之荥穴，荥主身热，功能和胃调肠以泻热；取胃俞清热润燥，养胃滋阴。

处方：调胃承气汤或玉女煎。

石斛15克，花粉30克，酒大黄6克，芒硝10克，玉竹10克，炙甘草6克。

方解：方中大黄苦寒，泻火通结为君；芒硝咸寒，软坚润燥为臣；甘草甘缓和中，益气养胃，以缓消大黄之苦泄，使药力缓缓下行为佐。燥热得解，胃气自和，故名调胃承气汤。

3. 下消（少阴阴阳两虚证）

主要症状：小便频数，混浊如膏，甚至饮一溲一，面容憔悴，耳轮干枯，腰膝酸软，四肢欠温，畏寒肢冷，阳痿或月经不调，舌苔淡白而干，脉沉细无力。

治法：温阳滋阴，补肾固摄。

筋骨针刺：太溪、百会、足三里、关元、京门、肾俞、三阴交。

太溪为肾经之原穴，补肾阴而壮水。百会为诸阳之会，功能升举阳气，疏调诸阳，调运气血，贯通经气，令阳气达于四末。病本少阴阴阳两虚，复阳温中者，取胃经合穴足三里，调和胃气、益脾兴阳，培后天生化之本。加关元任脉与足三阴之会，为三焦元气所发，联系命门真阳，功能补肾壮阳，和中益气。三穴同取，行针手法阴中隐阳，先泻后补，以治阳虚致厥。益阴濡筋者，取京门肾之募穴，肾俞为足太阳膀胱经之背俞，二穴为俞募针灸腧穴法，培益下元、滋补肾阴，助少阴主枢而上济肺金，肺肾气足，则上有主而下能纳。三阴交为肝、脾、肾三经之会，功能调补三阴以滋肾、益脾、养肝，和血脉濡筋骨。四穴同取，行针手法阳中隐阴、先补后泻。

处方：金匮肾气丸加减。

熟地黄20克，元参30克，山茱萸10克，泽泻10克，茯苓15克，牡丹皮10克，制附子15克，肉桂6克，山药30克，甘草6克。

方解：方中以六味地黄丸滋阴补肾，并用附子、肉桂以温补肾阳。本方以温阳药和滋阴药并用，正如《景岳全书》所说：“善补阳者，必于阴中求阳，则阳得阴助，而生化无穷；善补阴者，必于阳中求阴，则阴得阳长，而泉源不竭。”而《医贯·消渴论》更对本方在消渴病中的应用做了较详细的阐述：“盖因命门火衰，不能蒸腐水谷，水谷之气，不能熏蒸上润乎肺，如釜底无薪，锅盖干燥，故渴。至于肺亦无所禀，不能四布水津，并行五经，其所饮之水，未经火化，直入膀胱，正谓饮一升溲一升，饮一斗溲一斗。试尝其味，甘而不咸可知矣。故用附子、肉桂之辛热，壮其少火，灶底加薪，枯笼蒸溽，稿禾得雨，生意维新。”

病案

鲁某，男，56岁。2021年7月于北京中医药大学国医堂初诊。患者近日自觉口渴喜饮，小便色白、频数量多，尿愈多而渴愈甚，大有饮一溲一之势。腰膝酸软，手足心热，畏寒怕冷，大便干燥、二日一行。舌红，脉沉细无力。

病机：消渴病之“下消”证，为少阴肾中阴阳两虚，气化无权，津液不化之证。

治法：补肾温阳化气。

筋骨针刺：踝阴关大钟、太溪、然谷、照海、关元、肾俞、三阴交、中渚。

太溪能滋阴补肾，清虚热以调胃润肠。大钟为足少阴肾经络穴，别走太阳膀胱，滋肾壮水，调和表里。配然谷足少阴肾经之荥，清热滋阴以养血；取肾经照海穴，通阴跷脉，补肾生津以滋上渴；肾俞为足太阳膀胱经背之穴，滋肾壮水，疏通膀胱经气而调和表里；配足三阴之会穴三阴交，调补三阴，补肾益脾养肝以生血。配中渚手少阳三焦经之输穴，宣畅三焦气机，以助水蓄之行。

处方：右归丸合肾气丸加减。

熟地30克，附子6克，油桂6克，山萸肉15克，生山药30克，丹皮10克，赤芍15克，白芍10克，茯苓10克，泽泻10克，炙甘草6克。

服药3剂，针2次小便次数明显减少。原方加减又进9剂，针6次则渴止、小便正常，诸症随之而愈。

方解：肾寓元阴、元阳，为水火之宅。消渴一证，本为阴虚，然阴阳相互维系，依存互根，病程一久，可阴虚及阳。本案患者继而并发消渴，有肾阳虚之象，既不能蒸津液以上腾，又不能行气化以摄州都，故上为消渴不止，下为小便频数，以致形成饮一升、小便亦一升的情况。《景岳全书·三消干渴》说："又有阳不化气，则水精不布，水不得火，则有降无升，所以直入膀胱而饮一溲二，以致泉源不滋，天壤枯涸者，是皆真阳不足，火亏于下之消证也"，说明消渴与阳虚不能蒸腾津液亦甚为密切。水液偏渗于小肠，故大便反见干燥。治疗当从水中温阳，以蒸津化气为本。《金匮要略》指出"男子消渴，小便反多，以饮一斗，小便一斗，肾气丸主之"。本方在熟地、山萸肉、山药等滋补肾阴的基础上加上桂枝、附子温养之品，意在微微温补少火，以生肾气，其配伍方法属"阴中求阳"之义。待阳生阴盈，肾气充盛，则蒸化封藏之功自复，故口渴、溲频之症随之而愈。

第十八节　痛　风

【概述】

痛风中医称为“历节风”“白虎风”，是风湿痹症中的一种常见病，也属于临床疑难病。主要症状是关节疼痛、肿胀，痛风结节形成，痛不可屈，昼轻夜重，疼痛难眠。多见于长期饮酒、高脂海鲜食物人群，尤其50多岁肥胖型男性多见。

痛风在《内经》归属“痹病”范畴，《素问·痹论》曰：“风寒湿三气合而成痹，其寒气胜为痛痹。”

《诸病源候论·历节风候》曰：“历节风之状，短气白汗出，历节痛不可忍，屈伸不得是也。”由饮酒腠理开，汗出当风所致也。亦有血气虚，受风邪而得之者。风历关节，与血气相搏交攻，故疼痛。血气虚，则汗也。风冷搏于筋，则不可屈伸，为历节风也。”

【病因病机】

（1）阻络不通：外邪留滞肌肉关节致气血不畅，经络不通，不通则痛，久则可致气血亏损，血热致瘀，络道阻塞，引起关节肿大、畸形及僵硬。

（2）阳明热毒：脏腑积热是形成毒邪攻入骨节的先决条件，积热日久，热郁为毒是发生本病的根本原因。

（3）少阴湿毒，留注关节：湿热浊毒，根于脾胃，留滞经脉，壅闭经络，流注关节，若正虚邪恋，湿毒不去，循经窜络，附于骨节，形成痰核，坚硬如石。所以湿热浊毒是形成痛风石的主要原因。

（4）太阴痰浊，内留脏腑：素体脾虚加之饮食不节，损伤脾胃，运化失调，酿生湿浊，外注皮肉关节，内留脏腑，发为本病。

【分型】

中医常见的辨证分型有湿热阻痹型、风寒湿痹型等。

1. 湿热阻痹型

主要症状：足趾小关节猝然红肿热痛、拒按，触之局部灼热、得凉则舒，伴发热口渴、心烦不安，溲黄，舌红苔黄腻，脉滑数。

病案

纳某某，男，32岁。2021年7月于北京中医药大学国医堂初诊。右足跖趾关节忽然红肿热痛、拒按，触之局部灼热、得凉则舒，伴发热口渴、心烦不安，溲黄，舌红苔黄腻，脉滑数。

病机：湿热侵袭小关节。

治法：清热除湿，活血通络。

筋骨针刺：足阴关行间透太冲、太白透公孙、踝阴关大钟透太溪。

处方：白虎加宣痹汤加减。

知母15克，石膏30克，银花10克，赤芍30克，茯苓15克，薏苡仁30克，黄柏10克，姜黄15克，怀牛膝15克，威灵仙15克，车前子30克（包煎），粳米30克，甘草9克，丝瓜络30克。

服上方3剂，针2次症状减轻。复诊继上方服用6剂，针5次后症状消失。随访半年无复发。

方解：石膏、知母、甘草、粳米清热除烦；银花、黄柏以清热解毒；茯苓、薏苡仁健脾利湿；姜黄活血通络，理气止痛；怀牛膝补肝肾，强筋骨；威灵仙活血通络，祛风除湿；车前子清利湿热；丝瓜络通经络。诸药合用，清热除湿，活血通络。

2. 风寒湿痹型

主要症状：肢体、关节疼痛，或呈游走性痛，或呈关节剧痛，痛处不移，或肢体关节重着肿痛，肌肤麻木，于阴雨天加重。舌苔薄白，脉弦紧或濡缓。

病案

马某某，男，33岁。2020年11月于北京中医药大学国医堂初诊。四肢小关节疼痛，呈对称性痛，肿痛五年余，加重2月。于阴雨天疼痛加重。曾服中西药疗效不佳，经患者介绍，前来求治。舌苔薄白，脉弦紧。

病机：风寒湿邪痹阻。

治法：温经散寒，祛风化湿。

筋骨针刺：足阴关太白透公孙、行间透太冲、踝阴关三针。

处方：麻黄附子细辛汤合乌头汤加减。

乌头6克，麻黄6克，桂枝10克，制附子9克，细辛6克，黄芪30克，当归10克，赤芍15克，鸡血藤15克，生薏苡仁30克，甘草9克，生姜9片。

服上方3剂，针2次，上述症状减轻。复诊继上方服用6剂，针4次后症状消失。随访半年无复发。

方解：风寒湿邪乘虚而入，留于关节，经脉痹阻，气血运行不畅，则关节疼痛。治当温经散寒，通络除湿之法。方中麻黄发汗宣痹；乌头祛寒止痛；赤芍药、甘草缓急舒筋；黄芪益气固卫，助麻黄、乌头、制附子温经止痛，又可防麻黄过于发散。诸药配伍，能使寒湿之邪微汗而解，则病邪去而疼痛止。甘草调和诸药。

第十九节　水　肿

【概述】

水肿是体内水液潴留，泛滥肌肤，表现以头面、眼睑、四肢、腹背甚至全身浮肿为特征的一类病证。

【病因病机】

人体水液的运行，有赖于气的推动，即有赖于脾气的升化转输、肺气的宣降通调、心气的推动、肾气的蒸化开合。这些脏腑功能正常，则三焦发挥决渎作用，膀胱气化畅行，小便通利，可维持正常的水液代谢。反之，若因外感风寒湿热之邪、水湿浸渍、疮毒浸淫、饮食劳倦、久病体虚等导致上述脏腑功能失调，“三焦者，决渎之官，水道出焉。”三焦决渎失司、膀胱气化不利、体内水液潴留、泛滥肌肤，即可发为水肿。

【分型】

中医的常见辨证分型有湿热内盛型、水湿内伏型、脾肾阳虚型等。

1. 湿热内盛型

主要症状：遍体浮肿，皮肤绷紧光亮，胸脘痞闷，烦热口渴，小便短赤，或大便干结，舌红、苔黄腻，脉沉数或濡数。

病案

王某某，女，68岁。2019年7月于北京中医药大学国医堂初诊。患慢性肾炎两年，常因感冒、劳累而发水肿。腰痛反复发作，多方治疗，迁延不愈。近半月来水肿加剧，以下肢为甚，小便不利，腰部酸痛，腹胀、纳呆，时有咽痒、咳嗽。视其面色晦暗不泽，舌质红、苔厚腻，脉滑略弦。

病机：湿热之毒壅滞少阳三焦。

治法：通利三焦，利湿除热。

筋骨针刺：踝阴关大钟透太溪、阴陵泉、膀胱俞、肾俞、气海、三阴交。

肾为水脏，少阴阴虚，水热互结于下而泛溢三焦。先取足少阴肾经原穴太溪，补肾滋阴以固本，交通心肾，且能调治三焦以镇水泛，清降火热以除心烦之不眠；配阴陵泉脾经之合穴，主通调水道，清利下焦湿热而利小便。膀胱俞，助膀胱经气之化，发散体表之水湿。取膀胱经之背俞穴肾俞，益肾填精强骨，而行经气。取气海调周身之气，配三阴交滋补三阴，独有气血双补之妙。

处方：五苓散加减。

茯苓30克，猪苓15克，泽泻15克，白术10克，车前子15克，薏苡仁30克，赤芍30克，甘草6克，生姜9片，冬瓜皮30克引子。

服3剂，针2次，水肿明显消退。继服9剂，针6次，水肿尽退，二便正常。随访半年，未曾复发。

方解：重用泽泻为君药，以其甘淡渗湿利水；猪苓、茯苓为臣药，协助和加强利水渗湿之功；白术为佐药。车前子利尿通淋；薏苡仁健脾除湿，健脾而运化水湿之邪；冬瓜皮为引经药甘淡渗利为主。诸药相伍，使水湿之邪从小便而去。

2. 太阴脾虚型

主要症状：身肿日久，腰以下为甚，按之凹陷不易恢复。脘腹胀闷，纳减便溏。面色不华，神疲乏力，四肢倦怠，小便短少。舌质淡或胖，苔白腻或白滑，脉沉缓或沉弱。

病案

葛某某，女，41岁，营业员。2021年6月于北京中医药大学国医堂初诊。常年久立，双下肢水肿，尤以左腿为重，按之凹陷不起，两腿酸沉无力，小便频数量少。伴有自汗，短气、疲乏，带下量多。患者面色皖白虚浮，神色萎靡，舌胖大、苔白润，脉浮无力。

病机：太阴脾经气虚挟湿，水湿客于肌腠。

治法：益气固表，利水消肿。

筋骨针灸：针气海、脾俞、肾俞、中脘、阴陵泉、水分、三阴交。灸气海、中脘、阳陵泉。

灸任脉穴气海，为元气之海，功能扶阳益气、补元真不足，对脏腑虚损偏于气虚者尤宜。下焦阳虚水泛中土则下利、困脾则腹痛、胃阳不达则四肢沉重疼痛，当继灸胃募中脘穴，温运中宫以行气散寒。配脾经合穴阴陵泉先针后灸，健脾导水利湿而调运升降，是为必用之法。取膀胱经之背俞穴肾俞，益肾填精强骨；脾俞即脾之背俞，功能扶振脾阳而运化精微。配足三阴之会穴三阴交，调补三阴，补肾益脾养肝以生血。

处方：防己黄芪汤合参苓白术散加减。

黄芪30克，防己10克，桂枝10克，白术30克，茯苓30克，炒山药30克，炙甘草6克，生姜6片，炒小米60克。

服药3剂，针2次，下肢水肿明显消退，气力有增。拟上方加党参10克，又进6剂，针5次，水肿全消，亦不乏力，舌脉如常，病愈。随访半年无复发。

方解：本案下肢水肿伴见汗出、短气、身重、脉浮等症，显为“风水表虚”之候，均由脾肺气虚、卫气不固、湿邪内渍所致。《金匮要略·水气病脉证并治》曰：“风水，脉浮身重，汗出恶风者，防已黄芪汤主之。”本方功专益气固表，补益脾肺，渗利水湿。常用于治疗气虚挟湿，表虚不固水肿，甚为效验。脾虚湿盛者，加茯苓；水湿犯肺作喘，加麻黄；水气上冲者，炒小米健脾益胃温阳。

3. 脾肾阳虚型

主要症状：水肿反复消长不已，面浮身肿，腰以下甚，按之凹陷不起，尿量减少或反多，腰酸冷痛，四肢厥冷，怯寒神疲，面色皖白，甚者心悸胸闷，喘促难卧，腹大胀满，舌质淡胖、苔白，脉沉细或沉迟无力。

病案

徐某，女，52岁。2021年6月于北京中医药大学国医堂初诊。主诉下肢水肿，按之凹陷不起，时轻时重。小便不利、色如浓茶，排尿时见足跟麻木。口渴，胸闷、气上冲咽，腰酸，困倦无力，时发头晕，舌体胖大、苔白，脉沉细无力。

病机：气虚受湿，太阳膀胱气化不利，水湿内蓄之证。

治法：补气通阳，化湿利水。

筋骨针刺：阴陵泉、足三里、气海、肾俞、脾俞、三阴交。

阴陵泉为脾经之合穴，可运脾化湿而利小便。补胃之合穴足三里能运中气助后天生化之源，促气机升降而调畅水道。气海为生气之海，能补元真不足，振扶阳气，为治气病要穴，气运则水行。取膀胱经之背俞穴肾俞，益肾填精强骨；脾俞即脾之背俞，功能扶振脾阳而运化精微。同时补三阴交以调下焦气化。诸穴合用，通经调气，助阳运中，则心下满、微痛、小便不利者可除。

处方：真武汤合五苓散加减。

茯苓30克，猪苓15克，焦白术10克，泽泻15克，山药30克，制附子9克，肉桂6克，干姜6克，炙甘草6克，生姜9片。

服3剂，小便畅利，下肢水肿随之消退，口渴与上冲之症皆愈。转方党参加至15克，继服6剂，肿消溲利，神阙、命门外贴吴氏复元膏以固其本，诸症消失而痊愈。

方解：《素问·灵兰秘典论》曰：“膀胱者，州都之官，津液藏焉，气化则能出矣。”气化不及，水蓄于州都，则上不能润而口渴，下不能通而小便不利。水气内蓄，代谢不利，导致下肢水肿。方用五苓散洁净府以通足太阳之气，渗利水湿从小便而出；合真武汤温补肾阳。方中附子、肉桂、干姜辛热入肾，温壮元阳、补命门之火，用茯苓、泽泻、焦白术以健脾利水，山药调理脾胃，甘草调和诸药。

第二十节　遗　精

【概述】

遗精是指以不因性活动而精液自行频繁泄出为主要特点的病证，常伴有头昏、精神萎靡、腰腿酸软、失眠等。其中，因梦而遗精的称为“梦遗”；无梦而遗精，甚至清醒时无性刺激情况之下精液流出的称为“滑精”。西医学中的神经衰弱、神经官能症、前列腺炎、精囊炎等疾病如以遗精为主症者，属于本病范畴，可参照本病辨证论治。

【病因病机】

遗精的基本病机总属肾气不固，或热扰精室，而致肾失封藏，精关不固。病位在肾，与心、肝、脾三脏密切相关。肾为封藏之本，受五脏六腑之精而藏之。正常情况下，肾精不会外泄，如肾脏自病，或其他因素影响肾之封藏功能，则精关不固，精液外泄，发生遗精。精之藏制虽在肾，但精之主宰则在心。心为君主之官，主神明，性欲之萌动，精液之蓄泄，无不听命于心，神安才可精固。若劳心太过，心有欲念，以致君火摇于上，心失主宰，则精自遗。肝肾内寄相火，相火因肾精的涵育而守位秉命，其系上属于心。若君火妄动，相火随而应之，势必影响肾之封藏。故君相火旺，或心、肝、肾阴虚火旺，皆可扰动精室而成遗泄。脾主运化，为气血生化之源，水谷入胃，脾气散精，下归于肾，则为肾中所藏精髓。若久嗜醇酒厚味，脾胃湿热内生，下扰精室，则迫精外泄；抑或劳倦思虑，脾气下陷，气不摄精而成遗精。

【分型】

中医常见的辨证分型为肾阴亏虚型、脾肾阳虚型等。

1. 肾阴亏虚型

主要症状：遗精频作，多为无梦而遗，甚而滑精不禁。伴见头昏，腰膝酸软，口渴思饮，两颊绯红，目有血丝，舌光红少苔，脉细数。

病案

胡某某，男，25岁。2019年6月于北京中医药大学国医堂初诊。患慢性肝炎已有五载，近期出现五心烦热、急躁易怒，头晕耳鸣，每隔三五日即“梦遗”一次，易勃起，不能控制，腰膝酸软，口渴思饮，两颊绯红，目有血丝，舌光红少苔，脉细数。

李士材有“乙癸同源”之说。肾藏阴精，一旦肝肾的阴精不足，不但其间可相互影响，而且可造成相火偏亢，火盛则动，动则内扰阴精，于是屡发遗精走泄、烦热耳鸣等症。故用肾肝同治之法，壮阴水以制阳火之动。方证相对，果获良效。

病机：肾阴亏虚。

治法：壮水之主，以制阳光。

筋骨针灸：针大钟、太溪、然谷、照海、三阴交。灸关元、肾俞。

太溪为少阴经原穴能滋阴补肾、清虚热以调胃润肠。大钟为足少阴肾经络穴，别走太阳膀胱，滋肾壮水，调和表里。配然谷足少阴肾经之荥，清热滋阴以养血；取肾经照海穴，通阴跷脉，补肾生津以滋上渴。配足三阴之会穴三阴交，调补三阴，补肾益脾养肝以生血。取关元、肾俞主治诸虚百损，灸能补元温肾。

处方：左归饮合知柏地黄丸加减。

知母15克，黄柏10克，生地15克，熟地15克，丹皮10克，白芍10克，山药15克，山萸肉10克，桑葚30克，杞果30克，牡蛎30克，茯苓10克，甘草6克。

服3剂，针3次，觉心神清凉，烦躁顿消，阳不妄动，走泄不发。后继服上方6剂，针5次巩固而愈。

方解：本方由六味地黄丸加知母、黄柏而成。方中以熟地、生地滋肾阴为主，知母、黄柏降相火，泻肾火；牡丹皮泻相火，茯苓渗脾湿，山药调理脾肾；山萸肉、桑葚、杞果补益肝肾，温助肾阳，益精血；甘草调和诸药。诸药合用，共奏滋阴降火之功效。

2. 脾肾阳虚

主要症状：遗精时作，劳则加重，形寒肢冷，阳痿早泄，精液清冷，面色䏳白，舌质淡嫩有齿痕、苔白水滑，脉沉细。

病案

王某某，男，56岁，北京大兴人。2020年6月于北京中医药大学国医堂初诊。大便溏泻，每日三四次，饮食减少，周身疲惫。自行走泄，不能控制。失精之后，则头晕腿软。舌胖嫩而苔滑，脉沉细。

病机：太阴脾气虚衰，清阳下陷，升举无力，真元不固。

治法：补脾升清，提摄真元。

筋骨针灸：针太白透公孙、丰隆、阴陵泉、太溪。灸肾俞、关元、脾俞、气海、神阙。

公孙为脾经之络，别走胃经，通于冲脉，脾之经脉入腹，属脾络胃，病则腹胀善噫。冲脉起于气街，并少阴挟脐上行至胸中，病则逆气里急。取太白、脾经之输，亦即原穴，清热化湿、消痞积、泻腹满。加丰隆足阳明胃经之络穴，功能涤痰散饮。配阴陵泉脾经之合穴，降逆利水以健脾。取肾经原穴太溪，补肾壮水。加灸肾俞、关元，温肾扶阳以固精。

处方：右归丸合金锁固精丸加减。

熟地15克，锁阳30克，五倍子10克，巴戟天30克，肉苁蓉30克，制附子15克，肉桂9克，砂仁6克，山萸肉10克，芡实10克，牡蛎30克，炙甘草6克。

连服3剂，针1次，气力有增。继服3剂，针1次，症状随之消失而痊愈。

方解：本证为肾虚精关不固所致。方中附子、肉桂、巴戟天、肉苁蓉、锁阳辛热入肾，温壮元阳，补命门之火。熟地、山茱萸皆甘润滋补之品，可滋阴益肾，养肝补脾，填精补血；与附子、肉桂相伍，有“阴中求阳”之功，且可制约诸阳药温燥伤阴之弊。芡实益肾固精；龙骨、牡蛎煅制而用，功专收敛固涩，兼以重镇安神，神安则益于固精，为佐药。甘草调和诸药。

第二十一节　阳　痿

【概述】

阳痿是指青壮年男子，由于虚损、惊恐、湿热等原因，致使宗筋失养而弛纵，引起阴茎痿弱不起，临房举而不坚，或坚而不能持久的一种病证。

《素问·阴阳应象大论篇》和《灵枢·邪气脏腑病形》称阳痿为“阴痿”，《灵枢·经筋》称为“阴器不用”。在《素问·痿论篇》中又称为“筋痿”：“思想无穷，所愿不得，意淫于外，入房太甚，宗筋弛纵，发为筋痿。”

【病因病机】

《内经》把阳痿的病因归之于“气大衰而不起不用”“热则纵挺不收”“思想无穷，所愿不得”和“入房太甚”，认识到气衰、邪热、情志和房劳可引起本病。《诸病源候论·虚劳阴痿候》曰：“劳伤于肾，肾虚不能荣于阴器，故痿弱也。”认为本病由劳伤及肾虚引起。《济生方·虚损论治》提出真阳衰惫可致阳事不举。《明医杂著·男子阴痿》指出除命门火衰外，郁火甚也可致痿。

【分型】

1. 脾肾阳虚型

主要症状：阳痿不举，性欲减退，腹中冷痛，面色萎黄，少食厌食，神疲乏力，肠鸣腹痛，大便稀薄，五更泄泻，腰部冷痛，尿多或尿不尽，舌质淡而胖常有齿痕、舌头偏白，脉沉迟。

病案

白某某，男，58岁。阳痿一年余，于2019年6月北京中医药大学国医堂初诊。患者形体虚胖，阴茎举而不坚，腰酸困痛，肢冷畏寒，纳少便溏，小便清长，舌质淡胖、苔白腻，关脉滑、尺脉沉细无力。

病机：少阴阳气虚弱，太阴脾虚湿困，属脾肾阳虚。

治法：化痰燥湿健脾，温阳补肾。

筋骨针灸：针太溪、大钟、照海、命门、气海。灸关元、神阙、肾俞。

太溪能滋阴补肾；大钟为足少阴肾经络穴，别走太阳膀胱，滋肾壮水，调和表里；配照海，以助水蓄之行；肾俞为足太阳膀胱经之俞穴。针用平补平泻手法，滋肾壮水，疏通膀胱经气而调和表里。灸关元小肠募穴，温阳壮元，助命门之火；配气海，可助关元而振扶阳气；配神阙能固本培元，起陷下之阳，为回阳救逆之要穴。

处方：真武汤加减。

焦白术10克，泽泻10克，制附子30克（先煎2小时），肉桂6克，干姜30克，巴戟天30克，肉苁蓉30克，锁阳15克，覆盆子15克，淫羊藿30克，山药30克，炙甘草9克，生姜9片，大枣12个，炒小米60克药引。6剂，水煎服，日服3次。

方内制附子另包，先煎两小时，分三天药内同煎三十分钟。

针3次，服6剂。二诊时纳少、便溏较前明显好转，阴茎略能勃起，然房事仍不满意。诊脉弦滑，舌淡、苔白腻，继服上方，加用熟地15克。前后共服9剂，针灸并用6次，神阙、命门外贴吴氏复元膏以固其本，阳痿及伴随症状消除获愈。

方解：方中附子、肉桂、巴戟天、肉苁蓉、锁阳辛热入肾，温壮元阳，补命门之火；用茯苓、泽泻、焦白术以健脾利水；山药调理脾胃；生姜温中助阳；甘草调和诸药。

2. 肝郁气滞型

主要症状：口苦、咽喉干，咽喉有堵塞感，眩晕，烦躁易怒，胁肋胀痛，失眠多梦，舌淡、苔白滑，脉弦细或弦数。

病案

顾某某，男，32岁。患阳痿半年余，2019年6月于北京中医药大学国医堂初诊。服中西药，疗效不佳。体魄甚壮，非虚怯。切其脉弦有力。视其舌苔则白滑略厚。除阳痿外，兼见胸胁苦满、口苦、心烦、手足冰冷。因内怀忧恚心情，久而不释，发生此病。肝胆气郁，抑而不伸，阳气受阻，《伤寒论》所谓“阳微结”也。气郁应疏之达之，而反服补阳壮火之品，则实其实，郁其郁，故使病不愈也。

病机：厥阴肝胆气郁。

治法：疏肝利胆，通阳解郁。

筋骨针灸：针行间透太冲、章门透大包、太溪、中渚、命门。灸关元、肾俞。

太冲为足厥阴肝经之原穴，功能疏肝、解郁、清热泻肝气之横犯。取章门脾之募，足厥阴与足少阳之会穴，可调肝理气，运脾通络。太溪能滋阴补肾、清虚热以调胃润肠。配中渚手少阳三焦经之输穴，宣畅三焦气机，以助水蓄之行。肾俞为足太阳膀胱经之俞穴。针用平补平泻手法，滋肾壮水，疏通膀胱经气而调和表里。灸关元小肠募穴，温阳壮元，助命门之火。

处方：小柴胡汤合四逆散加减。

柴胡15克，黄芩9克，姜半夏10克，党参10克，白芍15克，枳实10克，巴戟天15克，肉苁蓉15克，覆盆子15克，淫羊藿15克，山药30克，炙甘草10克，生姜9片，大枣7枚。

服3剂，针3次症状明显减轻。上方继服6剂，针5次而痊愈。随访半年无复发。

方解：年壮阳痿，多由情志之障碍。患者胸胁苦满、口苦、心烦、手足逆冷，其脉弦有力，为阳郁不伸，气机不利之象。盖人遇忧恚愤怒之事，情愿不遂，致肝胆气郁，少阳枢机不利，阳气不得畅达。肝主筋，其经循阴器；肾藏志，为作强之官，伎巧出焉。肝肾乙癸同源，肝胆气郁，疏泄不利，阳气受阻，则使阳痿不举。王节斋说：“少年阳痿，有因于失态者……志意不遂，则阳气不舒。阳气为少阳真火。其气不得发越，闷郁而致阳痿不举”。故治此证，但宜舒郁，不宜用补，待“阳气舒而痿自起”。本案选小柴胡汤与四逆散合方，疏通气机，开泄阳郁，以调畅少阳枢机为要。小柴胡汤和解少阳之枢而利其气；阴经之枢机，在于少阴，四逆散通畅少阴之枢以达其阳。二方合用，使枢机一开，则气机利，阳气伸，火气达，而阳痿可愈矣。故君柴胡以疏肝之阳，臣芍药以泻肝之阴，佐甘草以缓肝之气，使枳实以破肝之逆。三物得柴胡，能外走少阳之阳，内走厥阴之阴，则肝胆疏泄，而厥可通也。

第二十二节 癃 闭

【概述】

癃闭是指小便量少、点滴而出，甚则小便闭塞不通为主症的一种疾患。其中又以小便不利，点滴而短少，病势较缓者为“癃”；以小便闭塞，点滴不通，病势较急者为“闭”，一般合称为癃闭。本证包括西医各种原因所引起的尿潴留，以及肾功能衰竭所致的少尿症和无尿症。

【病因病机】

癃闭基本病机为膀胱气化功能失调，其病主要在膀胱与肾，但与三焦、肺、脾、肝密切相关。其病理因素有湿热、热毒、气滞及痰瘀。由于癃闭的病因不同，故其病理性质有虚实之分。膀胱湿热，肺热气壅，肝郁气滞，尿路阻塞，以致膀胱气化不利者为实证。脾气不升，肾阳衰惫，导致膀胱气化无权者为虚证。但各种原因引起的癃闭，常互相关联，或彼此兼夹。如肝郁气滞，可以化火伤阴；若湿热久恋，又易灼伤肾阴；肺热壅盛，损津耗液严重，则水液无以下注膀胱；脾肾虚损日久，可致气虚无力运化而兼夹气滞血瘀，均可表现为虚实夹杂之证。临证不少医者，一见小便不利，便以木通、通草、车前子等治之，阳实易瘳，阳虚则贻，不可不知也。医者应当辨证依六经脉证合参。

【分型】

中医常见辨证分型为膀胱湿热、肝火伤阴、肺热气壅等。

1. 膀胱湿热型

小便点滴不通，或量极少而短赤灼热，小腹胀满，口苦口黏，或口渴不欲饮，或大便不畅，舌质红、苔黄腻，脉数。

病案

马某，男，45岁。2019年5月于北京中医药大学国医堂初诊。患者小便点滴不通，或量极少而短赤灼热，小腹胀满，口苦口黏，口渴不欲饮，舌质红、苔黄腻，脉数。

病机：湿热壅结下焦，膀胱气化不利。

治法：清利湿热，通利小便。

筋骨针刺：太溪、阴陵泉、膀胱俞、肾俞、三阴交、气海、中极。

先取足少阴肾经原穴太溪，补肾滋阴以固本，清降火热以除口苦口渴。配阴陵泉脾经之合穴，主通调水道，清利下焦湿热而利小便。膀胱俞，助膀胱经气之化，发散体表之水湿。取膀胱经之背俞穴肾俞，益肾填精强骨，而行经气。取气海调周身之气，配三阴交滋补三阴，独有气血双补之妙。中极又名玉泉，为膀胱之募，主气化而利水湿。

处方：五苓散加减。

茯苓30克，泽泻10克，通草9克，黄柏10克，山栀子10克，瞿麦15克，萹蓄15克，赤芍15克，王不留行30克，车前子30克（包煎），淡竹叶10克，甘草6克。

服1剂，针1次，症状明显减轻。上方继服3剂，针3次而痊愈。随访半年无复发。

方解：方中泽泻性寒泄热、甘淡渗湿；茯苓、通草渗湿利水；栀子、黄柏清利湿热；瞿麦、萹蓄利湿去浊；车前子、王不留行利尿通淋；淡竹叶除烦利尿；甘草调和诸药。

2. 肝火伤阴型

主要症状：因阴虚而致者，由下焦血液不足，邪热遂生，须知焦思则生心火，忿怒生肝火，热结于尿隧，闭其水道流行之机，故不利。其人多烦躁，口渴饮冷，小便或能滴几点，或短赤而热痛。伴胸胁满闷，口燥咽干，五心烦热，低热不退。舌红绛无苔，脉弦出于寸口。

病案

马某，女，45岁。2019年4月于北京中医药大学国医堂初诊。患慢性肾小球肾炎一年有余，患者面色青黯无泽，神情抑郁，腹胀如鼓，小便点滴而下，下肢肿胀按之凹陷。大便干结、一周未行，伴胸胁满闷，口燥咽干，五心烦热，低热不退。舌红绛无苔，脉弦出于寸口。

病机：厥阴肝火刑金，灼伤太阴肺阴，不能通调水道。

治法：疏肝清热，润肺降气。

筋骨针刺：太溪、照海、中极、膀胱俞、三阴交、太冲、章门。

太溪能滋阴补肾，清虚热以调胃润肠。取肾经照海穴，通阴跷脉，补肾生津以滋上渴。中极又名玉泉，为膀胱之募，主气化而利水湿。膀胱俞，助膀胱经气之化，发散体表之水湿。配三阴交滋补三阴，独有气血双补之妙。太冲为足厥阴肝经之原穴，功能疏肝、解郁、清热泻肝气之横犯。取章门脾之募，足厥阴与足少阳之会穴，可调肝理气，运脾通络。

处方：小柴胡汤合五苓散加减。

柴胡10克，黄芩10克，青皮10克，栀子10克，赤芍15克，通草9克，泽泻30克，车前子15克（包煎），茯苓15克，知母15克，炙甘草6克。

服3剂，针3次，症状明显减轻。继以调理肝脾之法，终于转危为安。上方继服6剂，针5次而痊愈。随访半年无复发。

方解：癃闭一证，情属危急之候。本案癃闭继发于慢性肾炎之后，其危重之势可知，处理不当，每可导致阴阳离决，上下不通的“关格”证。本案辨证关键在于“脉弦出于寸口”，寸部候肺，弦为肝脉，寸部脉弦，则为肝郁化火，刑金伤肺之象。金被木刑，肺阴灼伤，肺气失于清肃下降之职，不能“通调水道，下输膀胱”，故见小便量少、点滴而下。正如李用粹《证治汇补》所说：“一身之气关于肺，肺清则气行，肺浊则气壅，故小便不通由肺气不能宣布者居多。”小便不下，水液因之蓄积于内，则必伴腹胀如鼓。肝气郁结，则胸胁满闷、面色青黯。肺失清肃则呼吸不畅，大便不行，身热、口燥、咽干、五心烦热，舌绛无苔。柴胡疏肝理气，加丹皮、栀子清肝开郁，再加沙参、麦冬以润肺降肺，五苓散通三焦、利小便。全方诸药合用使肝火降敛，肺气清肃，三焦通利而小便得通，故获良效。

第二十三节　淋　证

【概述】

淋证是指因饮食劳倦、湿热侵袭而致的以肾虚，膀胱湿热、气化失司为主要病机，以小便频急、滴沥不尽，尿道涩痛，小腹拘急、痛引腰腹为主要临床表现的一类病证。

【病因病机】

以肾虚为本，以膀胱热为标的病机理论，已为后世所宗。金元时期《丹溪心法·淋》强调淋证主要由热邪所致，“淋有五，皆属乎热”。明代《景岳全书·淋浊》在认同“淋之初病，则无不由乎热剧”的同时，提出“久服寒凉”“淋久不止”有“中气下陷和命门不固之证”，并提出治疗时“凡热者宜清，涩者宜利，下陷者宜升提，虚者宜补，阳气不固者温补命门”，对淋证病因病机的认识更为全面，治疗方法也较为完善。

病案

史某某，女，32岁，南阳市职工。于2019年5月南阳亚太风湿骨伤医院初诊。尿痛、尿频、尿烧灼感一周余，心烦口渴，伴小腹不适等症，舌红、脉数。

病机：膀胱湿热下犯。

治法：清利膀胱湿热。

筋骨针刺：太溪、照海、气海、肾俞、三阴交、中极。

太溪能滋阴补肾。取肾经照海穴，通阴跷脉，补肾生津以滋上渴。取气海，调补周身之气。肾藏精主骨，取膀胱经之背俞穴肾俞，益肾填精强骨，而行经气。配足三阴之会穴三阴交，调补三阴，补肾益脾养肝以生血。中极又名玉泉，为膀胱之募，主气化而利水湿。

处方：猪苓汤合导赤散加减。

茯苓10克，猪苓15克，泽泻10克，滑石20克，淡竹叶10克（后放），金钱草6克，栀子10克，生地20克，赤芍30克，车前子30克（包煎），萹蓄草30克，甘草6克。

服药1剂，针1次后，诸症减轻。继服药3剂，针2次后痊愈，随访半年未复发。

方解：方中以猪苓、茯苓、萹蓄、车前子渗湿利水，滑石、泽泻通利小便，泄热于下，两者相配，分消水气，疏泄热邪，使水热不致互结。生地黄合赤芍清热凉血养阴，肾水足则心火自降。栀子、竹叶清心除烦，导热下行，使热邪从小便而出，为佐药。金钱草清热解毒，通淋利尿；生甘草调和诸药，为佐使药。

第二十四节　便　秘

【概述】

便秘是指排便间隔时间延长，或虽不延长，而粪便干燥艰涩难解。

【病因病机】

饮食入胃，由胃腐熟水谷，脾吸收精微后，糟粕由大肠传送排出，形成大便。如胃肠功能失调，大肠传导失职，即形成便秘。此外，肝主疏泄，调畅肠胃功能，肾为胃之关而司二便，故肝肾失调亦可致便秘。本病病位在大肠，病机为大肠传导失常，与脾胃肝肾有关。病因不外热、实、冷、虚四种，胃肠积热者发为热秘，气机郁滞者发为实秘，阴寒积滞者发为冷秘，气血阴阳不足发为虚秘。

【分型】

阳明热结型

主要症状：大便干结，腹胀或痛，口干口臭，面红心烦，或有身热，小便短赤，舌质红、苔黄燥，脉滑数。

病案

屈某某，男，45岁。2018年12月于北京中医药大学国医堂初诊。患者面红目赤，形体壮实，大便干结，排便困难，触诊腹部板硬，口渴、心烦，纳可，无恶心呕吐，小便可。舌红苔黄，脉洪数。

病机：阳明里实热。

治法：泻实退热，急下存阴。

筋骨针刺：支沟、天枢、下巨虚、阴陵泉、足三里、内庭。

支沟为手足少阳经之经穴，调气开郁，清利三焦，令上下交贯、通达气机。天枢为大肠募穴、足少阴与冲脉之会；下巨虚又名下廉，为小肠之下合穴,二穴通腑调肠、降冲逆、调津液。配阴陵泉脾经合穴，主健脾运中，导水下行。足三里为胃之合穴，助脾胃运化而调升降气机。配陷谷足阳明胃经之输，调运胃肠而散水消痞。

处方：大承气汤加减。

大黄10克，厚朴15克，枳实12克，芒硝（分冲）30克，桃核10克，火麻仁10克，甘草6克，蜂蜜2汤匙。

上方服3剂，针2次后，便下而愈。随访半年无复发。

方解：方中大黄苦寒通降，泻热通便，荡涤肠胃积滞，且生用并后下，荡涤之力更锐，治“实”而为君药。然大黄虽长于荡涤实热，但无软坚之力，故配以芒硝，咸寒润降，软坚润燥，以攻燥结，治“燥”为臣药。二药相须为用，以增峻下热结之力。燥屎内结，腑气不通，故用厚朴宽肠下气，化滞除胀以治“满”；枳实行气消积以治“痞”，二药既可调畅气机而除痞满，以消无形之气滞，又可助硝、黄之荡涤之力，共为佐使药。四药相配，泻下与行气并用，则痞、满、燥、实俱去，起到急下存阴的作用。蜂蜜助甘草润肠通便，调和诸药。

第二十五节　遗尿症

【概述】

遗尿是指不能自主控制排尿，经常睡中小便自遗，醒后方觉的一种病证。最早见于《内经》，如《灵枢·九针》：“膀胱不约为遗溺。”明确指出遗尿是由于膀胱不能约束所致。

【病因病机】

《素问·灵兰秘典论》云："膀胱者，州都之官，津液藏焉，气化则能出矣。"又云："三焦者，决渎之官，水道出焉。"肾主水，与膀胱互为表里，膀胱的气化有赖于肾气充足温煦。由此可见，尿液的生成与排泄，与肺、脾、肾、三焦、膀胱有着密切关系。遗尿的发病机制虽主要在膀胱失于约束，然与肺、脾、肾功能失调，以及三焦气化失司都有关系。其主要病因为肾气不固、脾肺气虚、肝经湿热。

【分型】

肾气亏虚型

主要症状：遗尿时作，小便清长，面白少华，神疲乏力，畏寒，舌质淡胖边有齿印、舌苔薄白，脉细弱。

病案

张某某，男，9岁，2019年11月于北京中医药大学国医堂初诊。遗尿三年余。遗尿、尿多，如果不控制饮水，几乎每天晚上不止一次遗尿，有尿不能被憋醒。伴神疲乏力，畏寒明显，睡眠沉，舌淡、苔白滑，脉沉细无力。

病机：肾气不固，宣泄失司。

治法：固护肾气，缩尿止遗。

筋骨针灸：针太溪、肾俞、三阴交、膀胱俞。灸气海、肾俞、关元、命门。

太溪足少阴肾经原穴，调和脏腑表里助太阳气化；配足三阴之会穴三阴交，调补三阴，补肾益脾；膀胱俞，助膀胱经气之化，下利水湿；肾俞补肾益气，且温中散饮以利小便；气海为生气之海，功能行气调滞；与关元相配，行下焦阴络之瘀；配督脉穴命门培补肾阳。

处方：真武汤加减。

炮附子5克，肉桂3克，炒山药15克，砂仁5克，益智仁9克，桑螵蛸9克，干姜9克，生白术15克，炙甘草6克，生姜3片。

3剂，日1剂，水煎分3次服。针3次后症状明显减轻。上方炮附子加至15克，继服6剂，针5次。神阙、命门外贴吴氏复元膏以固其本，痊愈，随访半年无复发。

方解：方中君药大热之附子，以奠阴中之阳；肉桂能下行入丹田；炒山药补肺脾肾，固精止带；砂仁化湿行气；益智仁暖肾固精缩尿；桑螵蛸补肾助阳，固精缩尿；白术健脾益气；生姜助以温中；甘草调和诸药。

【吴永洲先生家传小儿遗尿验方】

1.扶阳回元散：香椿籽、小茴香杆、砂仁、肉桂、吴茱萸、益智仁各6克研粉。

2.猪脬药食散：猪脬（猪膀胱）洗净，取扶阳回元散用纱布包好装入猪脬内。再加入糯米160克，红枣12枚，红糖20克。蒸熟，分7天食用糯米即可。主治：遗尿症、小儿疝气。

3.扶阳蛋食方：绿皮鸭蛋7枚，开小口取出少量蛋清，每个蛋加入扶阳回元散3克，用面团包裹封口，蒸熟，食用蛋即可。每天1枚。主治：小儿遗尿症、小儿疝气。

第二十六节　强直性脊柱炎

【概述】

强直性脊柱炎中医称为竹节风、龟背风。本病多发于青壮年男性，又称为青春期脊柱炎，属自身免疫性疾病。在风湿病中发病率较高，致病因子常侵袭骶髂关节和脊柱的横突结节、各种韧带和肌肉组织，使骨质硬化、韧带骨化、肌肉纤维化而致脊柱前屈挛缩。该病变往往由骶椎向腰椎、胸椎、颈椎发展，使各骨关节活动受限、功能障碍，脊柱强直而出现难以逆转的高度驼背。

主要累及脊背部位，背部为督脉经筋与太阳经筋循行分布，督脉为阳脉之海，总督一身之阳气，太阳经筋毗邻督脉经筋，为十二经脉之首。

【病因病理】

1.中医认为本病归属骨痹范畴，其病宗内责于肾之元阳亏虚，外感于风寒之邪。《黄帝内经》曰：“骨痹不已，复感于邪，内舍于肾”。

又“肾痹者，尻以代踵，脊以代头”。说明本病脊柱强直，不能屈伸，坐起困难。肾主藏精，而精生髓，髓居于骨中，骨赖髓以充养。《素问》又曰：“肾主骨”。如肾精充足，则骨髓生化有源，骨骼得以髓的充养而坚固有力；反之肾虚不足，督脉瘀滞，肾精虚亏，骨髓化源不足，不能充养骨骼，则出现骨脆无力。同时肾虚易感受外邪，如：肾阴虚，肾气不足，则腰背不举，骨枯而髓减，发为骨痿；若肾阳虚而阳气外卫不固，风寒湿邪乘虚而入，发为痹证。骨痹可致骨质疏松，柱弯，脊柱变形，功能丧失等。

2.西医认为本病主要由自身免疫、遗传基因、内分泌功能障碍、感染、情志等因素有关。

【理论基础】

督脉经筋三关定位法，是吴汉卿教授在家传太极龙关针法中，龙脊五关定位法，是曾祖全祥公于清朝年间，在《灵枢经》经筋基础上提出了“关为经之阻，骨突筋之结，结为痛之根”，并在白云阁《内经图》中的脊背玉枕关、夹脊关等基础上，创立了龙脊五关定位法。吴汉卿教授在临床中根据太极龙关针法要旨，结合任督二脉经行分布、肌筋膜区带解剖、生理病理学原理等，提出了督任脉经筋膜区带三关定位法，并总结创立了“十四经筋膜区带三关定位法”诊疗体系。

督脉经筋

督脉经筋是由骶尾韧带到棘上韧带、项韧带构成的肌筋膜区，覆盖了督脉线与华佗夹脊穴，宽约1寸左右。

督脉经筋起于会阴筋膜区交汇点（长强次），上结尾椎筋结点（尾闾关上结），沿骶尾筋膜区，达腰第五腰椎棘上筋结点（腰阳关次），上沿棘上韧带结于腰中阳关（命门次），上经胸第12胸椎筋结点–胸阳关（脊中次），至第9胸椎筋结点（筋缩次），经第6胸椎筋结点–胸背中阳关（至阳次），上交第3胸椎棘下筋结点（身柱次）；上行至项韧带交点第7颈椎筋结点–颈阳关（大椎次），上行颈4棘突筋结点（颈中次），结于颈2棘突筋结点（哑门次），上行至枕隆突筋结点–枕中阳关(脑户次)，经头部经筋交汇点(后顶次)，上至巅顶经筋百脉交汇点顶阳关（百会次）……

筋骨三针法治疗强直性脊柱炎，以筋为纲，以经为领，以关为守，以结为要，以松为法。松解督脉经筋与左右太阳经筋三关筋结点：颈阳关、胸阳关、腰阳关、尾间关等关筋结为主，结合六经脉证经方并用，具有确切疗效。

【分型】

1. 风寒痹阻型

主要症状：脊背、腰骶酸痛，痛连颈项，伴僵硬和沉重感，转侧不利，阴雨潮湿天加重，得温痛减，或恶寒怕冷，或伴双侧腰部及下肢冷痛，缠绵数十年难愈，舌质淡、苔薄白腻，脉沉迟。

病机：风寒痹阻，经络不通。

治法：散寒除湿，温经通络。

筋骨针灸：筋骨针法三关定位法，以松解督脉经筋与左右太阳经筋三关筋结点：枕阳关、颈阳关、胸阳关、腰阳关、尾间关等关筋结为主（具体定位见上篇六经脉证常用三针法）。针法以筋膜弹拨法，纵行进针逐层松解6～9针，可用水针刀松解注射雪莲注射液等，每点1～2mL，术后贴创可贴。每周2～3次，3～5周为一疗程。以督脉龙火灸为主，重点灸肾俞、腰阳关、大椎、命门。督脉灸法每日一次，2～3周为一疗程。

针法松解督脉经筋与左右太阳经筋三关筋结点：颈阳关、胸阳关、腰阳关、尾间关。疏利经筋，活血通络，开督脉之阳气，散骨节之寒湿，艾灸肾俞补肾益气；腰阳关、大椎温阳散寒，配督脉穴命门培补肾阳。

处方：桂枝葛根汤合蠲痹汤加减。

麻黄6克，桂枝12克，葛根30克，白芍15克，羌活15克，酒当归10克，姜黄15克，防风9克，炒白术15克，狗脊15克，细辛6克，僵蚕10克，蜈蚣3条，干姜9克，炙甘草6克，生姜9片，大枣10枚。

方解：麻黄发汗散寒，解表驱邪；桂枝温经通络；葛根濡润筋经；当归养血活血；羌活、防风除风湿，止痛；姜黄活血温经止痛；白术健脾燥湿；狗脊温阳补肾；细辛解表散寒，祛风通窍止痛；川乌、草乌祛风除湿，散寒止痛；炙甘草调和诸药。诸药合用具有温里散寒，通络止痛之功。

2. 肝肾阴虚型

主要症状：腰骶部、脊背酸痛伴下肢隐痛，转侧受限甚则关节强直变形，屈伸不利，或有四肢酸软乏力，肌肉萎缩，或有双目干涩疼痛；可伴消瘦，咽干口渴，头晕目眩，盗汗耳鸣，心烦失眠，面色潮红，手足心热，舌质红、苔少或薄黄，脉弦细数。

病机：肝肾阴虚，经络失养。

治法：补益肝肾，通络止痛。

筋骨针刺：筋骨针法三关定位法，以松解督脉经筋与左右太阳经筋三关筋结点：颈阳关、胸阳关、腰阳关、尾闾关等关筋结为主（具体定位见上篇六经脉证常用三针法）。针法以筋膜弹拨法，纵行进针逐层松解6～9针，可用水针刀松解注射雪莲注射液等，每点1～2mL，术后贴创可贴。每周2～3次，3～5周为一疗程。

针法松解督脉经筋与左右太阳经筋三关筋结点：枕阳关、颈阳关、胸阳关、腰阳关、尾闾关。疏利经筋，活血通络，开督脉之阳气，散骨节之寒湿。可针刺肾俞、太溪，补肾益气、滋阴补肾。

处方：左归饮子合当归独活寄生汤加减。

当归10克，独活15克，寄生15克，炒山药30克，怀牛膝15克，赤芍15克，熟地黄15克，山茱萸10克，狗脊30克，龟板、鳖甲各20克（先煎），知母10克，甘草6克，生姜9片。

方解：当归养血活血；独活、寄生补肝肾，强筋骨，祛风湿；狗脊温阳补肾；炒山药补脾益肾；怀牛膝滋补肝肾，强壮筋骨；赤芍散瘀止痛；熟地黄、山茱萸滋补肾阴；龟板、鳖甲滋阴安神；知母清热滋阴；甘草调和诸药。诸药合用具有补肝益肾，通络止痛之功。

3.肾虚督亏型

主要症状：腰骶、脊背、髋部、颈部酸痛，冷痛，痛势隐隐，喜暖喜按，劳累或遇寒加重；或见关节强直，屈伸不利；或伴腿膝酸软乏力，或肌肉萎缩，或畏寒肢冷，或大便稀溏、小便清长，舌淡、苔薄白，脉沉细弱。

病案

王某，男，47岁，2020年12月于北京中医药大学国医堂初诊。脊背部疼痛或腰疼痛三年余。腰部疼痛较重，脊背前屈、侧弯、后仰活动受限，伴腰背、下肢冷痛，性功能减退，劳累后加重。触诊脊背部督脉经筋与左右太阳经筋僵硬、筋结形成，压痛酸胀不适。舌淡、苔薄白，脉沉细无力。

病机：督脉失荣，寒湿痹阻。

治法：温肾补督，祛痹通络。

筋骨针灸：筋骨针法三关定位法，以松解督脉经筋与左右太阳经筋三关筋结点：枕阳关、颈阳关、胸阳关、腰阳关、尾间关等关筋结为主（具体定位见上篇六经脉证常用三针法）。针法以筋膜弹拨法，纵行进针逐层松解6～9针，可用水针刀松解注射雪莲注射液等，每点1～2mL，术后贴创可贴。每周2～3次，3～5周为一疗程。以督脉龙火灸为主，重点灸肾俞、气海、关元、命门。督脉灸法每日一次，2～3周为一疗程。

针法松解督脉经筋与左右太阳经筋三关筋结点：颈阳关、胸阳关、腰阳关、尾间关。疏利经筋，活血通络，开督脉之阳气，散骨节之寒湿。艾灸肾俞补肾益气；气海为生气之海，功能行气调滞；与关元相配，行下焦阴络之瘀；配督脉穴命门培补肾阳。

处方：麻黄附子细辛汤合真武汤加减。

麻黄6克，细辛6克，附子15克，干姜15克，肉桂9克，狗脊30克，赤芍15克，覆盆子15克，淫羊藿15克，云苓10克，炒苍术10克，姜黄20克，炙甘草9克，黄酒引子60mL。

6剂，日1剂，水煎分3次服。针6次后症状明显减轻。上方炮附子加至15克，继服6剂，针12次。神阙、命门外贴吴氏复元膏以固其本，痊愈，随访一年无复发。

方解：麻黄发汗散寒，解表驱邪；细辛解表散寒，祛风通窍止痛；附子入心、肾、脾经，回阳救逆，补火助阳，散寒止痛；肉桂引火归元；狗脊温阳补肾；赤芍散瘀止痛；覆盆子、淫羊藿温补肾阳；云苓、炒苍术燥湿健脾，祛风散寒；姜黄温经止痛；炙甘草调和诸药。诸药合用具有温补肾阳，通络止痛之功。